单味中药巧治病

樊红雨◎主编

中国科学技术出版社

·北京·

图书在版编目（CIP）数据

单味中药巧治病 / 樊红雨主编 . — 北京：中国科学技术出版社，2018.10
ISBN 978-7-5046-8067-9

Ⅰ . ①单… Ⅱ . ①樊… Ⅲ . ①单方（中药）－中药疗法 Ⅳ . ① R243

中国版本图书馆 CIP 数据核字 (2018) 第 154574 号

策划编辑	崔晓荣
责任编辑	崔晓荣　高　磊
装帧设计	北京胜杰文化发展有限公司
责任校对	焦　宁
责任印制	马宇晨

出　　版	中国科学技术出版社
发　　行	中国科学技术出版社发行部
地　　址	北京市海淀区中关村南大街 16 号
邮　　编	100081
发行电话	010-62173865
传　　真	010-62173081
网　　址	http://www.cspbooks.com.cn

开　　本	720mm×1000mm　1/16
字　　数	420 千字
印　　张	21.75
版　　次	2018 年 10 月第 1 版
印　　次	2018 年 10 月第 1 次印刷
印　　刷	北京盛通印刷股份有限公司
书　　号	ISBN 978-7-5046-8067-9/R·2269
定　　价	49.00 元

内容提要

　　编者根据近年来有关单味中药治病的文献资料，结合自己的临床经验，编写了本书。全书以现代常见疾病病名为纲，以单味中药疗法为目，识病用药，纲目分明。书中所选药方药物取材容易，制作简便，疗效确切，适于家庭、基层医务人员、医学院校师生和中医药爱好者阅读参考。

《单味中药巧治病》编著者名单

主　编　樊红雨

编　者　李雪明　张学太　崔晶晶

　　　　李少林　樊岚岚　关彦朋

（排序不分先后）

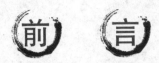

前言

用单味中药治疗某种疾病，方法简单，服用方便，疗效确切，深受广大群众喜爱。在我国应用单味中药防病治病的历史悠久，并有"一味中药气死名医"之说。其意思是说，有些名医治不好的疾病，用单味中药有时会起到"绝处逢生"的效果。因药物单一，每有奇效，前人又将单味中药治病的药方称为"奇方"，为中医药的一大特色。宋朝欧阳修治疗泄泻（暴发性痢疾），仅用一味"车前子"即可治愈；《伤寒论》治疗咽喉痛，只用一味"甘草汤"；民间常用一块生姜治疗感冒。这些例子无一不证明单味中药治疗某些疾病确有神奇疗效。单味中药具有对证明确、调配简单、药力单一、疗效确切等优点，为历代医药学家及普通民众所推崇；单味中药，以其药源易得、使用方便、价格低廉、副作用小、易学易用易推广的特点，对常见病、多发病疗效确切，对疑难杂症、危重急症也有奇效。

今天，人类已迈入了辉煌的 21 世纪，健康成了我们现在普遍关心的话题。为了能够及时消除人们日常生活中出现的疾病隐患，也为了让中华医学经典得以发扬光大，更好地发掘民间的医学智慧，我们精心收集数万条单味中药治病的方法，汇编了本书。

本书的编写以"切于实用、奇效灵验"为宗旨，以治疗疑难病、多发病、常见病、慢性病为主，根据这些病的临床表现、病因及特点进行辨证论治，列出相应的单味中药方，并详细介绍其用法和功效。为了使这些单味中药药效得到充分的发挥，许多配方添加了一两味食物或调料作为"药引"。

本书条目清晰、配方简单扼要，极便于家庭查阅和中医药工作者学习参考。我们期待《单味中药巧治病》一书能深入每个家庭，成为一部寻常百姓家庭治病、防病、养生的必备读物。

本书在编写过程中，承蒙北京中医药大学陈明辉教授的审阅校正，在此一并表示感谢。

编　者

目 录

第一章 内科疾病

第二章　外科疾病

第三章　肿瘤疾病

第四章　妇科疾病

第五章　儿科疾病

第六章　五官科疾病

第七章　皮肤科疾病

第一章 内科疾病

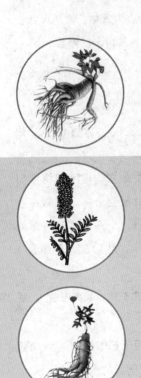

感　冒

感冒包括普通感冒（上呼吸道感染）和流行性感冒两种病症。感冒多数是由病毒感染，少数为病毒和细菌混合感染鼻腔和咽喉所引起的上呼吸道炎症。流行性感冒简称流感，是由流感病毒感染所致。感冒的主要症状是发热、恶寒、鼻塞、流涕、喷嚏、头痛、咽痛等。

中医学称本病为"感冒"，有的称为"伤风"。中医一般将感冒分为风寒和风热两种证型。风寒感冒的特点为身痛，无汗，恶寒发热，鼻塞，流清涕，咳稀痰或白色泡沫样痰，小便清长，舌苔薄白，脉浮或浮紧。风热感冒的特点为发热，微恶风寒，咳吐黄痰或白黏痰，咽喉红肿疼痛，口干而渴，小便黄赤，舌苔薄黄，脉浮数。

1. 生姜片治感冒咳嗽

【配方】生姜 20 克。

【制法】生姜切片。

【用法】把姜片放入口中不要嚼也不要咽，直到感觉没有味道的时候吐出。

【功效】可以有效解决痰多咳嗽。适用于感冒痰多咳嗽。

2. 红糖姜汤治感冒

【配方】生姜、红糖各 10 克。

【制法】先把生姜切片，再用砂锅煎水，待水烧开放入红糖，红糖溶化后，放入姜片，煎制 10 分钟即可。

【用法】趁热饮用，睡前效果更好。

【功效】适用于偶感风寒的感冒。

3. 冰糖雪梨治感冒咳嗽

【配方】雪梨 300 克，冰糖 100 克（依个人口味酌用）。

【制法】雪梨削皮，用小刀将雪梨的内核去掉，使其呈空心状，然后在空心的位置放入冰糖、少许的水。将做好的雪梨放入瓷碗里，然后放入锅里蒸 1 小时即可。

【用法】每日 1 剂，1 次服完，晚上服食效果更好。

【功效】适用于感冒肺热导致的咳嗽，可以起到清热解毒的作用。

4. 薄荷粥治感冒

【配方】薄荷 15 克，粳米 60 克。

【制法】将薄荷用清水洗净，然后

沥干水；粳米淘洗干净，直接放入锅中，加入清水适量。先用大火煮沸，再用小火慢慢煮，等到米烂粥稠的时候，加入薄荷，烧沸就可以了。

【用法】早、晚温热空腹食用，以出汗为佳。

【功效】用治新感风热。

5.葱白酒治风寒感冒

【配方】葱白30克，黄酒50毫升。

【制法】葱白加水800毫升，煎煮至300毫升，加入黄酒，出锅。

【用法】每日2剂，早、晚饮用。

【功效】本方可解表和中，适用于风寒感冒。

6.姜末鸡蛋治风寒感冒

【配方】生姜20克，鸡蛋2个，麻油10毫升。

【制法】生姜捣碎，放入鸡蛋液搅拌均匀，不放任何调料。将锅烧热，加入麻油，用麻油炒鸡蛋，鸡蛋7分熟即可出锅。

【用法】每日1剂，分2次食用。

【功效】适用于风寒感冒，有滋阴清热的作用。

7.萝卜冰糖汤治感冒咳嗽

【配方】白萝卜50克，冰糖20克。

【制法】先将萝卜切片，锅中放水烧至水沸，再放入冰糖，冰糖溶化时，放入萝卜片，小火煎制30分钟即可饮用。

【用法】每日1剂，晚上睡前服。

【功效】适用于感冒咳嗽痰多。

8.生姜煎治感冒痰多

【配方】生姜10克，红糖20克。

【制法】生姜加水500毫升，煎至150毫升，加入红糖搅拌均匀即可。

【用法】每日2剂，早、晚服用。服后微出汗，即可明显减轻症状。

【功效】解表散寒，温中化痰。主治感冒畏寒、咳嗽痰多。

9.荆芥治感冒头痛

【配方】荆芥10克，红糖20克。

【制法】荆芥加水500毫升，煎至150毫升，加入红糖搅拌均匀即可。

【用法】每日1剂，睡前服。

【功效】解表散风，理气宽胸。主治风寒感冒、头痛、咽痛。

10.金银花治感冒发热

【配方】金银花15克，白糖20克。

【制法】金银花加水600毫升，煎至200毫升，加入白糖搅拌均匀即可。

【用法】每日2剂，早、晚服用。服后微出汗，即可明显减轻症状。

【功效】清热解毒，消炎止痛。主治感冒发热、咽喉疼痛。

11.菊花茶治感冒发热

【配方】白菊花10克，红糖6克。

【制法】白菊花加水800毫升，煎

至 300 毫升，加入红糖搅拌均匀即可。

【用法】每日 2 剂，早、晚服用。服后微出汗，症状就会明显减轻。

【功效】散风清热。主治风热感冒、发热头痛。

12. 紫苏叶茶感冒发热

【配方】紫苏叶 10 克，红糖 20 克。

【制法】紫苏叶加水 600 毫升，煎至 300 毫升，加入红糖搅拌均匀即可。

【用法】每日 1 剂。

【功效】解表散风，燥湿化痰。主治感冒发热、咳嗽痰多。

13. 生姜芫荽根治感冒

【配方】芫荽根 50 克，生姜 5 片（约 10 克）。

【制法】芫荽根加水 800 毫升，煎至 300 毫升，加入姜片再煎 5 分钟即可。

【用法】每日 1 剂。

【功效】用治风寒引起的感冒。

14. 葱姜水治感冒

【配方】葱白 4 根，生姜 5 片。

【制法】葱白、生姜一同加水 500 毫升，煎至 300 毫升即可。

【用法】每日 2 次，宜热饮。

【功效】用于感冒初期，有喷嚏、头痛、发热等症状出现时。

15. 生姜红糖水治风寒感冒

【配方】生姜 12 克，红糖 15 克。

【制法】将生姜切细丝用开水加红糖

冲饮。

【用法】每日 1 剂，1 次饮完。

【功效】有温肺暖胃、驱散风寒之功效。

16. 金银花糯米粥治感冒

【配方】金银花 20 克，糯米 60 克，白糖 10 克。

【制法】将糯米淘洗干净，加水按常法煮粥，待粥将熟时加入金银花，再煮数沸，并加入白糖。

【用法】每日 1 剂，趁热食用。

【功效】可出微汗。有发汗解表之功效。

17. 苍耳子治感冒

【配方】苍耳子 10 ～ 15 克，粳米 50 克。

【制法】将苍耳子用小火炒黄，加 200 毫升水，煮成 100 毫升，去渣取汁，再加入淘洗干净的粳米，加 400 毫升水，一同煮为稀稠粥。

【用法】温热服食，每日 1 剂，分 2 次食用。

【功效】此方补益脾胃，通鼻窍，祛风湿，止痛。主治感冒引起的头痛、鼻塞。

18. 紫苏叶治感冒

【配方】紫苏叶 12 克，粳米 100 克。

【制法】将紫苏叶洗净，加 200 毫升水，煮成 100 毫升，去渣取汁，再加入淘洗干净的粳米，加600毫升水，一同煮为稀稠粥。

【用法】每日1剂，分早、晚2次食用。

【功效】发散风寒，理气和营。适用于风寒感冒。

19.生姜炒米粥治感冒

【配方】生姜30～50克，炒米50克，食盐3克，麻油6毫升。

【制法】生姜洗净切成薄片，与炒米一同煮成粥，放入食盐和麻油调味。

【用法】每日用2次，每次1剂。

【功效】温中散寒，止呕化痰，健脾开胃。适用于风寒感冒。

20.清明菜粳米治感冒

【配方】清明菜40克，粳米100克。

【制法】清明菜洗净入砂锅，煎取浓汁，去渣后与淘洗干净的粳米一同煮成稀粥。

【用法】每日1剂，分2次食用。

【功效】化痰，止咳，祛风寒。主治风寒引起的感冒。

21.牛蒡根粳米粥治感冒

【配方】牛蒡根30克，粳米50克，红糖15克。

【制法】将牛蒡根用水煎5分钟取药汁，再将粳米淘洗干净，加适量水煮成粥。待粥将熟时加入药汁，加适量红糖调匀即成。

【用法】每日1剂，温食或凉食均可。

【功效】清热解表，利咽喉。对感冒引起的咽喉肿痛有特效。

22.前胡粳米粥治感冒

【配方】前胡6克，粳米50克。

【制法】前胡加200毫升水，煮成100毫升，去渣取汁，再加入淘洗干净的粳米，加400毫升水，一同煮为稀稠粥。

【用法】每日分3次食用。

【功效】下气消痰，宣散风热。

23.芜菁子粳米粥治感冒

【配方】芜菁子100克，粳米250克，白糖适量。

【制法】芜菁子研碎，加2000毫升水，搅拌，压滤取汁，与淘洗干净的粳米一同煮成粥，药汁少可加适量水，用小火慢煎至汁稠时加入白糖，拌匀后停火起锅食用。

【用法】每日1剂，分数次食用。

【功效】散寒止痛，补阳温中。

发 热

发热指体温超过正常的征象，可由多种疾病引起。中医分为外感性发热和内伤性（非感染性）发热。前者发病急、病程短，热势重（39℃以上），常由风、寒、暑、燥、火、湿六大淫邪之气或疫毒感染所致；后者起病慢、病程缓长，大多为间歇性低热（37℃左右），常因恶性肿瘤、血液病、结缔组织病、变态反应、中枢神经调节失常等所致。

中医学认为外感热多由六淫、疫疠等外邪侵袭引起，有表症、里症、半表半里症之分。表症为畏寒、怕风、头痛、鼻塞等，治宜发表解热；里症常见壮热并伴烦躁、口渴、腹满胀痛、便秘、泻痢等，治宜清里除热；半表半里症见寒热往来、胸胁痞满、口苦咽干等，治宜和中解表。

1. 竹叶饮解毒退热

【配方】淡竹叶30克。

【制法】将上药煎2次，每次用水500毫升，煎至150毫升，两汁混合。

【用法】药汁当茶饮，每日1剂。

【功效】清热解毒。适用于流感引起的高热烦渴或原因不明的高热。

2. 白菜根菊花清暑退热

【配方】菊花15克，白菜根5个，白糖适量。

【制法】将白菜根洗净、切片，与菊花共同水煮。

【用法】加白糖趁热饮服，盖被取汗。每日1剂。

【功效】清暑退热。适用于夏令暑湿发热。

3. 金银花治发热

【配方】金银花15克，蜂蜜30毫升。

【制法】将金银花水煎5分钟后去渣，在汤液中加入蜂蜜搅匀饮用。

【用法】每日1剂。热重不退者1日可服3～4剂。

【功效】疏散风热。用于外感风热，发热较重者。

4. 大青叶治外感性高热

【配方】大青叶20克，茶叶6克。

【制法】大青叶、茶叶加水500毫升，煎至300毫升。

【用法】每日1剂，睡前服。

【配方】治外感性高热。

5. 荆芥茶散寒退热

【配方】荆芥 12 克，生姜 10 克，红糖 30 克。

【制法】将荆芥、生姜切细，一同放入容器内用开水冲泡，并密闭容器，少顷再将冲泡的药液加入红糖，置大火上煮沸即可。

【用法】趁热饮下，盖被取汗。每日 1 剂。

【功效】解表发汗，散寒退热。用于外感风寒发热。

6. 一枝黄花汤治感冒发热

【配方】一枝黄花 9 克。

【制法】一枝黄花加水 500 毫升，煎至 300 毫升。

【用法】每日1剂，睡前服，连用3日。

【功效】用治感冒、发热。

7. 板蓝根汤治感冒发热

【配方】板蓝根 60 克。

【制法】板蓝根加水 600 毫升，煎至 200 毫升。

【用法】每日 1 剂，睡前服。

【用法】每日 1 剂，每日 2 次。

【功效】用治感冒发热。

8. 山藿香汤治感冒发热

【配方】山藿香 45 克。

【制法】山藿香加水 400 毫升，煎至 150 毫升。

【用法】每日 1 剂，趁热睡前服，连用 3 日。

【功效】用治感冒发热、咳嗽。

9. 山丹根汤治感冒高热不退

【配方】大山丹根 15 克。

【制法】大山丹根加水 500 毫升，煎至 300 毫升。

【用法】每日1剂，睡前服，频饮2日。

【功效】祛风寒，用治感冒，症见高热不退。

10. 金银花治外感风热高热

【配方】金银花15克，蜂蜜30毫升。

【制法】将金银花放入锅内，加水煮沸，3 分钟后将药液盛出，放进蜂蜜，搅拌和匀，即可饮用。

【用法】每日 1 剂。发热重，服 1 剂不退者，1 日内可连续饮 3 剂以上。

【功效】本方疏散风热，适用于外感风热发热重者。

11. 生地黄汁治阴虚发热

【配方】生地黄汁 80 毫升（或用干地黄 60 克），粳米 100 克，酸枣仁 10 克，生姜 2 片。

【制法】将地黄洗净后切段，每次搅取其汁 50 毫升；用粳米加水煮粥，煮沸后加入地黄汁、酸枣仁和生姜，煮成稀粥食用。

【用法】每日 1 剂。

【功效】本方滋阴清热，适用于阴虚发热。

12. 绿豆绿茶治体内积热

【配方】绿豆 50 克，绿茶叶 5 克，冰糖 15 克。

【制法】绿豆洗净，捣碎，放入砂锅加水 500 毫升煎至 200 毫升，再加入茶叶煮 5 分钟，纳入冰糖拌化，待温分 2 次服食。临床上要纠正重视药物治疗而忽视饮食治疗的倾向。只有合理膳食，才能提高治疗效果。

【用法】每日 1 剂，连服 3 日。

【功效】本方清热祛火，适用于春季体内有积热。

13. 芫荽治高热

【配方】芫荽、葱白各 30 克，食盐 6 克，白酒 30 毫升。

【制法】将芫荽、葱白、食盐共捣如糊状，加入白酒调匀，以纱布包之。

【用法】擦涂前胸、后背、手心、足心、腘窝、肩窝等处。擦涂 1 遍后，令患者安卧，保暖，30 分钟后汗出。

【功效】用于高热。

14. 僵蚕治长期高热

【配方】僵蚕 9 克，绿豆 15 克。

【制法】将僵蚕研细末，用绿豆煎汤送服药粉。

【用法】每日 1 剂。

【功效】用治长期高热。

15. 葱姜汤治发热高热

【配方】连须葱白 50 克，生姜 10 克。

【制法】葱白、生姜加水 600 毫升，烧沸后用小火煎 20 分钟即可。

【用法】每日1剂，热服，盖被出微汗。

【功效】用于高热。

16. 鲜青蒿糯米酒治发热

【配方】鲜青蒿 1000 克，糯米 500 克，酒曲 100 克。

【制法】将青蒿洗净，捣汁或以干品 200 克煮汤去渣，与糯米 500 克同煎煮，做成糯米干饭，待冷加酒曲，适量，拌匀，发酵成酒酿。

【用法】每日随量佐餐食用。

【功效】用治高热恶寒交替发作。

17. 黄花清热饮

【配方】一枝黄花 500 克，糊精 5 克，糖精钠水溶液 10 毫升。

【制法】将一枝黄花切碎，水煎 2 次，每次 2 小时，过滤取汁，浓缩成浸膏，加适量糊精，喷入糖精纳水溶液，拌匀，干燥。磨成细粉，取细粉加水制颗粒，干燥。

【用法】每次 6 克，开水冲服，每日 2 次。

【功效】本方疏风清热解毒，适用于体内有积热。

18. 绿豆茶清热去火

【配方】绿豆 50 克，绿茶 5 克，冰糖 15 克。

【制法】绿豆洗净，捣碎，放入砂锅加水 600 毫升，沸后小火煎 20 分钟，再加入茶叶煮 5 分钟，纳入冰糖拌化，待温分 2 次服食。

【用法】每日 1 剂，连服 3 日。

【功效】本方清热祛火，适用于春季体内有积热。

咳　嗽

　　咳嗽是由气管、支气管黏膜受炎症、异物、物理或化学性刺激引起的一种常见症状，也是一种具有保护性的清除呼吸道异物和分泌物作用的反射性动作。引起咳嗽的疾病很多，如支气管炎，支气管哮喘，急、慢性咽炎，肺炎，肺结核，肺癌，胸膜炎等。

　　中医将咳嗽列为一种病种，并分成外感咳嗽与内伤咳嗽两大类。由风寒燥热等外邪侵犯肺系引起的咳嗽，为外感咳嗽。外感咳嗽有寒热之分，其特征是发病急，病程短，常常并发感冒。因脏腑功能失调，内邪伤肺，致肺失肃降，引发咳嗽，为内伤咳嗽；内伤咳嗽的特征是病情缓，病程长，因五脏功能失常引起。

1. 罗汉果治感冒咳嗽

　　【配方】罗汉果 2 ~ 3 个。

　　【制法】将罗汉果洗干净，连皮带果肉切成数块，一同放入茶杯内，倒入开水浸泡，至水呈红褐色，即可服用。

　　【用法】每日服用数次，服完后可再加开水浸泡。口感很好，略有甜味。

　　【功效】用治感冒咳嗽。

2. 绿豆汤煮梨治干咳

　　【配方】绿豆 100 克，冰糖 20 克，鸭梨 2 个（重约 600 克）。

　　【制法】将绿豆、冰糖煮成 1 小锅绿豆汤，吃之前再将一个鸭梨去皮、去核、切块，放入绿豆汤中煮片刻。

　　【用法】早、晚各吃1个梨，连服7天。

　　【功效】用治干咳。

3. 冰糖杏仁粥治咳喘

　　【配方】甜杏仁 25 克，大米 50 克，冰糖 20 克。

　　【制法】用 60℃热水将甜杏仁泡软，去皮后研为细末，与大米、适量清水一同煮沸后，放入冰糖，改用文火煎成稠状，即可。

　　【用法】每日早、晚各服 1 次，连服 2 个月。

　　【功效】适用于肺虚咳喘症。

4. 鲜百合止咳

　　【配方】鲜百合50克，蜂蜜15毫升。

　　【制法】将鲜百合剥瓣、洗净，与蜂蜜一同放入碗内，用文火蒸至熟软，即可服用。

【用法】每日1剂，分2次服用，连服3～5剂。

【功效】治疗肺热、肺燥引起的咳嗽。

5. 桔梗汤治咳嗽

【配方】桔梗6克，生姜5克。

【制法】桔梗同生姜用500毫升水煎，煎至300毫升即可。

【用法】代茶饮。

【功效】祛痰止咳，用治咳嗽。

6. 川贝杏仁治咳嗽

【配方】苦杏仁9克，川贝母3克，梨汁60毫升，白糖适量。

【制法】杏仁用水泡软后捣碎，加水200毫升，煎汤去渣，加入川贝母、梨汁、白糖，研成杏仁乳。

【用法】每日饮用2次，每次15毫升。

【功效】用治咳嗽、慢性咳痰。

7. 杏仁冰糖水治咳嗽

【配方】杏仁20克，冰糖6克。

【制法】杏仁研成末，冰糖用开水溶化。将2味调匀即成。

【用法】每日1剂，分3次冲服。

【功效】用治热咳不止。

8. 艾叶水泡脚治咳嗽

【配方】艾叶50克。

【制法】将艾叶洗净后放入开水2000毫升中煎煮20分钟，去渣留汤。

【用法】将汤液倒入小脚盆里，先熏双脚15分钟，水温降低后，双脚浸泡其中30分钟，每晚浸泡1次，连续7次。

【功效】用治咳嗽。

9. 蚕豆花煎汤治肺虚咳嗽

【配方】蚕豆花9克，冰糖20克。

【制法】蚕豆花加水600毫升，沸后小火煎20分钟，去渣即可。

【用法】用冰糖适量调服。

【功效】用治虚咳吐血。

10. 大青叶蜜汁治肺炎咳嗽

【配方】鲜大青叶100克，蜂蜜15毫升。

【制法】将大青叶捣绞取汁半杯，调入蜂蜜，炖热。

【用法】温服，每日2次。

【功效】用治肺炎咳嗽。

11. 红糖姜枣汤治伤风咳嗽

【配方】生姜15克，红糖30克，大枣30克。

【制法】生姜、大枣加水800毫升，煎至300毫升，放入红糖搅拌即可。

【用法】顿服，服后出微汗即愈。

【功效】祛风散寒。治伤风咳嗽、胃寒刺痛、产后受寒腹泻、恶阻等。

12. 秋梨膏止咳化痰

【配方】生姜30克，秋梨450克，大枣200克，冰糖40克，蜂蜜10毫升。

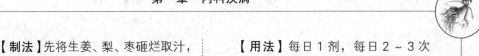

【制法】先将生姜、梨、枣砸烂取汁，加热煎膏，下冰糖溶化后，再以蜜收之。

【用法】早、晚随意服用。

【功效】清肺降火，止咳化痰，润燥生津，除烦解暑，解酒消渴，祛病养身。用治虚劳咳嗽、口干津亏、虚烦口渴及酒精中毒等。

13. 燕窝参汤益肺止咳

【配方】西洋参10克，燕窝5克。

【制法】先将燕窝用清水浸透，摘去羽毛杂物，洗净，晾去水气，同西洋参一起放进炖盅内，注入八成满的开水，加盖，隔水炖3小时以上。

【用法】每日1剂，分2次饮用。

【功效】养阴润燥，降火益气。用治肺胃阴虚而致的干咳、咳血、潮热、盗汗等，对心血管病咳喘患者更宜。

14. 百合蜜治肺热烦咳

【配方】新百合200克，蜂蜜20毫升。

【制法】用蜂蜜拌百合一同蒸软即可。

【用法】时时含1片，吞液服食。

【功效】清肺宁神，用治肺脏壅热、烦闷咳嗽。

15. 紫苏治风寒咳嗽

【配方】紫苏、生姜、红糖各10克。

【制法】将紫苏捣成泥，生姜切片共煎，取汁去渣，调入红糖再稍煮片刻，令其溶化即可。

【用法】每日1剂，每日2～3次分饮。

【功效】本方散风寒，止咳嗽，对外感风寒引起的咳嗽有效。

16. 苦杏仁治风寒咳嗽

【配方】苦杏仁10克，生姜3片，白萝卜100克，白糖15克。

【制法】上药打碎后加水400毫升，文火煎至100毫升，加入白糖调味。

【用法】每日1剂，分3次服完。

【功效】本方散寒化痰止咳，适用于外感风寒咳嗽。

17. 陈皮治风寒咳嗽

【配方】陈皮60克，蜂蜜250毫升。

【制法】先将陈皮用水煎煮15分钟，取煎液1次，加水再煎，共取煎液3次，合并药液，以小火煎至浓缩，至稠粘时，兑入蜂蜜，至沸停火，装瓶备用。

【用法】每日3次，每次3汤匙。

【功效】本方散寒温肺，化痰止咳，适用于风寒咳嗽。

18. 黄精冰糖止咳平喘

【配方】黄精30克，冰糖50克。

【制法】将黄精洗净，用冷水发泡，置砂锅内，再放入冰糖，加水适量。将锅置炉上，以武火煎煮，后用文火煨煎，直至黄精烂熟为止。

【用法】每日2次，吃黄精、饮汤。

【功效】清肺，理脾，益精。用治肺燥肺虚之咳嗽、干咳无痰、咯吐不利、食少口干、肾虚精亏等。

19. 冬瓜皮汤治咳嗽

【配方】霜冬瓜皮 15 克，蜂蜜 10 毫升。

【制法】将霜冬瓜皮和蜂蜜用适量的水煎服。

【用法】每日 1 剂，分 2 次服用。

【功效】益气补中，清热解毒。主治长期咳嗽。

20. 百部治慢性支气管炎咳嗽

【配方】百部 20 克，白糖 10 克。

【制法】将百部水煎 2 次合并药液约 60 毫升，加白糖矫味即可。

【用法】每日 1 剂，分 2 次服用。每次 20 毫升，每日 3 次。10 天为 1 个疗程。

【功效】润肺下气，止咳平喘。治疗慢性支气管炎咳嗽。

21. 洋金花治慢性支气管炎咳嗽

【配方】洋金花（或洋金花籽）15 克，60% 纯粮食白酒 500 毫升。

【制法】将洋金花研极细末，然后将药末倒入白酒内，摇匀，密封，放 7 天后服用。

【用法】每次 1~2 毫升，每日 3 次。

【功效】止咳平喘，解痉。治疗慢性支气管炎咳嗽。

22. 百合汤治肺虚久咳

【配方】百合 25 克，大雪梨 1 个，冰糖 20 克。

【制法】百合用清水浸泡，次日将百合连同浸泡用水一起倒入砂锅内，再加 600 毫升清水，小火煎煮 30 分钟，待百合烂时，加去皮切成块的雪梨和冰糖，再煮 30 分钟即成。

【用法】每日 1 剂，分 2 次服用。

【功效】滋阴润肺，宁心止嗽。肺虚久咳者宜食，常人食用亦有益肺胃之功。

23. 陈皮祛痰止咳

【配方】陈皮 15 ~ 20 克（鲜品 30 克），白糖 15 克。

【制法】将陈皮用清水浸软，洗净切丝、放入茶杯中、冲入沸水，加盖焖 5 分钟、调入白糖即可。

【用法】代茶饮用，每日 1 剂。

【功效】理气健脾，燥湿，用于治疗痰湿咳嗽，症见咳嗽痰多，咳痰色白或色灰等。

24. 枇杷叶治痰热咳嗽

【配方】枇杷叶 10 ~ 15 克（鲜品 30 ~ 60 克），冰糖 20 克。

【制法】将枇杷叶用纱布包好，水煎取汁，加入冰糖，令溶化即成。

【用法】每日 1 剂。

【功效】清肺和胃，化痰降气。用于治疗痰热咳嗽。

支气管哮喘

　　支气管哮喘简称哮喘，是在支气管高反应状态下由于变应原或其他因素引起的广泛气道狭窄的疾病。其临床特点为间歇发作，往往经治疗改善或自行缓解。哮喘发病之前可有先兆症状，患者先有鼻、眼发痒，流涕、喷嚏、胸闷、咳嗽，此后胸闷、咳嗽加重，出现哮鸣和呼吸困难。严重者不能平卧，被迫采取坐位或端坐呼吸，出汗、烦躁至意识模糊。

　　中医学将本病称为"哮喘""喘症"或"哮症"。中医认为，本病长期发作，导致肺气日益耗散，最终累及脾、肾。脾虚则聚派生痰，且气虚卫外不固，更易招致外邪。肾虚则气失摄纳，至阳虚水泛或阴虚火升，均可上累于肺，故平时常有轻度持续性哮喘难以完全消失，若一旦大发作，则更易持续不解。治疗上，发作期因梗阻气团，治疗应以攻邪为主，而缓解期当注重培补摄纳，扶正以固其本。

1. 甜杏仁治咳喘

　　【配方】甜杏仁20克，大米100克，冰糖10克。

　　【制法】甜杏仁用60℃热水将皮泡软，去皮后砸碎，与大米加水同煮，开锅后放入冰糖，煮成粥即可。

　　【用法】经常食用。

　　【功效】患肺虚咳喘用此方有效，同时又可治便秘。

2. 白胡椒粉治哮喘

　　【配方】白胡椒粉2克。

　　【制法】将白胡椒粉放在伤湿止痛膏上，敷贴在大椎穴。

　　【用法】每日1次，睡前贴。

　　【功效】对遇寒冷哮喘的病症有效。

3. 百部汤治哮喘

　　【配方】百部20克，蜂蜜10毫升。

　　【制法】百部用水200毫升煎2次，加入蜂蜜，合并药液60毫升即可。

　　【用法】每次服20毫升，每日3次。

　　【功效】止咳逆上气，平喘化痰，破血行，润燥滑肠。主治哮喘。

4. 露蜂房方治哮喘

　　【配方】露蜂房20克，陈醋60毫升。

　　【制法】将露蜂房加入醋，用适量的水煎。

【用法】每日 1 剂，分 2 次服。

【功效】祛风止痛，攻毒消肿，杀虫止痒。用疗哮喘。

5. 生姜治寒喘

【配方】生姜 9 克，大枣 2 个，糯米 150 克。

【制法】将生姜切为末，同大枣、糯米同煮为粥。

【用法】经常食用。

【功效】主治寒喘，尤其适用于老年人。

6. 贝母治老年哮喘

【配方】贝母 6 克，鲜白梨 1 个（约 300 克），白糖 50 克。

【制法】挖去梨核部位，将贝母研细面，装入梨内蒸熟。

【用法】分 2 次服，连服 2 个月。

【功效】用治老年哮喘。

7. 麻黄治支气管哮喘

【配方】麻黄 30 克，豆腐 120 克，杏仁 15 克。

【制法】上 3 味加水共煮 1 小时，去药渣即可。

【用法】吃豆腐喝汤，分 2 次服完。

【功效】用治支气管哮喘，受凉发作。

8. 山药治哮喘

【配方】生山药 60 克，柿霜饼 30 克。

【制法】将山药捣碎；柿霜饼切成小块、备用。锅内加水适量，放入山药

煮粥，待熟后放入柿霜饼，再煮数沸即成。

【用法】每日 1 剂，分 2 次用完。

【功效】益肺补脾，化痰止咳。用于治疗肺脾气虚型哮症，症见自汗畏风、食少便溏、气短痰多、稀薄等。

9. 茯苓治喘症

【配方】茯苓粉 90 克，大枣 10 个，粳米 150 克，食盐、味精、胡椒粉各适量。

【制法】将粳米、大枣淘洗干净，与茯苓粉一同放入砂锅中，加水适量，大火烧沸，改用文火煮至粥熟，调入食盐、味精、胡椒粉即成。

【用法】每日 1 剂，分 2 次服。

【功效】补中益气，健脾利水。用于治疗肺肾两虚型哮症，症见咳嗽气短、动则气促、腰酸耳鸣等。

10. 南瓜治久喘

【配方】南瓜 1000 克，麦芽 500 克，姜汁 20 毫升。

【制法】将南瓜去籽，切块，放入锅内加水煮至极烂，用纱布绞取其汁，将汁再入锅内，用文火浓缩一半，加入姜汁、麦芽，以文火煎制成膏。

【用法】每晚取 150 毫升服下，严重者早、晚各服 1 次。

【功效】解毒平喘。用于治疗多年哮喘，入冬症状加重者。

11. 五味子治哮喘

【配方】五味子 100 克，鸡蛋 7 个。

【制法】先将五味子煮极烂后倒入

罐内，同时把鸡蛋放入，然后封闭罐口，40天后，取出鸡蛋。

【用法】每天生喝鸡蛋1个，白开水送服。切忌冷腻。

【功效】止咳平喘。适用于喘促、哮鸣、咯痰稀白等。

12. 茯苓治支气管哮喘

【配方】茯苓10克，干姜5克。

【制法】上2味加水600毫升，煎至300毫升即可。

【用法】每日1剂，早、晚2次分服。

【功效】温肺化饮，健脾利湿。适用于治疗支气管哮喘（寒哮型）。症见喉中如水鸣声，咳痰清稀或如泡沫或色白等。

13. 罗汉果治支气管哮喘

【配方】罗汉果10克，柿饼30克，冰糖6克。

【制法】将罗汉果洗净，与柿饼一同加水800毫升煎至400毫升，加冰糖少许调味，去渣。

【用法】每日1剂，分3次饮用。

【功效】清热祛痰，止咳喘。主治支气管哮喘（肺热型）。

14. 糖熘白果治咳喘

【配方】水发白果150克，白糖10克，淀粉25克，碱适量。

【制法】将白果去壳放入锅内，加水和少许碱烧开；白果去皮，捏去果心，

装入碗内，加清水，上笼蒸熟；将锅内加清水，放入白果、白糖，置火上烧开，撇去浮沫，用淀粉勾上芡，倒入盘内即成。

【用法】每日1剂，20天为1个疗程。

【功效】定痰喘，止带浊。用治气虚哮喘、咳嗽、白带、白浊、遗精、淋病、小便频数等。

15. 萝卜汁治急性气管哮喘

【配方】鲜白萝卜500克。

【制法】将萝卜洗净带皮切碎，绞取汁即可。

【用法】萝卜汁加白开水内服，每日1剂。

【功效】化痰热，散血，消积滞。用治急性气管炎咳喘，连服5~7天见效。

16. 清炖猪心治支气管哮喘

【配方】猪心300克，食盐5克。

【制法】锅内加水炖猪心，开锅后用文火炖熟，加食盐少许调味即可。

【用法】食肉饮汤，每日2次。

【功效】补虚养血。治支气管炎、惊悸、失眠、自汗。

17. 白果全鸭利水定喘

【配方】白果200克，鸭1只（重约1000克），猪油300毫升，胡椒面、料酒、鸡油、猪肉汤、姜、葱、盐、淀粉、味精、花椒各适量。

【制法】①将白果去壳，放入锅内，用沸水煮熟，捞出，去皮膜，切去两头，

去心。再用开水焯去苦水，在猪油锅内炸一下，捞出待用。②将鸭洗净，去头、去内脏和爪。用盐、胡椒面、料酒将鸭身内外涂匀后，放入盆内，加入姜、葱、花椒，上蒸笼蒸约1小时取出。拣去姜、葱、花椒，用刀从鸭背脊处切开，去净全身骨头，铺在碗内；剩下的鸭肉切成白果大小的丁，放在鸭脯上，将原汁倒入。加汤上笼蒸30分钟，至鸭肉已烂熟，即翻入盘中。③锅内加入猪肉汤，加余下的料酒、盐、味精、胡椒面，淀粉少许勾芡，放猪油少许，煮开，将汁浇于鸭上即成。

【用法】每日1剂，吃肉喝汤，分3次服。

【功效】滋阴养胃，利水消肿，定喘止咳。用治骨蒸劳热、水肿、哮喘、咳嗽等。

18. 冰糖汁治气喘多痰

【配方】冰糖500克，醋5毫升。

【制法】将冰糖放入锅中，加入醋小火煎至冰糖溶化，待冷却后装入瓶中备用。

【用法】每日分早、晚2次空腹服用，每次10毫升。

【功效】冰糖具有生津润肺、补中益气、清热解毒、止咳化痰、利咽降浊之功效，可治疗肺燥、肺虚、风寒劳累所致的咳喘、小儿疟疾、风火牙痛、咽炎、口疮等症。

支气管炎

　　本病是由细菌、病毒及物理或化学刺激等因素引起的支气管炎症。根据病情的长短，支气管炎症分为急性和慢性两种。急性支气管炎常以伤风着凉，疲乏劳累，烟酒过量，上呼吸道感染为常见诱发因素。此病属中医学"咳嗽""喘症""饮症""痰症"范畴。

　　慢性支气管炎简称慢支，是常见病、多发病，系由急性支气管炎未及时治疗，经反复感染，长期刺激，如吸烟、吸入粉尘、病毒细菌感染、机体过敏、气候变化、大气污染等诱发而致。主要症状为反复性慢性咳嗽、咯痰，伴有气喘等。50岁以上患病率为10%～24%，高寒地区尤多见。

　　中医学认为，因风寒、风热、燥火、七情伤感等，使脾虚不运，湿痰浸肺，阴虚火灼，肺失宣降，气逆于上而咳喘咯痰，逐渐形成慢性支气管炎。

1. 鱼腥草治急性支气管炎

　　【配方】鱼腥草30克。

　　【制法】将鱼腥草加水600毫升，沸后小火煎20分钟即可。

　　【用法】每日1剂，2次分服。

　　【功效】用治急性支气管炎。

2. 山大刀根治急性支气管炎

　　【配方】鲜大罗伞根（又名山大刀）30克。

　　【制法】鲜大罗伞根加水500毫升，沸后小火煎15分钟即可。

　　【用法】每日1剂，2次分服。

　　【功效】用治急性支气管炎。

3. 酸浆果皮治急性支气管炎

　　【配方】酸浆果皮（酸浆果又名灯笼果）5～7个，冰糖30克。

　　【制法】酸浆果皮加水500毫升，煎至200毫升，放入冰糖搅匀即可。

　　【用法】每日1剂，代茶饮。

　　【功效】用治急性支气管炎。

4. 苏叶治慢性支气管炎

　　【配方】苏叶90克，干姜10克。

　　【制法】苏叶、干姜加水500毫升，煎至200毫升即可。

　　【用法】每日早、晚各服100毫升，10天为1个疗程。间隔3天再服第2个疗程。

【功效】用治慢性支气管炎，有效率可达 80%。

5. 五味子治慢性支气管炎

【配方】五味子 250 克，鸡蛋 7 个，温水适量。

【制法】将五味子和鸡蛋同时放入温水盆内（以水面没过鸡蛋为宜）泡 7 ~ 10 天，待蛋皮软化后，取出鸡蛋，用滤出的药水把鸡蛋煮熟即可。

【用法】去皮吃蛋。成人睡前 1 次服完，小儿酌减，7 天服 1 次，3 次为 1 个疗程。一般 2 ~ 3 个疗程即可痊愈。

【功效】主治慢性支气管炎。

6. 山药治老年慢性支气管炎

【配方】鲜山药 80 克，甘蔗汁 200 毫升。

【制法】将鲜山药捣烂和甘蔗汁和匀，炖熟服之。

【用法】每日 1 剂，每日 2 次。

【功效】用治老年慢性支气管炎

7. 五倍子治气管炎久咳痰多

【配方】五倍子 500 克，绿茶 30 克，酵糟 120 克。

【制法】先将五倍子捣烂、研末，加茶叶、酵糟，置容器中拌匀、捣烂、摊平，切成小块，待发酵至表面长出白霜时取出，晒干，贮藏于干燥处。

【用法】每次取 10 克，白开水冲泡，代茶饮用。

【功效】治疗气管炎久咳痰多、口渴、咽痛。

8. 僵蚕治气管炎

【配方】僵蚕、绿茶各 30 克。

【制法】上 2 味共研成细末，沸开水冲泡。

【用法】代茶服用，每日 2 次。

【功效】治疗气管炎咳嗽、痰多、胸闷、喘息。

9. 甜杏仁治慢性支气管炎

【配方】鲫鱼 1 条（约 300 克），甜杏仁 9 克，红糖 6 克。

【制法】先将鲫鱼去鳞、腮、内脏后，与甜杏仁、红糖同煎。

【用法】每日 1 剂，饮汤吃鱼。

【功效】治疗慢性支气管炎久咳痰少、气短乏力、口咽干燥等症。

10. 补骨脂治慢性支气管炎

【配方】核桃仁、补骨脂、杏仁各 30 克。

【制法】先将核桃仁、杏仁炒熟，然后与补骨脂共研细末，炼蜜为丸，每丸重 10 克。

【用法】每次 1 ~ 2 丸，每日 3 次。

【功效】治疗慢性支气管炎久咳、久喘，遇冷加重，咯痰稀白，活动后喘息加重。

11. 化痰止咳茶治急性支气管炎

【配方】陈皮 20 克，生姜 10 克，蜂蜜 8 毫升。

【制法】将陈皮、生姜洗净切丝，放入杯内，冲入沸水，加盖焖 10 ~ 15 分钟，调入蜂蜜即可。

【用法】代茶饮用，每日 2 剂。

【功效】温肺散寒，化痰止咳。主治风寒型急性支气管炎。症见咳嗽初起，痰白稀薄，鼻塞流涕，不发热或低热，舌苔薄白，脉浮。

12. 钩藤汤清肺止咳

【配方】钩藤 10 克。

【制法】将钩藤加水 500 毫升煎至 200 毫升即可。

【用法】早、晚 2 次口服。每日 1 剂。

【功效】祛风清热止咳。主治急性支气管炎。症见咳嗽痰黏，发热，舌苔黄，脉数等。

13. 仙人掌清热煎

【配方】鲜仙人掌 50 克，蜂蜜 30 毫升。

【制法】将仙人掌捣烂绞汁，加入蜂蜜拌匀。

【用法】早、晚各服 1 次，温开水冲服。

【功效】清肺止咳。主治急性支气管炎，咳嗽，咯黄痰。

14. 化痰萝卜茶

【配方】白萝卜 100 克，绿茶 5 克，食盐 2 克。

【制法】将绿茶用开水浸泡 10 分钟，取汁备用。白萝卜洗净切片，加水煮烂，调入食盐、茶水即可。

【用法】代茶饮用，每日 2 剂。

【功效】清热化痰，理气开胃。主治急性支气管炎。症见咳嗽频剧，痰黄稠，食欲不振。

15. 川贝冰糖梨治支气管炎

【配方】川贝母 10 克，冰糖 50 克，梨 600 克。

【制法】梨去皮去核，与川贝母、冰糖共放入锅内蒸熟。

【用法】病重的时候一次服完。服药期间忌辛辣食物。

【功效】润肺化痰，止咳。适用于支气管炎。症见咳嗽频作，咯吐稀白痰或白泡沫痰等。

16. 贝母茶治急性支气管炎

【配方】川贝母 10 克。

【制法】将上药制粗末，放入保温杯中，冲入沸水，加盖焖 30 分钟即可。

【用法】代茶饮用，每日 1 剂。

【功效】清热益肺，润燥生津。用于治疗燥热型急性支气管炎，症见干咳无痰，或痰少不易咳出，或痰中带血、鼻燥、咽干、咳则胸痛、大便干燥、小便黄少。

17. 佛手蜜治慢性支气管炎

【配方】佛手 30 克，蜂蜜 20 毫升。

【制法】将佛手洗净切片，水煎取汁调入蜂蜜，代茶饮用。

【用法】每日煎取汁，调入蜂蜜，1剂。

【功效】清热润燥，止咳定喘，理气健脾，用于治疗咳嗽气喘、久治不愈之慢性支气管炎。

18. 莲子羹治慢性支气管炎

【配方】莲子30克，豆腐150克，食盐、味精各3克。

【制法】将莲子去芯，用清水泡发，豆腐洗净，切成小块，一同放入锅内，加水煮至莲子熟烂，调入食盐、味精即成。

【用法】每日1剂。

【功效】健脾益肾，润燥止咳。用于治疗慢性气管炎。

19. 丝瓜藤治慢性支气管炎

【配方】丝瓜藤（干）100～250克，白糖10克。

【制法】将丝瓜藤切碎浸泡1小时后滤过，药渣用适量的水煎，将2次煎液合并浓缩至100～150毫升，加白糖适量即可。

【用法】每次服50～100毫升，每日2～3次，10天为1个疗程。

【功效】通经活络，止咳化痰。主治腰痛、咳嗽、鼻炎、支气管炎。

20. 百部汤治肺虚咳嗽

【配方】百部20克，蜂蜜10毫升。

【制法】将百部用适量的水煎2次，合并药液约60毫升，加入蜂蜜调味即可。

【用法】每次20毫升，每日服3次。

【功效】止咳逆上气，平喘祛痰，破血行，润燥滑肠。治疗肺虚咳嗽，肾虚咳嗽。

肺结核

　　肺结核主要表现为咳嗽、咳血、潮热（定时发热）或低热、盗汗（夜间睡着出汗，醒则汗止）、胸痛、消瘦。部分病人可无症状，仅在体检时被发现。严重病人可见大量咯血、高热、疲倦乏力、饮食减少等症。肺结核是结核病中最常见的、具有传染性的慢性虚损性疾病，致病原因是结核杆菌在机体营养不良或过于疲劳的情况下，从呼吸道侵犯肺。肺结核在 X 线胸片上可见硬结病灶、浸润病灶、干酪性病灶、空洞，部分病人痰中可以找到结核杆菌，结核菌素试验呈阳性或强阳性反应，红细胞沉降率增快。中医称为肺痨。

1.冬虫夏草治肺结核体质亏虚

　　【配方】乌骨鸡 300 克，冬虫夏草 10 克，食盐、味精各 3 克。

　　【制法】先把乌骨鸡放入砂锅内，加水，用大火炖开，加入冬虫夏草，用小火炖煮 1 小时，加食盐、味精食用。

　　【用法】吃肉喝汤，每日 1 剂。

　　【功效】治疗肺结核体质亏虚，气短懒言，潮热盗汗，干咳少痰或咯血。

2.川贝母治肺结核潮热

　　【配方】川贝母 10 克，燕窝 4 克，猪瘦肉 150 克，食盐、味精各 3 克。

　　【制法】先将燕窝水发胀大，川贝母打碎、布包，猪肉剁细，一同放入容器内，加清水 900 毫升，大火烧开，小火炖煮 30 分钟，放入食盐、味精调味，即可食用。

　　【用法】吃肉喝汤，每日 1 剂。

　　【功效】治疗肺结核潮热、咯血、遗精等症。

3.五倍子治肺结核盗汗

　　【配方】五倍子 5 克。

　　【制法】将五倍子研细末，水调成糊状。

　　【用法】将五倍子糊涂于塑料薄膜上，敷于脐窝，胶布固定，24 小时换药 1 次。

　　【功效】治疗肺结核盗汗。

4.夏枯草治肺结核

　　【配方】夏枯草（全草）500 克，红糖 50 克。

　　【制法】夏枯草加水 3000 毫升煎煮，去渣取汁，再浓缩至 500 毫升左右，加红糖适量制成膏，贮瓶备用。

【用法】每日服3次，每次15毫升。

【功效】主治肺结核。

5. 白及膏治肺结核

【配方】白及500克，蜂蜜250毫升。

【制法】先以清水将白及煎熬，去渣澄清，后入蜂蜜收膏。

【用法】每日50克，开水送服。

【功效】主治肺结核。

6. 白及粉治肺结核

【配方】白及50克。

【制法】上药碾成细末，贮瓶备用。

【用法】每次服白及粉5克，每日3次。

【功效】主治肺结核。

7. 蜈蚣治肺结核

【配方】蜈蚣21条。

【制法】蜈蚣去头足焙干研末。

【用法】每次3条，每日3次，用温开水送服。

【功效】主治肺结核。

8. 白果仁治肺结核

【配方】白果仁56粒，鱼肝油50粒。

【制法】将鱼肝油倒入罐内，放入白果仁浸泡100天以上。

【用法】每日2次，每次4粒，7天为1个疗程。可连续服用几个疗程。

【功效】润肺，定喘，止嗽。用治肺结核之咳嗽、消瘦、乏力等。

9. 白果菜籽油治肺结核

【配方】白果50克，菜籽油75毫升。

【制法】用菜籽油浸泡整白果100天以上。

【用法】每日早、中、晚各吃1枚（去核），儿童酌减。本品味甘苦微涩，有小毒，不可用过量。如服后出现身上有红点时，则应暂停，待红点消退后再继续服用。

【功效】温肺，收敛，镇咳，化痰。对肺结核有较好疗效。

10. 夏枯草治肺结核

【配方】夏枯草30克。

【制法】将夏枯草煎汤。

【用法】每日1剂，分早、晚2次服。

【功效】温肺益气。用治肺结核。

11. 贝母治肺结核

【配方】贝母15克，猪肺（或牛、羊肺）1具，白糖60克。

【制法】将猪肺洗净，剖开一小口，纳入贝母及白糖，上笼蒸熟即可。

【用法】切碎服食，每日2次，吃完可再继续蒸食。

【功效】清热，润肺，有促使肺结核病变吸收钙化的作用。

12. 百合蜜治结核病

【配方】鲜百合20克，蜂蜜15毫升。

【制法】百合与蜂蜜一同放碗内蒸食。

【用法】每日2次，可常服食。

【功效】清热，润肺，生津。本方

能抑制结核菌扩散，促使结核病灶钙化。

13. 猪肝白及粉治肺结核

【配方】猪肝 1 具，白及粉 100 克。

【制法】将猪肝切片，晒干，研成细粉，与白及粉相等量调匀。

【用法】每服 15 克，每日 3 次，开水送下。

【功效】敛肺止血，消肿生肌。用治肺结核。

14. 蜈蚣治各种结核

【配方】蜈蚣（去头足）18 条。

【制法】将蜈蚣焙干研末。

【用法】内服，每日 2 ~ 3 条。

【功效】本方用治不同类型的结核，如结核性胸膜炎、结核性肋膜炎、散性结核、骨结核、乳腺结核、颈淋巴结核。

高血压

心脏泵入动脉的血液在流动过程中会对动脉壁产生压力，如果这种压力太大，时间太长，就会对动脉血管造成损害，进一步就可能导致高血压。高血压病是一种以动脉血压增高为主的临床综合征。凡收缩压等于或高于 160 毫米汞柱，舒张压等于或高于 95 毫米汞柱，有一项存在者，即可诊断为高血压。

高血压几乎是一种没有症状的疾病。只有当血压高得很危险时，才会出现头痛、心悸、全身不适等症状。如果血压过高而得不到控制，长此下去，冠状动脉会受到损伤，在受损的地方会形成一种脂肪组织，使冠状动脉变窄，以至完全封闭，这样就可能患充血性心力衰竭，或心脏病发作。高血压病人易发生心力衰竭。

本病属中医学的"眩晕"范畴，临床以头晕眼花为主要表现，轻者闭目可止，重者如坐舟船，旋转不定，不能站立，或伴有恶心、呕吐、出汗等症状，严重者可突然昏倒。

1. 夏枯草治原发性高血压

【配方】干夏枯草全草。

【制法】晒干全草夏枯草每日 50～100 克，用文火煎汁即可。

【用法】每日 1 剂，分 2 次服，坚持用药 6 个月以上。

【功效】主治原发性高血压。

2. 决明子治原发性高血压

【配方】决明子 20 克。

【制法】将决明子用清水洗净，捞出，放入茶杯中，倒入热水浸泡 20 分钟左右即可。

【用法】代茶饮用，每日 2 次。

【功效】主治原发性高血压。

3. 三叶鬼针草治高血压

【配方】三叶鬼针草（民间称为金盏银盘、老鼠枪、长寿草等）。

【制法】取三叶鬼针草（干品）10 克，先将其洗净，然后加水 1000 毫升，烧至 300 毫升即可。

【用法】代茶饮用，每日 2 次。

【功效】主治原发性高血压。

4. 枸杞茶治高血压

【配方】枸杞子 30 克。

【制法】将枸杞子洗净，沸水泡开即可。

【用法】每日早、晚饭后当茶饮。

【功效】主治高血压。

5. 吴茱萸治妊娠高血压

【配方】吴茱萸 10 克，蒜泥 5 克。

【制法】吴茱萸研细末，加蒜泥适量调匀。

【用法】睡前将上糊敷双侧涌泉穴。

【功效】主治妊娠高血压。

6. 钩藤足浴治高血压

【配方】钩藤 20 克。

【制法】将钩藤剪碎，用布包好，也可以加入少许冰片，每天早晨起床或晚上睡觉前放入浴盆内加温水泡脚。

【用法】每次足浴 40 分钟左右，每包用一天，10 天为 1 个疗程。注意事项：在治疗前一天停止服降血压药，治疗期间也不能使用降血压药。

【功效】主治肝阳上亢型高血压。

7. 枸杞叶治高血压

【配方】枸杞叶 150 克。

【制法】将枸杞叶放入锅中，加适量水，煎煮 30 分钟，去渣取汁，将汁液倒入盆中，加适量开水，先熏蒸后泡脚。

【用法】每次 35 分钟左右，每日 1 次，20 日为 1 个疗程。

【功效】平肝泻火，清热安神。

8. 豌豆粥降压

【配方】豌豆 50 克，粳米 100 克。

【制法】按常法煮粥食用。

【用法】每日 1 剂。

【功效】和中下气，止渴生津。用于治疗高血压、糖尿病等。

9. 木耳粥治高血压

【配方】黑木耳、白木耳各 10 克，粳米 100 克，冰糖 20 克。

【制法】将黑白木耳用清水泡发，去杂洗净，撕成小块，与洗净的粳米一同入锅，加水煮粥，调入冰糖末即成。

【用法】每日 1 剂，2 次分服。

【功效】滋阴润燥，养血益气，凉血。用于治疗高血压。

10. 三七花降压茶

【配方】三七花 5 克。

【制法】将三七花放入杯内，用沸水冲沏即可。

【用法】代茶饮用，每日 3 剂。

【功效】清热，平肝，降压。用于治疗高血压。

11. 玉米须煎汤治高血压

【配方】玉米须 60 ~ 80 克。

【制法】将玉米须晒干，洗净，加水煎。

【用法】每日 3 次，坚持服用。

【功效】利尿利胆，降压止泻。玉米须中含有大量钙、鳞、铁等微量元素，并含有丰富的谷氨酸，可促进脑细胞的新陈代谢，有利于人体内的脂肪与胆固醇的正常代谢。对高血压及慢性肾炎有很好的治疗作用。

发早白。

12. 茱萸贴治高血压

【配方】吴茱萸 15 克，醋 10 毫升。

【制法】将吴茱萸研末，用醋调成糊状，临睡前贴两脚心（涌泉穴）。

【用法】10 天为 1 个疗程，连用 2 个疗程。

【功效】引血下行。用于治疗高血压。

13. 何首乌降压补虚

【配方】何首乌 50 克，冬瓜皮 20 克，山楂 15 克，乌龙茶 5 克。

【制法】将以上药物水煎 2 次，每次用水 500 毫升，煎 30 分钟，2 次混合，去渣留汁。

【用法】代茶饮用，每日 2 次，每日 1 剂。

【功效】滋补肝肾，活血利水。适用于高血压，肝肾两虚，未老先衰，头

14. 黄瓜藤汤治高血压

【配方】干黄瓜藤 20 克。

【制法】将干黄瓜藤洗净加水煎成浓汤。

【用法】每日 1 剂，每日服 2 次，每次 1 小杯。

【功效】清热利尿。用于治疗高血压。

15. 黑木耳治高血压

【配方】黑木耳 6 克，柿饼 50 克，冰糖 5 克。

【制法】将黑木耳、柿饼、冰糖加水共煮至烂。

【用法】每日 1 剂，分 2 次服用。此方为 1 日服用量，久食有效。

【功效】清热润燥。用于治疗老年高血压。

低血压

低血压主要是由于高级神经中枢调节血压功能紊乱所引起以体循环动脉血压偏低为主要症状的一种疾病。一般认为成人上肢动脉血压低于90/60毫米汞柱，即为低血压。通常表现为头晕、气短、心慌、乏力、健忘、失眠、神疲易倦、注意力不集中等。女性可有月经量少、持续时间短的表现。原发性低血压，又称体质性低血压，女性多于男性，有家族倾向，多见于体弱与长期卧床的老年人。继发性低血压的原因很多，如凡可导致心排血量或循环血量减少的心血管疾病、甲状腺或肾上腺及垂体前叶功能减退等内分泌疾病和恶性肿瘤后期、重症糖尿病等慢性消耗性疾病等，均可继发；而直立性低血压可因自主神经功能失调或压力感受器功能失调引起。

中医学认为，本病的发生与肾精不足、心脾两虚、气血不足及痰阻气机有关。

1. 鹿茸粉治低血压病

【配方】鹿茸粉0.3克，鸡蛋1个。

【制法】鹿茸粉纳入鸡蛋内蒸熟吃。

【用法】每日空腹服，连服10～20日，血压正常即停。

【功效】用治低血压病。

2. 人参汤治低血压病

【配方】人参9克。

【制法】人参加水500毫升煎至200毫升即可。

【用法】代茶饮用，每日2次。

【功效】用治低血压病。

3. 桂枝升压茶

【配方】桂枝10克，红糖5克。

【制法】将桂枝研细末，放入红糖开水冲泡，加盖5分钟后即可饮用。

【用法】每日1剂，代茶频饮，血压回升后，再饮1周以巩固疗效。

【功效】温补心肾。适用于低血压（阳虚型）。症见头晕，目眩，畏寒肢冷，神倦心悸，舌质淡嫩，舌苔白润，脉沉弱等。

4. 肉桂茶治低血压

【配方】肉桂15克。

【制法】将上药研末。

【用法】药末当茶冲泡饮服，每日1剂。

【功效】温经益火。治疗喜暖畏寒、手足冰凉等阳虚低血压。

5. 鹿茸蛋升血压

【配方】鸡蛋1个，鹿茸粉0.3克。

【制法】将鹿茸粉研成细末，每取0.3克，在鸡蛋有气室一端敲1个小洞，将鹿茸粉放进去，用湿面团封口入锅，隔水蒸熟。

【用法】每日服1个鸡蛋。

【功效】补肾阳，益精血。用于治疗低血压。

6. 板栗治低血压

【配方】宰杀好的公鸡肉块500克，板栗150克，大枣10个。

【制法】按常法加调味品炖熟食用。

【用法】每3～5日1次。

【功效】益气填精，健脾补肾。用于治疗低血压。

7. 生姜治低血压

【配方】生姜10克。

【制法】将生姜去皮洗干净，生吃。

【用法】每日1剂，分3次服用。

【功效】生姜对治疗低血压有好处，平时可以在菜汤、豆腐汤、鸡汤中多放些生姜，也可以多饮用生姜茶。

8. 枸杞治低血压

【配方】枸杞子10克，核桃仁3个。

【制法】将上2味研末。

【用法】开水冲服，每天早、晚各1次。

【功效】本方适用于出现头昏脑涨、眼前发黑、视物模糊等低血压综合征者。

9. 黄芪治低血压

【配方】黄芪30克，嫩母鸡1只（重约750克），葱、姜、盐、黄酒等调料适量。

【制法】先将嫩母鸡1只宰杀后去毛、爪、内脏，洗净，入沸水中焯至皮脱，再用冷水冲洗。将黄芪洗净后切片装入鸡腔内，再将鸡放入砂锅中，加鲜葱、生姜各10克，食盐1.5克，黄酒10毫升，清水500毫升，用纱布封口，文火炖至鸡熟烂，加胡椒粉2克即可。

【用法】食鸡肉，饮汤，分5次食用。

【功效】主治低血压眩晕。本方有补益肺脾、益气息风之功，治疗低血压性眩晕症疗效颇佳。

10. 当归治低血压

【配方】当归30克，鸡肉250克。

【制法】将鸡肉洗净，切成小块，与当归一同放入碗内，用文火隔水蒸至熟软，趁热服用。

【用法】每日1剂，连服3～5剂。

【功效】本方有补虚养血的功效，一般连服3～5剂，血压即可恢复正常。

11. 马齿苋治低血压

【配方】马齿苋50克，鸡蛋2个。

【制法】每天将马齿苋、鸡蛋炒熟，当菜食用。

【用法】每日1剂，连服15剂。

【功效】本方有补虚损、养气血的

功效。

12. 人参冰糖治低血压

【配方】人参 10 克，冰糖 30 克。

【制法】将上 2 味放入锅内，倒入清水 600 毫升，煎至 300 毫升，即可服用。

【用法】每日 1 剂，分 2 次服用，连服 3 ~ 5 剂。

【功效】本方有补气养血的功效，常服对治低血压有良效。

13. 韭菜汁治低血压

【配方】新鲜韭菜 20 克。

【制法】将韭菜洗净，沥干水分，捣烂取汁即可。

【用法】每日早晨用温开水冲服。

【功效】本方有温中补肾、行气理血的功效，经常适量服用，可使血压恢复正常。

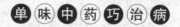

冠心病

冠心病是冠状动脉粥样硬化性心脏病的简称，是指冠状动脉血管发生动脉粥样硬化病变而引起血管腔狭窄或阻塞，造成心肌缺血、缺氧或坏死而导致的心脏病，是临床最为常见的一种心血管疾病。其形成原因多与体内脂质代谢调节紊乱和血管壁的正常机能结构遭到破坏有关。世界卫生组织将冠心病分为五大类：无症状心肌缺血（隐匿性冠心病）、心绞痛、心肌梗死、缺血性心力衰竭（缺血性心脏病）和猝死5种临床类型。症状：心绞痛、心律失常、心肌梗死、心力衰竭或猝死等。

1.醋泡花生通脉降脂

【配方】米醋200毫升,花生100克。

【制法】用米醋把花生浸泡1周,醋量以能淹没花生为度。

【用法】早、晚各吃1次,每次15粒左右。

【功效】米醋中所含的丰富有机酸,可以促进人体内糖的代谢并使肌肉中的疲劳物质乳酸和丙酮等被分解从而消除疲劳。

2. 干姜清酒治冠心病

【配方】干姜末15克,清酒100毫升。

【制法】酒热后下姜末饮用。

【用法】每次30毫升,每日1次。

【功效】此方对治疗胸闷憋气、阵发性心痛心悸、面色苍白、疲倦无力等症状有很好的效果。

3.香蕉降低胆固醇

【配方】香蕉50克,蜂蜜10毫升,茶叶5克。

【制法】先将香蕉去皮研碎,然后同蜂蜜一起放入用开水泡好的茶叶水中,搅拌均匀即可食用。

【用法】每日1剂,1次服完。

【功效】香蕉具有降低血清胆固醇的作用,胆固醇过高会引起冠心病。

4.玉米粉治冠心病

【配方】玉米粉50克,蜂蜜10毫升。

【制法】将玉米粉放入锅中,加入适量冷水煮成粥,粥熟后加入蜂蜜调味即可。

【用法】每日2剂。

【功效】玉米味甘、性平,含有蛋白质、脂肪、淀粉、维生素 B_1、维生素 B_2、维生素 B_6、维生素 A、维生素 E、胡

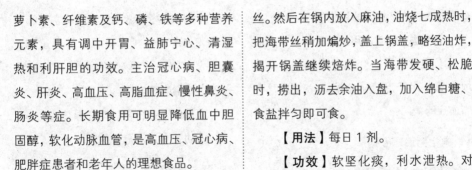

萝卜素、纤维素及钙、磷、铁等多种营养元素，具有调中开胃、益肺宁心、清湿热和利肝胆的功效。主治冠心病、胆囊炎、肝炎、高血压、高脂血症、慢性鼻炎、肠炎等症。长期食用可明显降低血中胆固醇，软化动脉血管，是高血压、冠心病、肥胖症患者和老年人的理想食品。

5. 丹参酒活血化瘀

【配方】丹参50克，40％白酒500毫升。

【制法】将丹参放在白酒中浸泡1周即可饮用。

【用法】每日早、晚各饮30毫升。

【功效】丹参具有清心神、化痰湿、活血化瘀的作用。主治冠心病、心绞痛、肝硬化、高血压、高脂血症等症。

6. 山楂叶茶防治心绞痛

【配方】山楂叶30克。

【制法】将山楂叶制成粗末，放入杯中，用开水冲沏。

【用法】代茶饮用，每日1剂。

【功效】活血化瘀，升阳止血。用于治疗心绞痛。

7. 海带丝防治冠心病

【配方】海带200克，麻油、绵白糖、食盐各适量。

【制法】先将浸软泡发洗净的海带放入锅内煮透捞出，再用清水洗去黏液，沥干水分后，即可把海带摆叠好切成细丝。然后在锅内放入麻油，油烧七成热时，把海带丝稍加煸炒，盖上锅盖，略经油炸，揭开锅盖继续焙炸。当海带发硬、松脆时，捞出，沥去余油入盘，加入绵白糖、食盐拌匀即可食。

【用法】每日1剂。

【功效】软坚化痰，利水泄热。对于预防高脂血症、高血压、冠心病、血管硬化等有一定的作用。常食海带，对冠心病有辅助疗效。海带中含有大量的碘，有防止脂质在动脉壁沉着的作用，能使人体血管内胆固醇含量显著下降。

8. 三七散治冠心病

【配方】三七30克。

【制法】将三七研细末。

【用法】每次服1.5克，每日2次，温开水送服。

【功效】补气活血，止痛。用于治疗各种类型冠心病。

9. 白果叶代茶饮治冠心病

【配方】干白果叶5克（鲜品10克）。

【制法】将白果叶揉碎放入保温杯中，冲入沸水，加盖焖30分钟，代茶饮用。

【用法】每日2剂。

【功效】益气敛肺，化湿止泻。用于治疗冠心病、心绞痛等。

10. 丹参治冠心病

【配方】丹参9克，绿茶3克。

【制法】将丹参制为粗末，与绿茶

一同放入杯内，用沸水冲沏即可。

【用法】代茶饮用。每日 1 ～ 2 剂。

【功效】活血化瘀，清热利湿，除烦止痛。用于治疗冠心病、心绞痛、高脂血症等。

11. 枸杞粥治冠心病

【配方】枸杞子 30 克，粳米 60 克，冰糖 20 克。

【制法】将前 2 味入锅煮粥，加入冰糖令溶即成。

【用法】每日 1 剂，2 次分服。

【功效】养阴益肾，清肺化痰。用于治疗冠心病。

12. 山药治冠心病

【配方】山药 100 克，玉米粉 150 克。

【制法】将山药洗净，去皮切丁，玉米粉用冷水调匀，按常法煮粥服食。

【用法】每日 1 剂，2 次分服，可经常食用。

【功效】补中益气，降脂降压。用于治疗冠心病、高血压、动脉硬化等。

13. 益母草冲茶治冠心病

【配方】益母草 10 克，茶叶 5 克。

【制法】将上 2 味放入杯中，用沸水冲沏。

【用法】代茶饮，每日饮用。

【功效】用治冠心病。

14. 玉米粥治冠心病

【配方】玉米粉 50 克，粳米 50 克。

【制法】将玉米粉用适量冷水调和，再将淘洗干净的粳米入锅，加适量水，先用大火烧开，调入玉米粉，再转用小火煎煮成稀粥。

【用法】每日早、晚餐温热服。

【功效】用治冠心病。

15. 薤白粳米粥治冠心病

【配方】薤白 15 克（鲜品 45 克），粳米 100 克。

【制法】将薤白与淘洗干净的粳米一同入锅，加 1000 毫升水，用大火烧开后转用小火煎煮成稀粥。

【用法】每日早、晚温热服食。

【功效】用治冠心病。

16. 莲子粉治冠心病

【配方】莲子粉 15 克，红糖 10 克，糯米 50 克。

【制法】将莲子粉、红糖与淘洗干净的粳米一同入锅，加 500 毫升水，用大火烧开后转用小火煎煮至黏稠。

【用法】每日早、晚空腹温服，四季可食。

【功效】用治冠心病。

17. 熟地黄治冠心病

【配方】熟地黄 60 克，红糖 10 克，鸡蛋 1 个。

【制法】熟地黄研末；将鸡蛋打入碗中，加入熟地黄末、红糖调匀饮服。

【用法】每日 1 ～ 2 次，连服数日。

【功效】用治冠心病。

18. 桂圆治冠心病

【配方】桂圆肉6枚，鸡蛋1个，白糖10克。

【制法】将鸡蛋打入碗中，勿搅，令黄白分明，撒入白糖，蒸至半熟，取桂圆肉塞入蛋黄内，再蒸至熟。

【用法】当点心吃，每日1次，宜长期服用。

【功效】用治冠心病。

19. 白人参治冠心病

【配方】白人参6克，鸡蛋1个。

【制法】将白人参研末，再与鸡蛋调匀，蒸熟。

【用法】早饭吃，每日1次。连服15天为1个疗程。

【功效】用治冠心病。

20. 茯苓治冠心病

【配方】母鸡1只（重约500克），茯苓60克，食盐3克，葱白5克，姜片6克。

【制法】将母鸡宰杀去毛及内脏，洗净沥干，洗净的茯苓纳入鸡腹内，放入锅中，加适量水，放入食盐、葱白、姜片，煲熟。

【用法】佐餐食用。

【功效】用治冠心病。

21. 玉竹治冠心病

【配方】玉竹30克，猪瘦肉150克，食盐、味精各3克。

【制法】将玉竹洗净切片，用纱布包好。猪瘦肉洗净切块，一同放入砂锅内，加适量水煎煮，熟后加食盐及味精调味。

【用法】吃肉喝汤，每日1剂。

【功效】用治冠心病。

心绞痛

心绞痛是由于冠状动脉供血不足，心肌急剧而短暂的缺血缺氧引起的，以阵发性胸前区压榨性闷痛不适为主要表现的临床综合征。典型心绞痛的发作是突然发生于胸骨体上段或中段之后压榨性、闷胀性或窒息性疼痛，疼痛范围常不是很局限的，而是约有拳头和手掌大小，可波及心前区，甚至横贯前胸，界限不很清楚。一般而言，每次发作的疼痛部位都是相对固定的。

本病发病以 40 岁以上男性为多见，常见诱因为劳累、情绪激动、饱食、天气变化、急性循环衰竭等。发病原因多见于冠状动脉粥样硬化，亦可见于主动脉瓣狭窄或关闭不全、梅毒性主动脉炎、肥厚型心肌病、先天性心脏病、风湿性心肌炎等。

中医学将心绞痛因症状不同分别列入"心悸""胸痹""心痛"等症。其发病主要与年老体虚、饮食、情志失调及寒邪内侵等有关。其病机有虚实两方面。虚为心脾肝肾亏虚，心脉失养；实则为寒凝，气滞，血瘀，痰阻，痹阻心阳，阻滞心脉。

1. 山楂花治心绞痛

【配方】山楂花 20 克。

【制法】将山楂花加几滴水捣烂取汁。

【用法】每次 35 滴，每日 3 次饮用。

【功效】可扩张血管，降压，增强心肌收缩力，增加冠状动脉血流量。适用于心绞痛。

2. 葛根粉治心绞痛

【配方】葛根粉 30 克，粳米 50 克。

【制法】将淘洗干净的粳米与葛根粉一同入砂锅，加水 500 毫升，用大火烧开后转用小火煎煮至米花粥稠。

【用法】不拘时食用。脾胃虚寒者不宜服用。

【功效】可发表解肌，清热除烦，生津止渴，透疹止泻，降血压。适用于心绞痛。

3. 桃仁治心绞痛

【配方】桃仁 15 克，红糖 10 克，粳米 50 克。

【制法】将桃仁去皮尖，研末，再与淘洗干净的粳米及红糖一同入砂锅，加水煮成稀粥。

【用法】每日 1 剂，5 ～ 7 日为 1 个疗程。

【功效】用治心绞痛。若用于通经，于月经前 5 天开始服用。孕妇及平素大便稀薄者不宜服用。

4. 栀子蜜治心绞痛

【配方】栀子 12 克，炼蜜 30 毫升。

【制法】将栀子研末，加炼蜜调成糊状。把糊状药摊敷在心前区，纱布敷盖。

【用法】第 1 周每 3 日换药 1 次，以后每周换药 1 次，6 次为 1 个疗程。

【功效】主治心绞痛。

5. 瓜蒌治心绞痛

【配方】瓜蒌 12 克，白酒 20 毫升。

【制法】将上 2 味慢火同煎服。

【用法】每日 2 次，饭后服用。

【功效】主治心绞痛。

6. 白果叶治心绞痛

【配方】白果叶 5 克。

【制法】将上药洗净，切碎，开水焖泡 30 分钟。

【用法】每日 3 次，代茶而饮。

【功效】主治心绞痛。

7. 老榕树根治心绞痛

【配方】老榕树根 30 克。

【制法】将上药加水 600 毫升入锅煎至 200 毫升即可。

【用法】每日 1 剂，饭后服，每周服药 6 天，连服 4 周为 1 个疗程。

【功效】主治心绞痛。

8. 香蕉治心绞痛

【配方】香蕉 50 克，蜂蜜 10 毫升。

【制法】将香蕉去皮研碎，加入 1 倍的茶水中，加蜂蜜调匀当茶饮。

【用法】每日频繁饮之。

【功效】主治心绞痛。

9. 马齿苋治心绞痛

【配方】马齿苋、韭菜各 200 克，葱、姜、猪油、酱油、食盐、味精、鸡蛋各适量。

【制法】将马齿苋、韭菜分别洗净，阴干 2 小时，切碎末。葱、姜切末。将鸡蛋炒熟弄碎，然后将马齿苋、韭菜、鸡蛋拌在一起，加上食盐、酱油、猪油、味精、葱末、姜末为馅，和面制成包子，蒸熟食用。

【用法】根据食量食用。

【功效】主治心绞痛。

10. 青柿子治心绞痛

【配方】七成熟的青柿子 500 克，蜂蜜 1000 毫升。

【制法】将柿子洗净去柿蒂，切碎捣烂，用消毒纱布绞汁，再将汁放入砂锅内，先用大火后改小火煎至浓稠时，加入蜂蜜，再煎至黏稠，停火，冷却，装瓶。

【用法】开水冲饮，每次 50 毫升，每日 3 次。

【功效】主治心绞痛。

动脉硬化

该病最常见的是动脉粥样硬化，即动脉血管壁增厚，失去弹性而变僵硬，胆固醇与其他脂肪类物质沉积在动脉管壁上，使动脉腔变得狭小，组织器官缺血，血管壁变硬，发脆易破裂出血。较易发生的部位是主动脉、脑动脉和心脏的冠状动脉。中年以后最易发生动脉粥样硬化，早期病理变化是胆固醇和脂质沉积于动脉内膜中层，并可由主动脉累及心脏的冠状动脉及脑动脉、肾动脉，从而引起管腔狭窄、血栓形成，导致有关器官的血液供应发生障碍。

1. 瓜苓汤治脑动脉硬化

【配方】冬瓜皮500克，茯苓300克，木瓜100克。

【制法】将上3味水煎，去渣后饮用。

【用法】每日1次，20~30天为1个疗程。

【功效】用治动脉硬化引起的肥胖病。

2. 山楂治脑动脉硬化

【配方】山楂肉30克。

【制法】将山楂肉切片开水冲泡。

【用法】代茶饮或服食，每日1剂。

【功效】用治动脉硬化。

3. 玉竹治脑动脉硬化

【配方】玉竹12克，白糖20克。

【制法】将上2味加水煮熟即可。

【用法】饮其汤，食其药，每日1剂。

【功效】用治动脉硬化。

4. 人参治脑动脉硬化

【配方】人参5克。

【制法】将人参切成薄片。

【用法】泡水代茶饮，每日1剂。

【功效】用治动脉硬化、心悸、健忘、多梦。

5. 桃仁治脑动脉硬化

【配方】桃仁20克。

【制法】桃仁加水煮熟。

【用法】饮其汤，食其仁，每日1剂。

【功效】用治动脉硬化。

6. 枸杞炒猪肉养血益心

【配方】猪里脊肉300克，枸杞子200克，鸡蛋1个，麻油50毫升，酒、白糖、盐、味精、水淀粉各适量。

【制法】猪肉切丝放入碗中用酒、蛋清、盐、味精上浆。旺火锅热下麻油，到六成热时放入肉丝煸炒拨散，熘至半生后倒入漏勺。原锅留油少许，下枸杞子炒，加盐、糖，酌加汤、味精，水淀粉着芡，倒入肉丝颠炒，淋上麻油即可。

【用法】每日1剂，分2次服用。

【功效】养血脉，润燥益阴。预防和治疗高血压、心脏病、动脉硬化。

7. 枸杞羹治动脉硬化

【配方】鸡蛋2个，枸杞子10克。

【制法】将鸡蛋打入碗内，加水搅匀，加入枸杞子，隔水蒸熟食用。

【用法】每日1剂。

【功效】养肝补肾，润燥疏风。用于治疗动脉硬化，症见胸闷，心悸，心前区疼痛，或头痛头晕、记忆力减退等。

8. 银耳冰糖治动脉硬化

【配方】银耳、冰糖各10克。

【制法】将银耳用温水泡发，去杂洗净，撕成小片，与冰糖一同放入碗内，隔水蒸熟食用。

【用法】每日1剂。

【功效】益气活血，强心补脑，滋阴降火。用于治疗动脉硬化等。

9. 玉米须治动脉硬化

【配方】玉米须18克，决明子10克，菊花6克。

【制法】将上3味放入杯内，用沸水冲沏即可。

【用法】代茶饮用，每日1剂。

【功效】清热润燥。用于治疗动脉硬化。

10. 枯草茶治动脉硬化

【配方】夏枯草30克，金银花10克。

【制法】将上2味放入杯内，用沸水冲泡。

【用法】代茶饮用，每日1剂。

【功效】清肝散结。用于治疗动脉硬化。

呕 吐

呕吐是指胃内容物和部分小肠内容物通过食管反流口腔的一种反射性动作。多由胃寒、胃热、伤食、痰浊、肝气犯胃等导致。胃寒多见呕吐清稀、口中多涎、喜热恶冷、舌苔白润等，治宜温胃降逆。胃热多见食入即吐、吐物酸苦、口臭、喜冷恶热、舌苔黄腻等，治宜和胃清热。伤食引起的多见胃脘胀满不舒、嗳气腐臭、呕吐宿食、舌苔厚腻等，治宜消导和胃。痰浊引起的多有眩晕、胸闷、心悸、呕吐痰涎或清涎、舌苔清腻等，治宜和胃化痰。肝气犯胃，多见胁痛脘胀、呕吐酸苦等，治宜泄肝和胃。本症可见于胃炎、幽门梗阻、颅内压增高等多种疾病。

1. 丁香丸治胃炎呕吐

【配方】丁香15个，姜汁、甘蔗汁各2毫升。

【制法】将丁香捣为末，用姜汁、甘蔗汁和为丸，如莲子大，服之。

【用法】每次服4～5丸。

【功效】用治胃炎、呕吐。

2. 生姜汤治反胃呕吐

【配方】胡椒1克，生姜30克。

【制法】将生姜微煨切碎，将上药加水500毫升煎至200毫升，去渣即可。

【用法】将上药分3次温服。

【功效】用于治反胃呕秽吐食数日不止。

3. 生地黄粥治呕吐

【配方】生地黄20克，粳米50克。

【制法】生地黄加水煮取药汁，放入粳米，熬粥食用。

【用法】每日2剂，早、晚分服。

【功效】用治呕吐。

4. 陈皮治呕吐

【配方】陈皮15克，蜂蜜10毫升。

【制法】陈皮加水煮烂后去渣，放入蜂蜜即可。

【用法】代茶饮用，每日1剂。

【功效】用治呕吐。

5. 姜汁炖砂仁治胃寒呕吐

【配方】砂仁5克，生姜100克。

【制法】将生姜洗净，切片，捣烂为泥，用纱布包好挤汁。姜汁倒入锅内，加清水200毫升，放入砂仁，隔水炖30分钟，去渣即成。

【用法】代茶饮用，每日1剂。

【功效】温胃止呕，散寒。治胃寒呕吐、腹痛、妊娠呕吐等。

6. 桂圆酒健胃治呕吐

【配方】桂圆肉50克，白酒500毫升。

【制法】将桂圆肉浸入酒内百日。每顿饭后饮用。

【用法】每日3次，每次6毫升。

【功效】壮阳益气，补脾胃。治气虚水肿、脾虚泄泻、妇女产后浮肿、健忘、怔忡、自汗、惊悸、体倦、厌食等。

7. 吴茱萸治胃寒呕吐

【配方】吴茱萸5克。

【制法】将吴茱萸放入锅中，加入适量水，煎熬取汁。

【用法】代茶饮用，每日1剂。

【功效】吴茱萸具有温中、止痛、理气、燥湿的功效。

8. 乌梅汁治呕吐

【配方】乌梅12克，冰糖30克。

【制法】将乌梅和冰糖一同放入锅中，加入适量清水煎煮成汤汁。

【用法】代茶饮用，每日1剂。

【功效】乌梅味酸、涩，性平，归肝、脾、肺、大肠经，具有敛肺、涩肠、生津、安蛔的功效。主治肺虚久咳、虚热烦渴、蛔厥腹痛、久泻、呕吐等症。

9. 白矾生姜足浴方

【配方】白矾30克，生姜6克。

【制法】将白矾和生姜放入锅中，加入适量清水，煎煮20分钟，去渣取汁，将汁液倒入浴盆中浴足。

【用法】每日2次。

【功效】此方对治疗胃热恶心呕吐有很好的疗效。

10. 胡椒生姜暖胃止吐

【配方】半夏、白胡椒、生姜各20克。

【制法】将前2味共研细末。生姜煎汤。以姜汤和面同白胡椒末、半夏末调匀并捏成绿豆大丸粒。

【用法】每服10～20丸，用姜汤送下，每日2次。

【功效】暖肠胃。用于治疗呕吐（包括胃炎，幽门肥厚、狭窄，胃癌初期等的呕吐）。

11. 杧果益胃止呕

【配方】鲜杧果3000克。

【制法】杧果洗净后装入塑料袋，用绳扎紧袋口保鲜，生食。

【用法】每日3次，每次200克。

【功效】益胃，止呕。可预防和治疗晕车呕吐。

12. 菖蒲汁治霍乱吐泻

【配方】石菖蒲15克。

【制法】鲜石菖蒲洗净捣烂取汁，加适量开水冲服。

【用法】每日2次。

【功效】和胃止呕。治霍乱上吐下泻。

13. 蛋黄干姜粉治干呕

【配方】鸡蛋1个，干姜粉10克。

【制法】鸡蛋破壳，取蛋黄吞服，再以温开水送服干姜粉。

【用法】每日2次。

【功效】除烦热，止呕逆。用于治疗干呕不止。

14. 芭蕉花治反胃呃逆

【配方】芭蕉花60克。

【制法】将芭蕉花研为细末，每次取6克，以温开水冲服。

【用法】每日3次。

【功效】平肝降气，化痰软坚。用于治疗呕吐、呃逆、反胃等。

15. 白萝卜汁消积化痰

【配方】白萝卜1000克，红糖30克。

【制法】将白萝卜洗净切碎，捣烂取汁，加入红糖，代茶频饮。

【用法】每日1剂。

【功效】宽中下气，消积化痰。用于治疗饮食停滞所致的恶心呕吐。

16. 连翘茶治胃炎呕吐

【配方】连翘15克。

【制法】将连翘捣碎，放入保温杯中，冲入沸水，加盖焖30分钟，代茶饮用。

【用法】每日1剂。

【功效】清热解毒，消肿散结。用于治疗急性胃炎呕吐。

17. 绿豆芦根粥止呕利尿

【配方】绿豆100克，芦根15克，生姜10克。

【制法】先煎芦根、生姜去渣取汁，入绿豆煮做粥。

【用法】任意食用。

【功效】止呕利尿。用于治疗湿热呕吐及热病烦渴、小便赤涩，并解鱼蟹中毒。

18. 韭菜根健胃止呕

【配方】韭菜根500克。

【制法】韭菜根洗净，捣烂绞取汁50毫升。

【用法】用开水冲服。

【功效】健胃止呕。用于治疗呕吐、恶心。

19. 佛手生姜汤治小儿呕吐

【配方】佛手10克，生姜2克，白糖10克。

【制法】将佛手、生姜水煎取汁。

【用法】药汁加入白糖温服。每日1剂。

【功效】理气开郁，和胃止呕。用于治疗小儿脾胃气滞所致之呕吐。

胃　炎

胃是人体消化道的扩大部分，是贮藏和消化食物的器官，中医称其为六腑之一，为"水谷之海"主受纳和腐熟水谷。胃炎是胃黏膜炎性疾病，分急性、慢性两大类。急性胃炎主要是指因食物中毒、化学品或药物刺激、腐蚀、严重感染等引起的胃黏膜急性病变。

中医学认为，本病属于湿热下注，脾胃失调所致，治疗时应清热利湿，解痉止痛，调理脾胃。中医将下腹受风寒而致的急性胃炎又分两种：一种是食积泄泻，腹痛与泄泻交并阵发，粪便如糊状，有酸腐味，舌苔白，食欲不振；另一种是湿热泄泻，腹痛与泄泻交并，粪便像水，小便短少，色如浓茶，有口渴症状。

1. 陈皮治胸胃胀痛

【配方】陈皮 30 克，白糖 10 克。

【制法】将陈皮炒至焦黄色，取出研细末。

【用法】每服取 9 克，放入白糖，空腹开水冲服。

【功效】用治胸胃胀痛。

2. 吴茱萸治恶心吐酸

【配方】吴茱萸（开水泡去苦水）9 克，生姜 3 克。

【制法】吴茱萸同生姜一起共煎。

【用法】每日 1 剂，每日服 2 次。

【功效】主治恶心、吐酸。

3. 马兰治慢性胃炎

【配方】马兰 20 克。

【制法】以马兰鲜全草入药，加水900 毫升，沸后小火煎 20 分钟即可。

【用法】每日 3 次，每日 1 剂。

【功效】本方具有行气止痛、活血化瘀、清热解毒等功效。彝医广泛用于慢性胃炎、胃痛、胃溃疡，疗效确切。

4. 黄瓜藤治胃痛

【配方】黄瓜藤 100 克。

【制法】黄瓜藤用水 600 毫升煎成浓汁 100 毫升，于胃痛剧烈时口服。

【用法】代茶饮用，每日 1 剂。

【功效】用治胃痛。

5. 海螵蛸治胃气痛

【配方】海螵蛸 30 克。

【制法】海螵蛸炒后研末。

【用法】每日 3 次，每服 3 克。

【功效】止酸止痛。用治胃酸、气痛。

6. 枸杞治慢性萎缩性胃炎

【配方】宁夏枸杞子 1200 克。

【制法】将上好的宁夏枸杞子洗净、烘干打碎。

【用法】每日 20 克，分 2 次空腹嚼服，2 个月为 1 个疗程。

【功效】用治慢性萎缩性胃炎。

7. 香附散治浅表性胃炎

【配方】香附 90 克。

【制法】香附粉碎研末。

【用法】每日服 3 次，每次 9 克，温开水冲服。

【功效】行气止痛，清热利湿。治疗浅表性胃炎。

8. 桂圆核治急性胃肠炎

【配方】桂圆核 500 克。

【制法】将桂圆核焙干研成细粉。

【用法】每次 25 克，每日 2 次，白开水送服。

【功效】补脾和胃。治急性胃肠炎。

9. 生大黄粉治慢性胃炎

【配方】生大黄 50 克。

【制法】将大黄磨研成粉，过 80 目筛。

【用法】每服 3 克，每日 3 ~ 4 次，温开水冲服。有效率达 95% 以上，一天半时间可止血。

【功效】用治慢性胃炎、消化道出血。

10. 艾叶茶治胃肠炎

【配方】艾叶 9 克，生姜 2 片。

【制法】将艾叶研成细末。

【用法】用生姜煮水送服，每次 6 克，每日 3 次。

【功效】本方散寒利湿，适用于寒湿型急性胃肠炎。本症的特点是暴起上吐下泻，便稀如水，腹痛肠鸣，脘腹胀满，身重肢冷，苔白或腻，脉濡缓。

11. 马齿苋治急性胃肠炎

【配方】新鲜马齿苋 120 克（干者 30 克），绿豆 30 ~ 60 克。

【制法】将上 2 味煎汤服食。

【用法】每日 1 次，连服 3 ~ 4 次。

【功效】本方清热解毒，适用于急性胃肠炎者。

12. 鸡矢藤叶治急性胃肠炎

【配方】鲜鸡矢藤叶 60 克，大米 30 克，红糖 10 克。

【制法】先用清水泡软大米，然后与鸡矢藤叶一同放入砂锅内捣烂，加水和红糖煮成糊服食。

【用法】每日 1 剂。

【功效】本方解暑除湿，祛风解毒，健脾导滞，适用于急性胃肠炎者。

胃下垂

胃下垂指胃下降至不正常的位置。一般情况下，人在直立时，胃的最低位置不超过脐下2横指。胃下垂时，胃的上界(胃小弯)位置在两侧髂嵴连线以下,胃下缘达盆腔。胃下垂多见于身体瘦弱、肌肉不发达者,部分患者伴有其他脏器如肝、肾、子宫下垂。胃下垂的原因是由于脂肪缺乏和肌肉松弛,使腹壁紧张度下降,腹压减低所引起。临床表现主要有消瘦、乏力、上腹饱胀或下坠感,进食后或行走时加重,或有呕吐、便秘等。X线钡餐透视检查可明确诊断。

胃下垂相当于中医学的"胃脘痛""痞气",发病原因多由脾胃虚弱,清阳不升,中气下陷所致。因脾胃为后天之本,主运化,主肌肉。脾虚运化失常,则中气升举无力而发生下垂。

1. 鲜仙人球治胃下垂

【配方】鲜仙人球60克,猪肉30克。

【制法】仙人球洗净切碎;猪瘦肉剁成肉饼,与仙人球一起煮熟。

【用法】每日1剂,晚上睡前顿服。30天为1个疗程,连服1~2个疗程。

【功效】用治胃下垂。

2. 苏枳壳治胃下垂

【配方】苏枳壳25克。

【制法】苏枳壳加水600毫升,沸后小火煎20分钟,去渣即可。

【用法】每日分服2次,要持续使用才有效。

【功效】用治胃下垂。

3. 甘草粉治胃下垂

【配方】甘草粉60克,升麻粉10克。

【制法】每晨服用6~9克,以开水调成糊状,空腹时服用。吃完再制,继续服用。拌入升麻粉,制成直径2厘米、厚1厘米圆药饼。

【用法】敷以头顶百会穴,外以热水袋熨烫30分钟,每日3次。每块药饼连用5日,10日为1个疗程。

【功效】用治胃下垂。

4. 莲子健胃消食饮

【配方】新鲜荷叶蒂4个,莲子60克,白糖10克。

【制法】将荷叶蒂洗净,对半切两

刀,备用。莲子洗净,用开水浸泡1小时后,剥衣去芯。把上二者倒入小钢精锅内,加冷水800毫升,小火慢炖2小时,加白糖再炖片刻即可。

【用法】适量饮用。

【功效】本方补心益脾,健胃消食,对脾虚气陷、胃弱食滞的胃下垂患者有一定效果。

5. 核桃肉治胃下垂

【配方】核桃肉100～150克。

【制法】将核桃肉隔水炖即可。

【用法】佐餐服。

【功效】本方适用于中气不足所致的胃下垂。

6. 鸡内金治胃下垂

【配方】鸡内金25克,粳米50克。

【制法】鸡内金用水煎,去渣,与粳米一起煮粥。

【用法】每天2次分服,要持续使用才有效。

【功效】用治胃下垂。

7. 茉莉花露治胃下垂

【配方】茉莉花露15毫升。

【制法】将茉莉花露放入碗中,兑入3倍的开水即可。

【用法】1次服下,每日2剂。

【功效】理气和中。用治胃下垂食欲不振、胃胀。

8. 山药蔷薇粥治胃下垂

【配方】山药20克,蔷薇花10克,粳米100克。

【制法】将粳米淘洗干净,山药洗净切块,蔷薇花洗净,一同入锅,加水煮粥食用。

【用法】每日1剂,2次分服。

【功效】健脾益胃,顺气止呕,用治胃下垂呃逆、食欲不振。

9. 扁豆花治胃下垂

【配方】扁豆花30克,粳米100克,饴糖20毫升。

【制法】将粳米淘洗干净,入锅加水煮粥,将熟时加入洗净的扁豆花、饴糖再煮2～3分钟即成。

【用法】每日1剂,2次分服。

【功效】健脾开胃,理气燥湿。用治胃下垂的食欲不振、便溏。

10. 黄芪治胃下垂

【配方】黄芪60克。

【制法】将黄芪焙干研末。

【用法】每服10克,用温开水冲服,每日2次。

【功效】补脾健胃,理气化积。用治胃下垂的食欲不振。

11. 麦芽治胃下垂

【配方】麦芽15克,鸭肫1个,食盐2克。

【制法】将鸭肫洗净(保留内金),切条,与麦芽一同放入锅内,加水煮汤,熟后加入食盐调味即可。

【用法】吃肉喝汤。每日1剂。

【功效】健脾益胃，和中化积。用治胃下垂的食欲不振。

12. 沙参治胃下垂

【配方】沙参 20 克，老鸭 800 克。

【制法】沙参洗净煎水，炖老鸭服食。

【用法】每周 1 次。

【功效】养阴益胃。用于胃阴虚的胃下垂患者。

13. 山楂茶治胃下垂

【配方】山楂肉 20 克，生姜 3 片。

【制法】将上 2 味共制粗末，放入保温杯中，冲入沸水，加盖焖 30 分钟即可。

【用法】代茶饮用，每日 1 剂。

【功效】健脾开胃，理气化积。用治胃下垂的胃胀、食欲不振。

14. 麦芽饮治胃下垂

【配方】炒麦芽、红糖各 10 克。

【制法】麦芽放入杯中，冲入沸水，加盖焖 10 ~ 15 分钟，加入红糖即可。

【用法】代茶饮用，每日 1 剂。

【功效】消积化食，行气止痛。适宜于胃下垂的伤食胃胀或闷痛、恶食吞酸、食后痛重、腹空痛减等症状。

15. 蚕茧治胃炎胃下垂

【配方】蚕茧 15 克。

【制法】蚕茧焙干研粉。

【用法】每服 5 ~ 10 克，每日 2 次。

【功效】蚕茧是高蛋白营养品，主要成分有不饱和脂肪酸、甘油酯、维生素等。用于治疗慢性胃炎、胃下垂。

16. 猪肚补益脾胃

【配方】猪肚 250 克（牛肚可代替猪肚，功效相同），白胡椒 15 克。

【制法】猪肚洗净切片，同白胡椒共煮熟后分 2 ~ 3 次食用。

【用法】每日 1 剂，分 2 次食用。

【功效】补益脾胃。治胃下垂及胃寒疼痛。

17. 桂圆治胃下垂

【配方】桂圆肉 10 余片，鸡蛋 1 个。

【制法】鸡蛋打入碗内，不要搅散，蒸至蛋白凝固、蛋黄未熟时（一般 2 ~ 3 分钟），放入桂圆肉，再蒸 10 分钟，食之。

【用法】每日 1 次，以愈为度。

【功效】补益心脾。治疗胃下垂。

胃、十二指肠溃疡

胃、十二指肠溃疡病又称消化性溃疡病，是指仅见于胃肠道与胃液接触部位的慢性溃疡，其形成和发展与酸性胃液和胃蛋白酶的消化作用有密切关系。患者的上腹疼痛有下列特点：慢性疼痛病史，呈周期性发作，每次发作可持续数天或数周。发作一般与季节转变、过度疲劳、饮食失调有关，一般都呈节律性疼痛。进食或内服碱性药物多可使疼痛缓解。

疼痛性质以饥饿样不适和烧灼痛为多见，亦可为胀痛、刺痛。可伴有恶心、呕吐、嗳气、便秘及消化不良症状。并发症常可出现穿孔、大出血、幽门梗阻、癌变。溃疡常为单个性，但也可有多个溃疡。胃、十二指肠球部溃疡同时存在时，称复合性溃疡，多见于青壮年。

本病相当于中医学"胃脘痛""吐酸""嘈杂""呕血"等范畴。

1. 糯米枣粥治胃溃疡

【配方】糯米 100 克，大枣 8 克。

【制法】按常法煮粥，煮至极烂即可。

【用法】日常食用，每日 2 剂。

【功效】养胃健脾。对胃、十二指肠溃疡、慢性胃炎有辅助治疗作用。

2. 蜂蜜治胃、十二指肠溃疡

【配方】蜂蜜 1800 毫升。

【制法】蜂蜜用开水冲服。

【用法】每次 10 毫升。每次饭前 1 小时或饭后 3 小时服用，坚持 1 个疗程（2 个月），治愈率可达 80% 左右。

【功效】润肠通便。对胃、十二指肠溃疡有较为明显的疗效。蜂蜜不仅能健胃、润肠和通便，还能抑制胃酸分泌，减少胃黏膜的刺激而缓解疼痛。

3. 白及治胃、十二指肠溃疡

【配方】牛奶 250 毫升，白及粉 10 克。

【制法】将牛奶煮沸，调入白及粉。

【用法】每日 1 次，经常服用收效。

【功效】温中补虚。主治胃、十二指肠溃疡。

4. 海螵蛸治十二指肠溃疡

【配方】海螵蛸 120 克。

【制法】将海螵蛸去盖研末，瓶装备用。

【用法】空腹日服 2 次，每次 6 克。重者夜加一服。服后休息 30 分钟，即有舒服感觉。轻者 2～3 日愈，重者 5～7 日愈。

【功效】用治十二指肠溃疡。

5. 芦荟酒治十二指肠溃疡

【配方】芦荟叶 20 克，白酒 40 毫升，蜂蜜 10 毫升。

【制法】取芦荟叶，去刺，细捣，加入白酒和蜂蜜，放置 20 天便成芦荟酒。芦荟酒越陈越好。

【用法】每次 10 毫升，每日 3 次。

【功效】长期服用，可根治十二指肠溃疡。

6. 鸡蛋壳延胡索治胃痛

【配方】鸡蛋壳、延胡索各 50 克。

【制法】上 2 味共研细末。

【用法】每次服 5 克，每日 2 次。

【功效】用治胃、十二指肠溃疡之吐酸、疼痛。

7. 三七粉治胃溃疡

【配方】三七粉 5 克，生鸡蛋 1 个，盐 2 克，麻油 3 毫升。

【制法】三七粉与生鸡蛋调匀，制成汤，加入盐和麻油即可。

【用法】佐餐，每日 2 次。

【功效】本方养阴益胃，适用于阴虚所致的溃疡病。

8. 猪肚治胃、十二指肠溃疡

【配方】猪肚 1 个，生姜 250 克。

【制法】将猪肚洗净后，塞入生姜（切碎），结扎好后放入瓦锅加水若干，以文火煮至猪肚熟而较烂为度，使姜汁渗透到猪肚。

【用法】服时只吃猪肚和汤，不吃姜。如汤味辣，可冲开水。每个猪肚可吃 3～4 天，连续吃 8～10 个。

【功效】治疗寒、湿、虚症引起的胃、十二指肠溃疡。

9. 牛奶补虚治溃疡

【配方】牛奶 250 毫升，蜂蜜 50 毫升，白及粉 10 克。

【制法】将牛奶煮沸，同入蜂蜜及白及粉，搅拌均匀即可。

【用法】每日 1 次，经常服用收效。

【功效】温中补虚。治胃、十二指肠溃疡。

10. 天花粉治十二指肠溃疡

【配方】天花粉 30 克，鸡蛋壳 10 克。

【制法】上 2 味共研细末。

【用法】每服 6 克，白开水送服。

【功效】用治十二指肠溃疡。

11. 豆浆治胃、十二指肠溃疡

【配方】豆浆 300 毫升。

【制法】将豆浆煮沸，晾温。

【用法】空腹饮用，每日 2 次。

【功效】治疗胃、十二指肠溃疡

12. 鲤鱼泡酒治胃溃疡

【配方】黑鲤鱼 1 条（重约 500 克），

白酒 500 毫升，冰糖 50 克。

【制法】将鲤鱼去内脏（不去鳞），切成小块用白酒浸泡（以淹没鱼块为度），加盖焖数小时，然后将酒过滤，去渣，取汁约 450 毫升，加入冰糖。

【用法】每日饭后 2 小时服 100 毫升，每日 2 ~ 3 次。

【功效】治胃、十二指肠溃疡及其他胃病。

13. 鸡蛋壳研末抑酸止痛

【配方】鸡蛋壳 60 克。

【制法】去内膜洗净，晾干后（或炒黄后）研极细末。

【用法】每次服用 5 克，1 日 2 次，开水送服。

【功效】抑酸止痛。治疗胃酸过多、嘈杂。

14. 车前子治溃疡

【配方】车前子 6 克，生鸡蛋 1 个。

【制法】车前子水煎，取汁冲鸡蛋服。

【用法】每日 2 次。

【功效】滋润缓痛。主治胃肠溃疡而燥痛。

15. 旱莲草汁滋阴补胃

【配方】旱莲草 50 克，大枣、红糖各适量。

【制法】将旱莲草和大枣放入锅中，加水 600 毫升煎至 300 毫升，去渣取汁，加入红糖调味。

【用法】每日 1 剂。

【功效】旱莲草又称墨斗草，味甘、酸，性凉，归肾经、肝经，具有养阴补肾、乌须固齿、凉血止血的功效。

16. 杏仁方治溃疡

【配方】杏仁 100 克。

【制法】将杏仁用开水浸泡 1 天，然后取出皮和尖，炒至微黄，装入瓶中备用。

【用法】每天饭后吃 20 克。

【功效】杏仁中富含脂肪油，能提高肠内容物对黏膜的润滑作用，故杏仁有润肠通便之功能，此外杏仁还具有抗炎、镇痛的作用。

17. 木瓜方健胃解毒

【配方】木瓜 15 克。

【制法】将木瓜洗干净放入锅中，加水煎熬，去渣取汁。

【用法】代茶饮用，每日 1 剂。

【功效】木瓜中含有多种维生素、果糖、蔗糖、铁、钙、木瓜酵素、酒石酸等，可健胃助消化、解酒毒，能治胃溃疡、胃痛、肠炎、筋骨痛等症，常用于胃肠等病症的治疗。

胃　痛

　　胃痛又称胃脘痛，是以胃脘近心窝处常发生疼痛为主的疾患。历代文献中所称的"心痛""心下痛"多指胃痛而言。胃痛发生的常见原因有寒邪客胃、饮食伤胃、肝气犯胃和脾胃虚弱等。胃主受纳腐熟水谷，若寒邪客于胃，寒凝不散，阻滞气机，可致胃气不和而疼痛；或因饮食不节，饥饱无度，或过食肥甘，食滞不化，气机受阻，胃失和降引起胃痛；肝对脾胃有疏泄作用，如因恼怒抑郁，气郁伤肝，肝失条达，横逆犯胃，亦可发生胃痛；若劳倦内伤，久病脾胃虚弱，或禀赋不足，中阳亏虚，胃失温养，内家滋生，中焦虚寒而痛；亦有气郁日久，血内结，气滞血，阻碍中焦气机，而致胃痛发作。总之，胃痛发生的病机分为虚实两端，实证为气机阻滞，不通则痛；虚证为胃腑失于温煦或濡养，失养则痛。

1. 半夏治急性胃炎

　　【配方】生姜10克，半夏7克，红糖适量。

　　【制法】将生姜洗净，取汁；再将半夏加水煎煮5~8分钟，去渣取汁；两汁混匀，加入红糖。

　　【用法】代茶频饮，每日3~4次。

　　【功效】消食化痰，降逆止呕。适用于急性胃炎。

2. 炙甘草冲茶治胃痛

　　【配方】炙甘草3克，干姜5克，红茶2克。

　　【制法】将生姜切片洗净，炒干，与炙甘草和红茶一同放入茶杯中，加300毫升水，泡5分钟。

　　【用法】分3次，饭后饮服，每日1剂。

　　【功效】用治胃痛。

3. 生姜苦瓜根治胃痛

　　【配方】生姜20克，苦瓜根50克，白糖适量。

　　【制法】将上3味加水煎煮，去渣取汁。

　　【用法】代茶饮。

　　【功效】用治胃痛。

4. 蚕沙治胃痛

　　【配方】蚕沙30克，木瓜15克。

　　【制法】蚕沙、木瓜加水500毫升煎至200毫升即可。

　　【用法】每日1剂，2次分服。

【功效】用治胃痛。

5. 桑叶茶治胃痛

【配方】桑叶 7 片，去核大枣 3 个。

【制法】将 2 味共为细末，沸水冲泡。

【用法】代茶饮，每日 1 剂。

【功效】用治胃痛。

6. 青核桃治胃痛

【配方】取尚未成熟的青核桃 250 克，60% 白酒 3750 毫升，白糖 300 克。

【制法】青核桃洗净，捣烂装入小缸，加入白酒密封，置太阳下晒 20 ~ 30 天，待酒和青核桃呈黑色时，过滤取汁，加入白糖备用。

【用法】每日 2 次，每次服 10 克，或胃痛发作时即服。

【功效】可止胃、十二指肠溃疡、胃炎的疼痛。

7. 桂皮治寒凉性胃痛

【配方】桂皮 6 克，红糖 30 克。

【制法】先用水煎桂皮，取滤汁入红糖，调匀。

【用法】趁热饮，每日 2 剂。

【功效】用治饮食寒凉的胃痛。

8. 高良姜治胃痛

【配方】高良姜 30 克，粳米 50 克。

【制法】先用高良姜加适量的水，在沙罐内煎取药汁；再用药汁和粳米煮粥，空腹食之。

【用法】每日 1 次，连服 3 ~ 7 天。

【功效】本方适用于胃寒性胃痛。

9. 小茴香治胃痛

【配方】小茴香 10 克，黄酒 120 毫升。

【制法】小茴香研为细末，酒糊为丸。

【用法】每服 3 ~ 6 克，温酒送下。

【功效】本方散寒理气止痛，适用于胃寒疼痛。

10. 山羊血治胃疼

【配方】山羊血 86 克，白糖 20 克。

【制法】羊血装砂锅置炭火浓缩为末即可。

【用法】分 3 次服，服用时加白糖少许。

【功效】止胃痛疗效较佳。

11. 鸡内金治胃脘部疼痛

【配方】鸡内金、白糖各 150 克。

【制法】将鸡内金焙干研末，与白糖调服。

【用法】每日 3 次，每次 10 克。

【功效】本方消食健脾，适用于胃脘部胀满疼痛。

12. 山楂汤治寒凉性胃痛

【配方】山楂肉 10 克，红糖 30 克。

【制法】先用水煎山楂，待山楂将熟关火，滤汁入红糖，调匀。

【用法】趁热饮，每日 2 剂。

【功效】用治饮食寒凉性胃痛。

13. 荜澄茄治胃寒痛

【配方】荜澄茄 500 ~ 2500 个，大枣 500 克。

【制法】将枣剖开去核，每枣纳荜澄茄 3 ~ 5 粒，白线扎紧勿漏。过 1 日，剖口黏合，去线，置枣于文火炉旁慢烤，勤翻转，至枣酥透，取出候冷，贮于盖瓶中。

【用法】每餐前食枣 1 ~ 3 个，可饮热水。36 日为 1 个疗程。

【功效】冬时用之效益宏，主治胃寒痛。治疗多例，效果颇佳。

14. 灵脂散治胃寒痛

【配方】五灵脂 30 克。

【制法】将上药研为细末。

【用法】每次冲服 3 克，无效，再服。

【功效】用治胃痛，症见胃中寒冷，喜温。

15. 威灵仙治胃寒痛

【配方】威灵仙 30 克，鸡蛋 2 个，红糖 10 克。

【制法】威灵仙水煎去渣，取药汁放锅内煮沸，蛋和适量红糖，共煎成羹汤。

【用法】1 次温服，每日 1 剂。

【功效】适用于胃寒疼痛、手足逆冷、喜热怕凉者。

16. 马兜铃治急性胃炎、胃痛

【配方】马兜铃 100 克，白酒 250 毫升。

【制法】将马兜铃洗净切片，泡于白酒中。

【用法】7 日后服用，每次 5 毫升，每日 2 ~ 3 次。

17. 白芷治多种胃痛

【配方】白芷 18 克。

【制法】白芷每日 18 克，于三餐饭前水煎温服，第三次服药时连药渣嚼烂吞服。

【用法】每日 1 剂，1 个月为 1 个疗程，3 个疗程后观察疗效，并做胃镜复查。

【功效】治疗期间忌食生冷、腥辣、油腻、糙硬食物，禁烟酒。因白芷与旋覆花"相恶"故在此期间禁服旋覆花。

18. 肉桂治胃部隐痛

【配方】肉桂 5 克，猪肚（猪胃）200 克，生姜 50 克。

【制法】猪肚洗净切丝，生姜切片，同肉桂一起放在碗内，隔水炖至熟烂。

【用法】分 2 次吃完。

【功效】补益脾胃。治疗脾胃阳虚或胃寒所致的胃部隐痛、喜热畏寒、吐清水、口淡不渴等。

19. 干姜健胃驱寒

【配方】干姜 10 克，胡椒 8 粒。

【制法】将上 2 味晒干，捣碎，研末。

【用法】用开水冲服。每日 1 剂，2 次分服。

【功效】健胃驱寒。用治胃寒痛。

20. 大枣煮食滋养强胃

【配方】大枣 1000 克。

【制法】大枣洗净，每次水煮 50 克。

【用法】每日 3 次，吃枣饮汤。

【功效】温中补虚。对身体衰弱、食欲不振、脾胃虚寒、受凉腹胀刺痛及贫血有效。

21. 荔枝核治胃胀痛

【配方】荔枝核 100 克。

【制法】将荔枝核晒干，捣碎，研末。

【用法】每次饭前开水冲服 10 克。

【功效】散湿寒，解郁结，和肝胃，止疼痛。用于治疗胃脘胀痛、嗳气吞酸。

22. 丁香酒治胃寒痛

【配方】丁香 3 ~ 5 粒，黄酒 50 毫升。

【制法】将上 2 味一同放入碗中，隔水炖 10 分钟，趁温饮用。

【用法】每日 1 ~ 2 剂。

【功效】温暖脾肾，散寒化血，止呕止痛。用于治疗胃寒疼痛、呕吐。

23. 桂花酒治胃寒痛

【配方】桂花 60 克，白酒 500 毫升。

【制法】将桂花放入白酒中，密闭浸泡，经常晃动，1 周后即可饮用。

【用法】每次 10 毫升，胃痛发作时，加热温饮。

【功效】温中散寒。用于治疗胃寒疼痛。

24. 厚朴花粥治胃胀痛

【配方】厚朴花 6 克，粳米 100 克。

【制法】将厚朴花研为细末，粳米入锅加水煮粥，粥熟后调入药末即成。

【用法】每日 1 剂，2 次分服。

【功效】宽中理气，化湿解郁。用于治疗肝胃胀痛。

呃　逆

呃逆，俗称打嗝，古代也称为"哕"，是指气逆上冲，出于喉间，呃逆连声，声短而频，令人不能自止的疾病。呃逆轻者，多可自止，不治而愈。而重者常常缠绵难解，尤其是发生在一些重症患者身上，尤须注意，应予以高度重视。

本病是气逆上冲，喉间呃逆连声、声短而频，令人不能自制的一种病症。一般由寒气蕴蓄、燥热内盛、气郁痰阻、气血亏虚导致的胃失和降、上逆动膈而形成。若在其他急、慢性疾病过程中出现，则每为病势转向严重的预兆。其临床表现为：呃呃连声、响亮而急促，或呃声低怯，并伴有脘中冷气，口渴便秘，虚烦不安，心腹胀满等为主症。

1. 陈皮治呃逆

【配方】陈皮 120 克，生姜 30 克。

【制法】将上药入锅内，加水 600 毫升，沸后小火煎 20 分钟即可。

【用法】每日徐徐呷之，3 日即止。

【功效】用治顽固性呃逆。

2. 芦根水治胃热各症

【配方】芦根 100 克，冰糖 50 克。

【制法】将上 2 味加水共煮。

【用法】代茶饮。

【功效】清热生津，祛烦止呕。治由于胃热引起的口臭烦渴、呃逆、呕吐等。

3. 何首乌治顽固性呃逆

【配方】何首乌 30 ～ 40 克，鸡蛋 2 个。

【制法】将何首乌放在锅内加水 500 毫升，煎至 300 毫升，去渣后打入鸡蛋即可。

【用法】每日 2 次，服药吃鸡蛋，连服 3 日。

【功效】用治顽固性膈肌痉挛致呃逆。

4. 柿蒂治胃热呃逆

【配方】柿蒂 100 克，冰糖 50 克。

【制法】将上述 2 味加水共煮。

【用法】代茶饮。

【功效】柿蒂性甘味寒，清热生津、除烦、止呕，主治因热呕吐、肺热咳嗽、肺痈吐脓、热淋涩痛等症。

5. 荔枝治顽固性呃逆

【配方】荔枝 7 个。

【制法】将荔枝连壳烧成灰，然后将其研成细末。

【用法】用白开水送服。

【功效】荔枝味甘、酸，性温，入心、脾、肝经，具有补脾益肝、开胃益脾、理气补血、温中止痛、补心安神、促进食欲的功效，主治呃逆、腹泻等症。

6. 黄杨木汁治各种呃逆

【配方】黄杨木30克。

【制法】将黄杨木放入锅中，加水煎熬。

【用法】每日1剂，分2次服。

【功效】黄杨木味苦、辛，性平，具有祛风除湿、行气活血的功效。

7. 丁香治呃逆

【配方】丁香3克，生姜5片。

【制法】将上2味加水600毫升，沸后小火煎20分钟即可。

【用法】每日2剂，分2次服用。

【功效】用治呃逆。久病、重病、体弱者忌用此方。

8. 丁香治久病呃逆

【配方】丁香10克，姜汁、蜂蜜各5毫升。

【制法】将上3味混合捣如膏，贴敷于中脘、阴都穴，盖以纱布，胶布固定。

【用法】每日换1次。

【功效】用治久病呃逆。

9. 柠檬治打嗝

【配方】柠檬1个，白酒20毫升。

【制法】将鲜柠檬浸在酒中，打嗝时吃酒浸过的柠檬（但不能吃柠檬皮）。

【用法】每日1剂。

【功效】止呃。对呃逆有较好疗效。

10. 陈皮水理气止呃

【配方】陈皮10克。

【制法】将上味放入保温杯中，冲入沸水，加盖焖30分钟。

【用法】代茶饮用，每日1剂。

【功效】疏肝理气，健脾降逆。用于治疗肝郁气滞之呃逆、呕吐等。

11. 芭蕉花治呃逆呕吐

【配方】芭蕉花10克，白酒5毫升。

【制法】将芭蕉花水煎10分钟，取汁，候温，入白酒调服。

【用法】每日1剂。

【功效】软坚化痰，平肝降气。用于治疗呃逆呕吐、反胃吞酸等。

12. 南瓜蒂和胃降逆

【配方】南瓜蒂20克。

【制法】将南瓜蒂水煎取汁。

【用法】代茶饮用，连服3~4剂。

【功效】和胃降逆。用于治疗呃逆。

13. 荔枝粉治呃逆不止

【配方】荔枝10个。

【制法】荔枝连皮核烧干存性，研为末。

【用法】温开水送服。

【功效】通神益气，散滞气。用于治疗呃逆不止，咽喉肿痛。

消化不良

消化不良是一种由胃动力障碍所引起的疾病，也包括胃蠕动不好的胃轻瘫和食管反流病。症状表现为断断续续的上腹部不适或疼痛、饱胀、胃灼热（反酸）、嗳气等。一般性消化不良，大多由于不良情绪、工作过于紧张、天寒受凉或多食不易消化食物所引起。老年人的消化功能减退，易受情绪影响，有时食物稍粗糙或生冷及食物过多过油腻也可诱发。治宜健脾开胃，消食化积。对由某器官病变引起消化不良症状，如肝病、胆道疾病、胰腺疾病、糖尿病等患者，治疗时主要针对病因，辅助补充消化酶或者改善胃动力来缓解消化不良症状。

1. 粟米山药糊健胃消食

【配方】粟米（小米）50克，怀山药25克，白糖适量。

【制法】按常法共煮做粥，后下白糖。

【用法】每日食用2次。

【功效】补益脾胃，清热利尿。治消化不良及做小儿脾胃虚弱调养之用。

2. 萝卜酸梅汤宽中行气

【配方】酸梅2枚，白萝卜250克，盐2克。

【制法】将白萝卜洗净，切片，加清水600毫升同酸梅共煮，煎至300毫升。

【用法】加食盐调味服食。

【功效】化积滞，化痰热，下气生津。用治食积、饭后胃灼热、腹胀、肋痛、气逆等。

3. 胡萝卜粥消胀化滞

【配方】胡萝卜500克，糯米100克，红糖适量。

【制法】胡萝卜洗净，切成小块，同糯米加水煮粥。

【用法】调入红糖，温服。

【功效】补中益气，消胀化滞。用于脘胀食滞。

4. 麦芽汤化食下气

【配方】大麦芽20克。

【制法】大麦芽加水600毫升，沸后小火煎20分钟即可。

【用法】早、晚各1次空腹服。

【功效】益气调中，化食下气。用治胃肠虚弱而致的消化不良、饱闷腹胀。

5. 苹果猪肉汤润肠胃

【配方】苹果800克,猪瘦肉适量。

【制法】将苹果去皮去核切成块状,放入锅中,加800毫升水先煮,水沸后加入切片猪肉,直至煮成烂熟,调味服用。

【用法】每日1剂。

【功效】猪瘦肉味甘咸、性平,入脾、胃、肾经,具有补肾养血,滋阴润燥之功效。主治热病伤津、消渴羸瘦、肾虚体弱、产后血虚、燥咳、便秘,补虚,滋阴,润燥,滋肝阴,润肌肤,利二便和止消渴。猪肉煮汤饮下可急补由于津液不足引起的烦躁、干咳、便秘和难产。

6. 莲子猪尾汤治脾虚性消化不良

【配方】猪尾1个,莲子75克,大枣8个,酱油5毫升,盐3克。

【制法】把猪尾上的肥肉切去,洗干净,切成小段。大枣去核,将莲子放进砂锅中,加入适量的水,大火煎煮。水沸后下入猪尾,煮2小时后,等尾烂时放入少许酱油和盐。

【用法】每日1剂。

【功效】莲子性味甘、涩、平,入脾、肾二经,主要功用是消食健脾。

7. 萝卜汁健胃消食

【配方】白萝卜150克。

【制法】将白萝卜绞出汁液,然后加水煎熬服用。

【用法】每日1剂。

【功效】白萝卜汁辛甘,性凉,入肺、胃经,含有芥子油、淀粉酶和粗纤维等,具有促进消化、增强食欲、加快胃肠蠕动和止咳化痰的功效,《本草纲目》称为"蔬中最有利者"。

8. 丁香治功能性消化不良

【配方】丁香10克。

【制法】将丁香研成细末。

【用法】每日1剂,每次取2克用开水冲服。

【功效】丁香味辛,归胃、脾、肾经。具有温中、暖肾、降逆、补肾阳、健胃消胀的功效。可用于治疗打嗝和消化不良引起的腹胀、腹泻、呕吐、口臭等症。

9. 山楂炭消食化滞

【配方】山楂炭12克。

【制法】将山楂炭研成细末。

【用法】每次用开水冲服,每日1剂。

【功效】山楂炭具有健脾开胃、消食化滞、活血化瘀的功效,主治肉积痰饮、痞满吞酸、泻痢肠风、腰痛疝气、产后枕痛、恶露不尽、小儿乳食停滞症。

10. 苏子粥治消化不良

【配方】紫苏子15克,粳米50克。

【制法】先把紫苏子洗净,水煎后,去渣取汁,然后加入粳米,用文火煮成粥后可随量食用。

【用法】每日1剂。

【功效】行气化滞,和胃止呕。对功

能性消化不良气滞引起的胃脘饱胀、嗳气、恶心、呕吐、食欲不振的治疗有效。

11. 山药粟米粥

【配方】山药 30 克，粟米 100 克，盐、味精、麻油等适量。

【制法】将上述材料洗净后放入锅内，加清水适量，文火煮成粥，适当用盐、味精、麻油等调味即可。

【用法】随量食用。

【功效】健脾理气，消食开胃。对脾胃虚弱、积食气滞引起的功能性消化不良，胃脘饱胀、食入难消、饮食减少、嗳气、肠鸣有效。

12. 党参炖鸡汤

【配方】嫩母鸡 1 只（约 1500 克），党参 30 克，姜丝、葱丝、食盐、麻油、味精、胡椒粉等调料各适量。

【制法】先将嫩母鸡活宰去毛，内脏洗净，切块，并用姜丝、葱丝、食盐、胡椒粉、味精、麻油调匀；党参洗净切碎。然后全部配料放入砂锅中文火慢炖，煮至熟烂即可。

【用法】随餐食用。

【功效】益气健脾，开胃补虚。对脾胃气虚所致的功能性消化不良、食欲不振、倦怠乏力、饮食减少、消化不良、气短懒言者有效。

13. 高良姜大枣汤

【配方】高良姜 15 克，大枣 5 个，红糖适量。

【制法】将高良姜洗净，大枣去核，一同放入锅内，加清水适量，文火煮 2 小时后，再放入红糖调味即可。

【用法】适量饮用。

【功效】疏肝和胃，驱寒止痛。对于肝气犯胃引起的功能性消化不良、胃脘胀痛、嗳气厌食、情绪不良时加重者有效。

14. 玫瑰粳米粥

【配方】玫瑰花 15 克，粳米 100 克，白糖 30 克。

【制法】先将玫瑰花研细末，密存备用；粳米入锅，加水煮粥，熟后加入白糖、玫瑰花末即成。

【用法】每日 1 剂，2 次分服。

【功效】健脾和胃，柔肝活血。用治功能性消化不良。

15. 人参花茶

【配方】人参花 10 克。

【制法】将人参花放入杯中，用沸水冲泡。

【用法】代茶饮用，每日 1 剂。

【功效】补中益气，健脾和胃。用治脾胃虚弱所致的功能性消化不良。

16. 党参炒米茶

【配方】党参 15 克，炒米 30 克。

【制法】将上 2 味入锅，加水煎煮40 分钟，取汁代茶饮用。

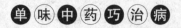

【用法】每日1剂。

【功效】补中益气，健脾和胃。用于脾气虚弱所致的功能性消化不良，可经常食用。

17. 吴茱萸生姜茶

【配方】吴茱萸6克，生姜3克，茶叶6克。

【制法】将上药水煎取汁。

【用法】1次服下。每日2剂。

【功效】行气和胃，消食化滞。用治功能性消化不良，食滞腹胀。

18. 鸡内金薄饼

【配方】鸡内金5个，小麦面粉600克，食盐8克。

【制法】将鸡内金焙干研末，与小麦面粉、食盐、清水调匀，制成薄饼，烤熟。

【用法】做点心食用。

【功效】健脾和胃，消积化食。用治功能性消化不良。

19. 山楂饮

【配方】山楂20克。

【制法】将上药水煎2次，取汁混匀

即成。

【用法】每日1剂，2次分服。

【功效】健胃消食。用治功能性消化不良食滞腹胀、呕吐。

20. 佛手饮

【配方】鲜佛手15克（干品6克）。

【制法】鲜佛手加水600毫升，沸后小火煎20分钟即可。

【用法】代茶饮。

【功效】疏肝和胃，理气止痛。适用于肝胃气滞所致的功能性消化不良，脘胁胀满、嗳气、反酸等症状。

21. 吴茱萸粥

【配方】吴茱萸6克，生姜6～9克，糯米50～100克，食盐、味精各适量。

【制法】先用纱布包吴茱萸与生姜，加水煮20～30分钟，去渣留汁，再入淘净糯米煮成粥，加入食盐、味精调味。

【用法】早、晚为主食，或佐餐食之。

【功效】温胃散寒，理气止痛。适合功能性消化不良，虚寒胃痛、胃脘痞满、呃逆呕吐等症。

痢　疾

痢疾为急性肠道传染病之一。痢疾初起，先见腹痛，继而下痢，日夜数次至数十次不等。多发于夏秋季节，由湿热之邪，内伤脾胃，致脾失健运，胃失消导，更挟积滞，酝酿肠道而成。痢疾是由痢疾杆菌、溶组织阿米巴所引起的肠道传染病的总称，它有细菌性痢疾和阿米巴痢疾两类。前一类常见。中医学称为肠癖、滞下；因症状不同分为赤痢、白痢、赤白痢、噤口疮、休息痢等。初起时多属湿热积滞，久病多属虚寒。该病从口中进入，在肠中发展，引起结肠炎、溃疡和出血。

中医认为，气分热而腐化成汁，下泻为白痢；血分热而下溃则为赤痢；肠胃热灼，津液不升，舌干咽涩，不能进口就成噤口疮；肝气太盛就成为暴注；热留在腹膜内成休息痢。虽然变化多端，不外乎表里寒热之分。一般赤痢为热，白痢为寒；头疼身热筋骨疼痛，胀满恶食、渴饮、畏热喜冷、脉强都是"实"，反之则"虚"。

1. 仙鹤草治菌痢

【配方】仙鹤草（鲜品，连根）300克。

【制法】切除整棵的上段2/3，留取下段1/3的茎部，洗净后切碎烤干，研成细粉，装瓶备用。

【用法】每日4次，每次服5克。

【功效】用治菌痢。

2. 薏苡茶治痢疾

【配方】薏苡仁60克。

【制法】将薏苡仁捣碎，取6～10茶匙，加1.8升水，煮沸后用文火继续煎20～30分钟，制成薏苡仁茶。

【用法】平时代茶饮，疗效佳。

【功效】用治痢疾。此方对肺病、胸膜炎也有效果。

3. 黄连治细菌性痢疾

【配方】黄连末40克。

【制法】将黄连末装入胶囊。

【用法】温开水冲服，每日4粒，每日3次。症状减轻改为每日2粒，每日3次。小儿酌减。

【功效】用治细菌性痢疾。

4. 乌梅蜂蜜治久痢

【配方】乌梅5个，蜂蜜100毫升。

【制法】乌梅加水500毫升煎至200毫升，拌入蜂蜜即可。

【用法】每日1次。

【功效】用治久痢不止。

5. 诃子肉治久泻久痢

【配方】诃子肉 15 克，生姜 10 克，粳米 100 克。

【制法】先煎前 2 味，去渣取汁，入米煮粥。

【用法】随意食用。

【功效】本方涩肠止泻，适用于久泻久病不止，滑泻不固。

6. 胖大海治痢疾

【配方】胖大海 15 克，白糖或红糖 15 克。

【制法】将胖大海放碗中用开水冲。如红痢加白糖，白痢加红糖。

【用法】饮服并食胖大海肉。

【功效】用治痢疾。

7. 秦皮煎剂治急慢性细菌性痢疾

【配方】秦皮、委陵菜各 30 克。

【制法】每日取 1 剂药煎 2 遍搅匀。

【用法】每日分 3 次服用。症状消除、大便正常后，需再服 3 剂，才可彻底痊愈。

【功效】用治痢疾。

8. 蒜汁治痢疾、肠炎

【配方】大蒜 30 克，红糖 10 克。

【制法】将大蒜捣烂取汁，加入红糖和凉开水调匀。

【用法】每日 3 次分服。

【功效】此方具有解毒止痢的功效。

9. 乌梅治久痢下血

【配方】乌梅 15 克，红糖 10 克。

【制法】先用火烧乌梅，然后再将其研成细末。

【用法】用红糖水冲服。

【功效】乌梅味酸、涩，性平，归肝、脾、肺、大肠经，具有敛肺、涩肠、生津、安蛔的功效。

10. 玫瑰花治赤白痢疾

【配方】玫瑰花 500 克，黄酒 200 毫升。

【制法】将玫瑰花去除蒂，再将其焙干研成细末，每次用黄酒送服。

【用法】每日 2 次，每次 2 克。

【功效】玫瑰花性温，有理气解郁、化湿和中、和血散瘀的功效，主治肝胃气痛、吐血咯血、月经不调及痢疾等症。

11. 夏枯草汁治细菌性痢疾

【配方】夏枯草 60 克。

【制法】将夏枯草放入水中浸泡 1 小时，然后放入锅中煎熬 2 小时，去渣取汁。

【用法】每日 4 次分服。

【功效】夏枯草对痢疾杆菌、伤寒杆菌、霍乱弧菌、大肠杆菌、变形杆菌、铜绿假单胞杆菌和葡萄球菌、链球菌有很强的抑制作用。

12. 马齿苋治痢疾

【配方】马齿苋 120 克，绿豆 30 克。

【制法】将马齿苋、绿豆煎汤服食。

【用法】每日 1 次，连服 3～4 次。

【功效】本方清热、解毒、止痢，

用于湿热痢。所谓湿热痢，其主要症状特点是起病急、恶寒发热、腹痛、腹泻、里急后重、大便次数多，一天数次至数十次。大便初呈水样，继则便血相兼，可尽为脓血；肛门灼热，兼见恶心、呕吐、口渴，小便短赤，苔微黄或黄而微腻，脉象濡数。

13. 芥菜治痢疾

【配方】芥菜 500 克，花生油 10 毫升，盐、醋、大蒜各适量。

【制法】将芥菜洗净，切段，用花生油煸炒，调以盐、醋、大蒜（拍碎或切细）。

【用法】佐餐食用。

【功效】本方解毒治痢，适用于湿泻痢。

14. 金银花治急性细菌性痢疾

【配方】金银花 15 克。

【制法】金银花加水 500 毫升煎至 100 毫升即可。

【用法】每日 4 剂，服用 4 次。

【功效】用治急性细菌性痢疾。金银花对慢性阑尾炎也有效果。

15. 地胆紫汤治急慢性痢疾

【配方】地胆紫 30 克。

【制法】将地胆紫放入锅中加水 500 毫升，开锅后文火煎煮，2 小时后捞渣，浓缩至 100 毫升。

【用法】每日 1 剂，早、晚分服。

【功效】用治急慢性菌痢。

16. 炒山楂治痢疾

【配方】山楂 120 克，红、白糖各 60 克。

【制法】将山楂炒成黑色，加红、白糖一同水煎。

【用法】每日 1 剂，2 次分服。

【功效】活血化瘀，止痢。用于治疗慢性细菌性痢疾。

便 秘

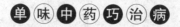

便秘是指排便次数减少，大便干结、排出困难、排便间隔时间延长，通常两三天不大便，或有便意，但排便困难者。每2～3天或更长时间一次，无规律性，粪质干硬，常伴有排便困难感。一般对排便后8小时所摄的食物在40小时内尚未排出，即为便秘。

中医学认为，本病发生原因常有燥热内结、气虚传送无力、或阴虚血少等。

1. 木立芦荟治便秘

【配方】木立芦荟（生长超过2～3年的老叶）100克。

【制法】将木立芦荟叶切片、晒干，再放到锅里炒到微黄色，然后研成碎末干燥贮存。

【用法】每次冲服3克，每日代茶饮。

【功效】清热，通便，止咳，止血。用治便秘。

2. 生白术治便秘

【配方】生白术3000克。

【制法】将生白术粉碎成极细末。

【用法】每次冲服10克，每日3次。

【功效】补脾燥湿，利水、止泻、便秘。

3. 芦根膏治便秘

【配方】芦根500克，蜂蜜50毫升。

【制法】将芦根放入煎锅中，加水6000毫升浸泡4小时，慢火煎2小时后去渣，得药液1000毫升，缩至750毫升，然后加入蜂蜜煎熬收膏。

【用法】每日3次，每次30毫升，饭前服，儿童酌减。

【功效】清热生津，止呕除烦，利尿。用治便秘。

4. 陈皮末治便秘

【配方】陈皮30克。

【制法】将陈皮浸泡24小时后捞出，加水煮软，焙干，研细末。

【用法】每次6克，每日3次，温开水送服。

【功效】利气调中，燥湿化痰。用治便秘。

5. 生大黄饮治便秘

【配方】生大黄6克。

【制法】水煎液浸泡棉球，挤去多余的水分，脐窝消毒（酒精棉球擦拭）浸药棉球置于脐窝内（神阙穴）。

【用法】每晚睡前敷1次，起床后取下。一般经3～5日大便可排泄通畅。

【功效】泻肠通便。治疗老年性便秘。

6. 芒硝通便膏治便秘

【配方】芒硝90克，食醋20毫升。

【制法】食醋加热煮沸后加入芒硝90克调匀，此为一次量，敷于神阙穴，外用塑料纸一层覆盖即可。

【用法】每日1剂。

【功效】润燥软坚，泻热通便。

7. 麻仁治便秘

【配方】麻仁50克，白蜜10毫升。

【制法】麻仁研为细末，白蜜炼为丸如枣大。

【用法】每日2～3丸，温开水送下。

【功效】本方清热润肠，适用于热结所致的便秘。

8. 香蕉治便秘

【配方】黄香蕉100克，冰糖30克。

【制法】将香蕉去皮，加冰糖，隔水炖服。

【用法】每日1～2次，连服数日。

【功效】本方适用于津枯肠燥之便秘。

9. 松仁糯米治便秘

【配方】松仁15克，糯米30克。

【制法】先煮粥，后将松仁和水做糊状，入粥内，煮2～3沸。

【用法】空腹服用。

【功效】本方适用于气血不足所致便秘。

10. 芦荟治便秘

【配方】芦荟50克，白酒10毫升。

【制法】将上药研细末和白酒为黄豆大小的丸剂。

【用法】1次4～6克，热水送服。

【功效】本方是便秘的特效药，早晨服晚上见效，晚上服翌日早晨见效。

11. 草决明汤治老年便秘

【配方】草决明30克，蜂蜜10毫升。

【制法】草决明加水600毫升，沸后小火煎20分钟即可。服时加入蜂蜜。

【用法】每日1次，7天为1个疗程。要坚持按时解便习惯。

【功效】用治老人体弱便秘。

12. 决明子治高血压便秘

【配方】决明子30克。

【制法】将决明子加水煎成150毫升。

【用法】每日3次，饭前服用，1周为1个疗程。一般1～4个疗程即可痊愈。服药期间停服其他药物。

【功效】决明子不仅可以治疗便秘，还有降血压的作用，特别适于高血压便秘患者服用。

13. 白术散治虚性便秘

【配方】生白术100克。

【制法】生白术研成极细的粉末。

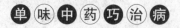

【用法】每次 10 克，每日 2 次。一般用药 3 ~ 5 日，大便即可恢复正常。

【功效】白术具有健脾益气、燥湿利水、止汗、安胎的功效。

14. 决明子茶润肠通便

【配方】决明子 20 克。

【制法】将决明子放置在茶杯内，以白开水冲泡约 20 分钟，待水渐成淡黄色，香味四溢时即可饮用。喝完之后再加 1 次开水泡饮。

【用法】每日 1 剂，代茶饮用。

【功效】决明子归肝、肾、大肠经，泡水喝可清热明目，润肠通便。用于目赤涩痛，畏光多泪，头痛眩晕，目暗不明，大便秘结，有减肥之功效。

15. 连翘饮治术后便秘

【配方】连翘 15 ~ 30 克。

【制法】将连翘煎沸当茶饮。

【用法】每日 1 剂。持续服用 1 ~ 2 周，即可停服。

【功效】连翘煎水特别适用于手术后便秘、妇女经期、妊娠期和产后的便秘、外伤后便秘、高血压便秘、习惯性便秘、老年无力性便秘等症。

16. 生甘草治小儿便秘

【配方】生甘草 6 克。

【制法】取生甘草 2 克，用 15 ~ 20 毫升的开水冲泡后服用。

【用法】每日 1 剂。

【功效】生甘草泡水专治婴幼儿便秘，效果良好，一般用药 7 ~ 15 日即可防止便秘复发。

17. 芦荟治便秘

【配方】芦荟 6 克。

【制法】将芦荟研细末，分装 6 枚胶囊内。

【用法】成人每次用温开水吞服 2 ~ 3 枚，每日 2 次。小孩每服 1 枚，每日 2 次。如无胶囊放药末，亦可用白糖温开水吞服，成人每次 2 ~ 3 克，小孩每次 1 克。

【功效】用治习惯性便秘，热结便秘。

18. 鱼腥草治习惯性便秘

【配方】鱼腥草 5 ~ 10 克。

【制法】鱼腥草用白开水浸泡 10 ~ 12 分钟后代茶饮。

【用法】每日饮水量不限。治疗期间停用其他药物，10 天为 1 个疗程。

【功效】用治习惯性便秘。

19. 黑芝麻糊治习惯性便秘

【配方】黑芝麻 500 克，糯米 250 克，白蜜 350 毫升。

【制法】先将黑芝麻炒熟，糯米炒至黄色，混合研成粉末。然后兑药粉 20 克，加入白蜜 10 毫升，于空腹时用开水冲服。

【用法】每日 1 次，连服 1 个月。

【功效】用治习惯性便秘。

腹　泻

腹泻是指肠道蠕动增快而引起的排便次数增多，粪质稀薄或呈水样，有的甚至排出脓血或未消化物。一般将腹泻分为急性腹泻与慢性腹泻两类，前者是指腹泻呈急性发病，历时短暂，而后者一般是指腹泻超过2个月者。腹泻的发生有多种原因，有的是因消化力衰弱或食物未曾嚼烂；有的是因为过食含糖类引起，导致发酵后包围淀粉之粗纤维质发生作用，刺激黏膜发炎；有的则是因感受风寒而引起。

急性腹泻表现为粪便稀薄呈水样、腹痛、发热、食欲不振、呕吐。慢性腹泻表现为粪便稀薄、体重减轻、贫血、腹胀、四肢乏力。

1. 番石榴汁治腹泻

【配方】番石榴3个，蜂蜜5毫升。

【制法】将番石榴去外壳，取果肉，加水600毫升，煎煮至300毫升，去渣取汁。

【用法】加入蜂蜜，一天内分3次饮用。

【功效】番石榴性温，味甘、涩、酸，无毒，具有收敛止泻、止血、止痒的功效。主治腹泻、久痢、湿疹、创伤出血等症。

2. 红茶干姜水治腹泻

【配方】红茶、干姜丝各3克。

【制法】将红茶、干姜丝放入瓷杯中，用100毫升开水冲泡加盖10分钟。

【用法】代茶服。

【功效】红茶可以帮助胃肠消化、促进食欲，可利尿、消除水肿，并增强心脏功能。红茶还可以有效预防疾病，因为红茶的抗菌力强，用红茶漱口可防滤过性病毒引起的感冒，并预防蛀牙和食物中毒，降低血糖和高血压。

3. 米糠止泻方

【配方】高粱米糠30克。

【制法】将米糠放入锅中翻炒，炒至颜色变黄并散发出香味为止，将米糠上面多余的外壳拿去。

【用法】每日3次，每次服用3克。

【功效】米糠味苦、平、无毒，归入脾、胃经，具有健脾胃、消肿利尿功效，主治腹泻、脚气、浮肿等症。

4. 艾叶饼治寒泻

【配方】艾叶50克，白酒100毫升。

【制法】将艾叶用酒炒黄，然后将此制成饼状敷在脐中。

【用法】每日1剂，10天1个疗程。

【功效】艾草又名香艾、艾蒿，味苦、辛，性温，入脾、肝、肾经。具有散寒除湿、温经止血功效，对治疗寒性腹泻有很好的疗效。

5. 五倍子外敷方

【配方】五倍子30克，醋10毫升。

【制法】将五倍子捣碎，加入醋调匀敷在脚心。

【用法】每日1次。

【功效】此方对治疗慢性腹泻有很好的疗效。

6. 老鹳草治腹泻腹痛

【配方】老鹳草7.5～11克。

【制法】老鹳草用180毫升水煎至一半服用。

【用法】代茶饮用，每日1剂。

【功效】用治腹泻、腹痛。老鹳草在立夏前后采集的疗效较好。

7. 石榴皮治慢性腹泻

【配方】石榴皮15克。

【制法】石榴皮加水600毫升，煎至200毫升。

【用法】代茶饮用，每日2剂。

【功效】用治慢性腹泻。

8. 防风治慢性腹泻

【配方】防风15克。

【制法】防风加水600毫升，煎至150毫升。

【用法】代茶饮用，每日2剂，连服20天。

【功效】用治慢性腹泻。

9. 大附子治脾胃虚冷

【配方】大附子300克，大枣1000克。

【制法】大附子连皮，同大枣放于砂锅内，以水煮1日，常令水过2指。取出，每个切做3片，再同煮半日，去皮，杵为末，以枣肉和丸如梧子大。

【用法】每日3次，每次3丸。

【功效】用治脾胃虚冷，大肠滑泄，米谷不化，乏力。

10. 冻石榴皮治顽固久泻

【配方】冻石榴皮75克，米汤60毫升。

【制法】石榴皮烤干，研细末。

【用法】每次服15克，米汤送服。

【功效】患二三年者，百药治不好者以此方服用，很快止泻，不可轻视。

11. 葛根粉治感冒引起的下泻

【配方】葛根粉30克，砂糖10克。

【制法】用500毫升水煮葛根粉，煎至300毫升。

【用法】每日1剂，饮用前加入砂糖调味。

【功效】用治感冒引起的下泻，也有很好的治疗效果。服用这种食品，能治疗肠胃炎。

12. 黄连治慢性腹泻

【配方】黄连40克，生姜160克。

【制法】生姜切成黄豆粒大小的小块。用文火烤，待生姜烤透时，去生姜，只将黄连研末。

【用法】1次4克，空腹频服。

【功效】用治慢性腹泻。

13. 番石榴治腹泻

【配方】番石榴2～3个，蜂蜜5毫升。

【制法】将番石榴去外壳，取果肉，加水600毫升，煎至300毫升，去渣，加蜂蜜少许调味。

【用法】每日1剂，分2～3次饮用。

【功效】本方适用于消化不良所致的腹泻。

14. 鲜山药治慢性腹泻

【配方】鲜山药500克，羊肉、糯米各250克。

【制法】将羊肉去筋膜，洗净，切碎，与山药同煮烂，研泥，下糯米，共煮为粥。

【用法】早、晚餐温热服食。

【功效】本方适用于脾肾阳虚所致的慢性腹泻。

15. 无花果鲜叶治经年腹泻

【配方】无花果鲜叶100克，红糖10克。

【制法】将无花果鲜叶切碎，加入红糖同炒研末。

【用法】以开水送服，1次喝下。

【功效】用治经年腹泻不愈。

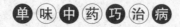

肝 炎

肝为五脏之一，有藏血、疏泄、开窍明目等功能。肝脏发生炎性病变，就是肝炎。肝炎的病因有病毒、细菌、阿米巴等感染，也可由于毒素、药物、化学品中毒等引起，有急性、慢性之分。症状上共同之处为恶心、食欲差、脘腹胀闷、大便时溏时秘、易疲劳、发热、出虚汗、肝区不适或疼痛、隐痛、肝功能异常、肝大、乏力等。传染性肝炎又称病毒性肝炎，多由肝炎病毒引起。现在已知肝炎至少可有甲、乙、丙、丁、戊等多种。该病预后危险，且极易传播，故确诊后应对病人分床分食进行隔离。治疗以中西医结合为佳。

1. 茵陈治肝炎后遗症

【配方】茵陈50克。

【制法】茵陈加水500毫升煎至200毫升即可。

【用法】每日早、晚分服。

【功效】用治急、慢性肝炎所致的胸闷、痞胀、食欲不振等。

2. 田螺治黄疸型肝炎

【配方】田螺10～20个，黄酒20毫升。

【制法】田螺放于清水中漂洗干净，捣碎去壳，取螺肉加入黄酒拌和，再加清水炖熟。

【用法】饮其汤，每日1次。

【功效】清热利湿，通便解毒。用治湿热黄疸、小便不利及水肿。

3. 泥鳅治急慢性肝炎

【配方】泥鳅50克。

【制法】泥鳅放烘箱内烘干（温度以100℃为宜），达到可按碎为度，取出研粉。

【用法】每服15克，每日3次，饭后服。小儿酌减。

【功效】用治急性或亚急性、迁延性肝炎。

4. 灵芝治慢性肝炎

【配方】灵芝3克，乳鸽1只，生姜、葱、食盐、味精、黄酒各适量。

【制法】将乳鸽浸入水中淹死，除去毛和内脏，洗净，放入盅内，加适量水，再加入切成片的灵芝。将盛鸽和灵芝的盅放入锅内，加入生姜、葱、食盐、味精、黄酒，隔水炖熟即成。

【用法】上为1日量，每日晨起服之。

【功效】用治慢性肝炎。

5. 茉莉花治慢性肝炎

【配方】茉莉花3克。

【制法】用200毫升开水放置成凉开水，将茉莉花浸水中盖碗密封，次日早晨用时去花，将滚开的水300毫升，加入浸花水30～50毫升。

【用法】代茶饮。

【功效】用治慢性肝炎。

6. 甲鱼山楂治慢性肝炎

【配方】甲鱼1只（约500克，去头、肠，不去甲），生山楂30克。

【制法】将甲鱼整理干净后与生山楂置入锅内，加适量水共煮至肉烂熟，去山楂即成。

【用法】食肉饮汤，每周1次。

【功效】用治慢性肝炎。

7. 醋梨治慢性肝炎

【配方】梨300克，醋200毫升。

【制法】将梨去皮，用醋浸泡。

【用法】经常食用，直至疾病痊愈。

【功效】清热解毒，散瘀杀虫。适用于慢性肝炎。

8. 鱼腥草煎剂治黄疸型肝炎

【配方】鱼腥草180克，白糖30克。

【制法】鱼腥草与白糖加水500毫

升，文火煎煮至300毫升。

【用法】每日1剂，分2次服。一般连服7～10剂。

【功效】清热解毒。用于治疗急性黄疸型肝炎。

9. 茄子治黄疸型肝炎

【配方】紫茄子300克，大米100克。

【制法】将茄子洗净，切碎，同大米共煮粥。

【用法】上方连服数日。

【功效】清热祛湿。用于治疗黄疸型肝炎。

10. 猪苦胆治肝炎

【配方】猪苦胆1个，蜂蜜100毫升。

【制法】取苦胆汁同蜂蜜调匀，放锅内蒸20分钟。

【用法】分2次饮服，每日1剂。

【功效】清热，解毒祛湿。用于治疗肝炎。

11. 玉米须治黄疸型肝炎

【配方】玉米须60克，蚌肉50克，食盐、味精、麻油各适量。

【制法】将玉米须、蚌肉洗净入锅，加水煮汤，熟后投入食盐、味精、麻油，吃肉喝汤。

【用法】每日1剂。

【功效】清热利水，利胆退黄。用于治疗湿热内蕴所致的急性黄疸型肝炎。

12. 板蓝根治黄疸型肝炎

【配方】板蓝根、鲜柳叶各30克。

【制法】将板蓝根、鲜柳叶加水800毫升，煎至200毫升即可。

【用法】每日1剂，2次分服。

【功效】清热利湿，凉血消肿。用于治疗湿热内蕴所致的急性黄疸型肝炎。

13. 山药治急性黄疸型肝炎

【配方】山药9克，鲜柳枝（带叶）90克。

【制法】将山药、鲜柳叶加水800毫升，煎至300毫升即可。

【用法】每日1剂，2次分服。连服20剂为1个疗程。

【功效】利尿退黄，健胃消食。用于治疗急性黄疸型肝炎。

14. 麦苗滑石粉汤退黄保肝

【配方】鲜麦苗100克，滑石粉15克。

【制法】将鲜麦芽、滑石粉加水800毫升，煎至300毫升即可。

【用法】每日1剂，2次分服。

【功效】清热利湿，退黄。用于治疗黄疸型肝炎。

15. 地耳草治急性黄疸型肝炎

【配方】鲜地耳草200克（干品100克），鸡蛋2个。

【制法】将地耳草、鸡蛋洗净入锅，加水同煮，鸡蛋熟后去壳再煮10分钟即可，食蛋饮汤。

【用法】每日1剂，连服7~10剂。

【功效】清热解毒，活血消肿，利湿退黄。用于治疗黄疸型肝炎及早期肝硬化。

16. 珍珠草治肝炎

【配方】珍珠草50克，猪肝100克，食盐、味精、麻油各适量。

【制法】将以上按常法煮汤，吃肝饮汤。

【用法】每日1剂，连服7剂。

【功效】清热平肝，和血解毒。用于治疗急性病毒性肝炎。

17. 鱼腥草治病毒性肝炎

【配方】鱼腥草150克，蜂蜜30毫升。

【制法】将鱼腥草洗净捣烂取汁，兑入蜂蜜即可。

【用法】每日1剂，连服7~10剂。

【功效】平肝清热，解毒养肝。用于治疗病毒性肝炎。

18. 柴胡食醋治肝炎

【配方】柴胡30克，食醋100毫升。

【制法】将柴胡、食醋加水800毫升，煎至300毫升即可。

【用法】每日1剂，2次分服。

【功效】舒肝解郁，消炎解毒。用于治疗病毒性肝炎。

19. 鸡骨草治慢性肝炎

【配方】鸡骨草50克，田螺250克，食盐、麻油、味精各适量。

【制法】先将田螺用清水养24小时，多次换水，以使其吐尽泥沙，然后剪去少许螺尾，与鸡骨草一同入锅，加水煮熟，加入食盐、麻油、味精调味，吃螺肉喝汤。

【用法】每日1剂，连服5～7剂。

【功效】消炎解毒，清利湿热。用于治疗慢性肝炎、急性黄疸型肝炎及早期肝硬化。

20.夏枯草治急性肝炎

【配方】猪瘦肉50克，夏枯草30克。

【制法】将猪瘦肉洗净、切碎，加入夏枯草，加水1000毫升。炖煮至汤剩400毫升去渣即可。

【用法】每日2次，每次200毫升，早、晚服用。

【功效】清热解毒、利胆。用于治疗急性肝炎。

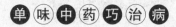

肝硬化

　　肝硬化是肝细胞广泛变性、坏死、再生结节的慢性进行性肝病。最常见的病因是病毒性肝炎、慢性肝炎、血吸虫病、酒精中毒、药物刺激等。肝硬化的早期症状与慢性肝炎极为相似，常有食欲不振、消化不良、恶心呕吐、嗳气、口臭、腹胀、腹泻与便秘、全身乏力、消瘦。但是，到了中晚期病人常表现为低热、消瘦、皮肤干燥、面色灰暗、厌食，并从下肢开始浮肿，鼻腔、牙龈、皮下出血，腹壁静脉曲张并有腹水。常见的并发症有肝功能衰竭、胆囊炎、败血症、肝肾综合征甚至肝癌等。

　　肝硬化是一种慢性病，主要由病毒性肝炎、慢性酒精中毒、胆汁瘀积、营养不良所导致。相当于中医学的"积证""膨胀"范畴。

1. 赤小豆治肝硬化腹水

　　【配方】黄母鸡1只（重约1000克），赤小豆30克。

　　【制法】先将母鸡宰杀，去毛、内脏及头爪，切块。然后与赤小豆一起放入砂锅内，小火煮至鸡肉烂熟。

　　【用法】饮汤吃肉，每次适量，早、晚各1次，2日用完。

　　【功效】治疗肝硬化腹水，小便量少，大便稀溏，四肢不温，精神疲乏。

2. 甘遂治肝硬化腹水

　　【配方】甘遂10克，连头葱白20克。

　　【制法】先将甘遂研成细末，再与连头葱白一同捣烂如泥。

　　【用法】外敷肚脐，外用纱布、胶布固定。

　　【功效】治疗肝硬化腹水，腹胀满，不欲饮食。

3. 硼砂治肝脾肿大

　　【配方】硼砂3克，白酒5毫升。

　　【制法】硼砂研细末，用白酒调成糊状。

　　【用法】药糊敷脐，上用纱布覆盖，布带捆扎固定，3天换药1次。

　　【功效】治疗肝脾大，右胁胀满疼痛，小便量少等症。

4. 杜蒺藜治肝硬化腹水

　　【配方】杜蒺藜200克。

　　【制法】杜蒺藜加水1000毫升煎汤。

　　【用法】洗脐腹，每日2～4次。

【功效】治疗肝硬化腹水，有促进排尿的作用。

5. 鲜荷叶治肝硬化腹水

【配方】鲜荷叶300克。

【制法】鲜荷叶加水900毫升煎至300毫升，取浓汁，擦洗全腹。

【用法】每日1剂，可擦洗2次。

【功效】治疗肝硬化腹水伴有恶心呕吐、不能进食者。

6. 紫珠草治肝硬化

【配方】紫珠草（干品）6~9克。

【制法】紫珠草研成粗末，加水300毫升，煎至200毫升。

【用法】代茶频饮。

【功效】主治肝硬化食管静脉曲张破裂出血。紫珠草别名贼仔草、创伤草，甘平无毒。

7. 平地木治肝硬化

【配方】平地木（全草）30克。

【制法】平地木加水600毫升煎至200毫升。

【用法】每日1剂，煎汤代茶，连服10天。

【功效】平地木主治肝硬化患者的肝大。此药即紫金牛科的紫金牛（一种朱砂根，亦名平地木，系同科植物）。其根皮破血，浸酒内服，治跌打损伤、睾丸肿痛。其茎叶有强筋壮肾的作用，主治肺结核、咯血。

8. 李子蜂蜜茶治肝痛

【配方】新鲜李子100克，蜂蜜25毫升，绿茶2克。

【制法】将李子剖开，加500毫升水煮沸3分钟，加入绿茶和蜂蜜即可。

【用法】每日1剂，分3次食用。

【功效】李子中含有多种氨基酸，能清肝利水，对治疗肝硬化腹水有很好的疗效。但是多食李子也易伤脾胃，导致腹泻，因此饮茶时最好将李子去掉。

9. 槟榔消食逐水

【配方】槟榔120克，甲鱼500克，大蒜20克。

【制法】将甲鱼宰杀洗净，再将槟榔、大蒜洗干净，3味一同用清水炖煮，待其熟时，将槟榔捞出去，即可食用。

【用法】每日1剂，分3次食用。

【功效】甲鱼有清热养阴、平肝息风的功效，对治疗肝硬化和肝脾大有很好的疗效。

10. 干葫芦治肝硬化

【配方】干葫芦瓜30克，米汤120毫升。

【制法】将干葫芦瓜烧后研成细末。

【用法】用米汤送服，每日1次。

【功效】葫芦瓜性寒、味甘，入肺、胃、肾经，具有清热利尿、除烦止渴、润肺止咳、消肿散结的功能。

11. 猪肚粥活血化瘀

【配方】猪肚、大米各100克，姜丝、

葱花、盐各适量。

【**制法**】将猪肚洗干净，将其放入锅中，加入适量水煮至七成热，然后切成丝备用。将猪肚和其余材料一同放入锅中煮成粥。

【**用法**】每日2剂，早、晚食用。

【**功效**】此方具有调肝健脾、活血化瘀的作用。

12. 陈皮治肝硬化症

【**配方**】陈皮9克，柚子1个，红糖10克。

【**制法**】将柚子洗净，去除皮和核，绞成汁，再将其与陈皮、红糖一起放入锅中煎。

【**用法**】每日1剂。

【**功效**】柚子味苦辛，性温，柚肉中含有非常丰富的维生素C及类胰岛素等成分，有消炎镇痛、止咳平喘、清热化痰、健脾消食、解酒除烦、散寒燥湿的功效。

胆囊炎

　　胆囊炎是由于胆囊管阻塞和细菌侵袭而引起的胆囊炎症。临床特征为右上腹阵发性绞痛，伴有明显的腹肌强直和触痛。中医学认为本病是由于饮食不节、进食油腻食品、寒温不调、情志不畅及虫积等因素，导致肝胆气滞、湿热壅阻、通降失常而成。本病多发于中年女性。患病以后可有上腹疼痛及消化不良等症状。腹痛可为针刺样或刀割样，并规律性发作。有时还会引起恶心、呕吐、发热。常因饱餐、进食高脂肪、油类或寒冷等因素诱发。急性胆囊炎如治疗不及时或伴有胆囊内结石时常发展为慢性胆囊炎。

1. 大黄治急性胆囊炎

【配方】大黄 30 克。

【制法】大黄研为细末。

【用法】每次服 10 克，每日 3 次。

【功效】用治急性胆囊炎。

2. 泥鳅散治急性胆囊炎

【配方】泥鳅 60 克。

【制法】将泥鳅焙干，研末。

【用法】每次冲服 9 克，每日 3 次。

【功效】用治急性胆囊炎腹痛、呕吐。对肝炎、黄疸也有很好的治疗作用。

3. 蒲公英汤治急性胆囊炎

【配方】蒲公英 90 克。

【制法】蒲公英加水 750 毫升，煎至 250 毫升，去渣即可。

【用法】顿服，每日 1～2 剂。

【功效】用治急性胆囊炎。

4. 淫羊藿治急性胆囊炎

【配方】淫羊藿 40 克。

【制法】淫羊藿加水 550 毫升，煎至 200 毫升，去渣即可。

【用法】每日 1 剂，分 2 次服完。

【功效】用治急性胆囊炎。

5. 马鞭草治急性胆囊炎

【配方】马鞭草 20 克，猪苦胆 1 个。

【制法】将马鞭草煎成约 50 毫升液，趁热将猪苦胆汁混入。

【用法】用白糖水送服，每次 25 毫升，每日 2 次。

【功效】用治急性胆囊炎。

6. 白及嫩茎治胆囊炎

【配方】白及嫩茎 50 克，糯米 100 克。

【制法】以白及的嫩茎入药，研碎煮糯米饭吃。

【用法】每日 2 次，每日 1 剂。

【功效】本方具清肺利胆、解毒清热、补肾、镇痉之功。彝医用于胆囊炎、胆绞痛有确切疗效，为独特方剂。

7. 小麦秆治胆囊炎

【配方】鲜嫩小麦秆（采取春天已灌浆，尚未成熟的小麦）100 克，白糖 10 克。

【制法】麦秆加水 600 毫升，煮 30 分钟左右，加白糖使之微甜即可。

【用法】代茶饮，每次 60 毫升，每日 3 次。

【功效】本方消炎利胆，适用于胆囊炎。

8. 野荞麦根核桃治慢性胆囊炎

【配方】野荞麦根 10 克，核桃 3 个。

【制法】将野荞麦根洗净，与 3 个核桃仁一起嚼服。

【用法】每日 2 次，饭后服。

【功效】用治急、慢性胆囊炎。

9. 虎杖治慢性胆囊炎

【配方】虎杖 60 克，红糖 5 克。

【制法】虎杖洗净切碎，加水 800 毫升，煎至 300 毫升，放入红糖搅拌均匀即可。

【用法】水煎内服，每日 1 剂，每日 3 次。

【功效】用治慢性胆囊炎。本方适用于中青年患者，妇女月经期慎用。

10. 茵陈炒槐角治胆囊炎

【配方】茵陈 60 克，炒槐角（研）10 克。

【制法】将上 2 味滚开水冲泡。

【用法】取汁代茶服，每日 1 剂，以黄疸全退为度。

【功效】用治胆囊炎。

11. 玫瑰花粉治胆囊炎

【配方】玫瑰花粉 6 ~ 10 克。

【制法】玫瑰花粉放茶盅内沸水冲泡，当茶喝。

【用法】每日 3 剂，代茶饮用。

【功效】用治胆囊炎、肝炎。

12. 茉莉花治胆囊炎

【配方】茉莉花 5 克，白糖 10 克。

【制法】茉莉花加水 600 毫升，沸后小火煎 20 分钟，放入白糖拌匀即可。

【用法】去渣当茶饮。

【功效】用治胆囊炎之胁痛。

13. 生韭菜治胆囊炎

【配方】生韭菜 500 克。

【制法】将生韭菜捣汁温服。

【用法】每次 50 毫升，每日 2 次。

【功效】用治胆囊炎。

14. 鲜茅根治胆囊炎

【配方】鲜茅根 150 克（干品 50 克），猪瘦肉丝 250 克，食盐 3 克，味精 5 克，麻油 3 毫升。

【制法】将茅根剪碎2厘米长，和猪肉加水共煮，加入食盐、味精、麻油调味即可。

【用法】分顿食用，每日2～3次。

【功效】用治胆囊炎。

15. 猪苦胆江米治胆囊炎

【配方】猪苦胆1个，江米150克。

【制法】将江米炒黄后，与猪苦胆胆汁混合在一起。

【用法】每日早、晚各服10克，用温开水冲服。

【功效】主治胆囊炎。

16. 猪苦胆治胆囊炎

【配方】猪苦胆10个，绿豆250克，生甘草50克。

【制法】将绿豆分别装入猪苦胆中，用线缝紧，洗净猪苦胆外的污物，放入锅内蒸2小时，取出捣烂。再用生甘草煎汁混合为丸，烘干备用。

【用法】每日早、中、晚各服10克，10天为1个疗程。

【功效】主治胆囊炎。

胆石症

　　胆石症是指胆囊或肝内外胆管任何部位发生结石的一种疾病。胆石形成与代谢紊乱、胆汁瘀滞引致胆汁成分异常和胆道系统感染有关。胆石按成分可分为纯胆固醇、胆色素钙盐及混合性三类，我国以胆色素结石最多见。可呈单个、多个或泥沙样。常伴有胆囊炎及胆管炎。二者互为因果。平时无症状。病发时突然发生剧烈难忍的右上腹阵发性绞痛，称为胆绞痛。有时可伴有黄疸和发热。

　　中医学认为本病由肝胆气滞、湿热淤积所致。采用以清热利湿、行气止痛、利胆排石的中草药为主的中西医结合治疗，如屡有发作，须手术治疗。

1. 核桃治胆石症

　　【配方】核桃 5 ～ 6 个，麻油、冰糖各适量。

　　【制法】用麻油将核桃肉炸酥，研末与冰糖调成糊状。

　　【用法】每日 1 剂，随时服。

　　【功效】主治胆石症。

2. 威灵仙治胆石症

　　【配方】威灵仙 60 克。

　　【制法】威灵仙加水 500 毫升煎至200 毫升即可。

　　【用法】每日 1 剂，早、晚分服。

　　【功效】主治胆石症。

3. 龙胆草治胆石症

　　【配方】龙胆草 10 克。

　　【制法】龙胆草加水 500 毫升，煎

至 300 毫升即可。

　　【用法】代茶饮用，每日数次。

　　【功效】主治胆石症。

4. 青萝卜治胆结石

　　【配方】青萝卜 250 克，花生油 20毫升。

　　【制法】洗净切片，用花生油炒熟即可。

　　【用法】每日 1 剂，30 天为 1 个疗程。

　　【功效】治疗胆结石，上腹胀满，胸闷，嗳气，恶心呕吐。

5. 鲜茴香治胆结石

　　【配方】小麦面粉 1000 克，鲜茴香苗 900 克，花生油 50 毫升，食盐 10 克，葱 30 克。

　　【制法】将小麦面粉和好，做成剂子。

鲜茴香苗洗净切碎，加入花生油、食盐、葱，烙成馅饼。

【用法】早、晚分食。

【功效】治疗胆结石，右胁连及胃脘部胀痛，胸闷气短，恶心呕吐，消化不良。

6. 芦根治胆结石

【配方】芦根80克（干品40克）。

【制法】芦根加水600毫升，煎至300毫升即可。

【用法】代茶饮用，每日数次。代茶频饮。

【功效】治疗胆结石，右胁灼热疼痛，口干口苦，或伴黄疸。

7. 金钱草治胆石症

【配方】金钱草20克。

【制法】金钱草加水600毫升，煎至200毫升即可。

【用法】代茶饮用，每日数次。

【功效】用治胆石症。

8. 鸡内金化石通淋

【配方】鸡内金15克。

【制法】将鸡内金晒干，捣碎，研末，温开水送服。

【用法】每日早、晚各1次，可连续服用。

【功效】化石通淋。用治尿路结石，胆结石，对小便淋漓、尿道刺痛亦有疗效。

9. 葵花根治胆结石

【配方】取埋在地下的葵花根。

【制法】从地下挖出来的葵花根，用水洗净晒干使用时将根砸碎，连同根须1小把（100～150克）放在药锅内，加水250～300克，然后以文火煮30分钟。

【用法】饭前空腹喝下，每日3次，连续服30天，结石即被溶解掉。

【功效】利尿，通淋，止痛。用治胆结石，效果满意。

10. 蒲公英粥治胆石症

【配方】蒲公英40～60克（鲜品60～90克），粳米60克，白糖20克。

【制法】先将蒲公英水煎去渣，再入粳米煮粥，调入白糖即成。

【用法】每日1剂，2次分服。

【功效】清热解毒，消肿散结。用治胆囊炎、胆石症。

11. 薏米绿豆粥治胆石症

【配方】薏苡仁50克，绿豆20克，白糖20克。

【制法】先将绿豆水煎3～5分钟，加入薏米煮粥，熟后调入白糖即成。

【用法】每日1剂。

【功效】清热解毒，利湿排脓。用治胆囊炎、胆石症。

12. 茵陈治胆石症

【配方】茵陈30克，蚬肉100克，食盐3克。

【制法】先将茵陈水煎去渣，再入蚬肉煮汤，用食盐调味即成。每日1剂。

【功效】清热利湿，解毒利胆。用治急、慢性胆囊炎，以及胆石症、病毒性肝炎等。

13. 南瓜蔓茶治胆囊结石

【配方】吊南瓜蔓100克（鲜品200克）。

【制法】将吊南瓜蔓洗净、切碎，放入热水瓶内，倒入沸水浸泡片刻，当茶饮用。

【用法】每日1剂，只泡1热水瓶喝，连喝5～7剂。服药期间忌辣、酒，特别是禁肥猪油。

【功效】清热利胆，化湿排石。

14. 麻油核桃治胆囊结石

【配方】麻油30毫升，核桃仁120克，冰糖末30克。

【制法】将核桃仁用麻油煎炒后，与冰糖拌匀。

【用法】每日1剂，3次分服，连服5～7天。

【功效】本方为凉山彝族民间偏方，具有补肾化石、润肠通便之功效，经常适量食用对治疗胆囊结石有良效。

15. 鸡内金治胆囊结石

【配方】鸡内金10克，核桃仁20克。

【制法】先将鸡内金洗净、晒干，放入锅中微炒一下，研成细末。

【用法】每日2次，每次饭后取鸡内金末1～2汤匙与2个核桃仁一起细细嚼食，5～6分钟后再吞服，连服7～10天。忌吃肥肉、蛋黄、肝脏等食物。

【功效】本方中鸡内金具有健胃消食、涩精止遗、通淋化石的功效，主治食积不消、呕吐泻痢、小儿疳积、遗尿、遗精、石淋涩痛、胆胀胁痛等症。

16. 猪蹄排石羹

【配方】猪蹄500克，花生油、食盐、酱、醋各适量。

【制法】将猪蹄整理干净，加适量花生油、食盐、酱、醋，煮汤至猪蹄熟烂后即成。

【用法】佐餐食用。

【功效】疏肝利胆，排石化石。

肺 炎

肺炎是指肺泡发炎，主要因感染病毒、病原体、细菌、真菌等引起。本病分为大叶性、小叶性、间质性、病原体性、非典型性、中毒性等多种形式，由分泌的凝固性渗出物充堵在肺泡内及细胞气管内的一种严重疾病。它是由病原体侵入机体，尤以细菌感染如肺炎球菌、金黄色葡萄球菌、军团菌、真菌、克雷伯肺炎杆菌等最为常见，是由细菌或过滤性病毒所引起的。发病之初，伴有轻微的感冒现象，几小时后，高热、呼吸急促、咳嗽、面红、胸痛或咳出铁锈色脓痰，小儿时有痉挛发生。病重者神态模糊、嗜睡、谵妄、下痢、蛋白尿、烦躁不安等。该病来如闪电，去得也快，易引发胸膜炎、心囊炎、肺坏痈等，危及生命，应引起重视。

1. 马勃丸治支气管肺炎

【配方】马勃粉 200 克，蜂蜜 20 毫升。

【制法】马勃粉调蜜为丸。

【用法】每次 10 克，每日 3 次。

【功效】用治支气管肺炎。

2. 鱼腥草治大叶性肺炎

【配方】鱼腥草 30 克，白糖 10 克。

【制法】鱼腥草加水 500 毫升，煎至 200 毫升，白糖为引。

【用法】饮服，每日 1 剂，每日 3 次。

【功效】本方具有清热消炎、降火泻肺等功效。大叶性肺炎初期用之疗效颇佳，小儿尤为适宜。

3. 射干根治肺热型肺炎

【配方】射干根 20 克。

【制法】射干根加水 600 毫升，煎至 300 毫升即可。

【用法】分 3 次服，每日 1 剂。

【功效】本方具行气化滞、止痛、清肺热、止咳化痰之功。

4. 棕树根治大叶性肺炎

【配方】棕树根 30 克，地龙 7 条。

【制法】将棕树根捣烂与地龙一同用沸开水冲泡，稍凉即服。

【用法】每日 1 剂，分 3 次服。

【功效】用治大叶性肺炎咳喘较重者。

5. 绵大戟根治大叶性肺炎

【配方】绵大戟根 6 克，鸡蛋 1 个。

【制法】用干品绵大戟根，放在火

边热灰中炮熟。取出研粉。

【用法】每次用1克，与鸡蛋清调匀煎服，每日2次。

【功效】本方为纳西族民间治疗肺炎的单验方，主要适用于大叶性肺炎。

6. 芥末糊治小儿肺炎

【配方】芥末20～40克，小麦面粉40～80克。

【制法】芥末加小麦面粉，和成糊状。

【用法】摊贴胸背5～10分钟，皮肤发红时取下。

【功效】刺激性较弱，适用于1岁以下儿童呼吸困难的肺炎。

7. 芥菜子末治小儿肺炎

【配方】芥菜子末20克。

【制法】将热水（39℃左右）盛于盆内，纳入芥菜子末即可。

【用法】睡前泡脚3～5分钟。

【功效】用治小儿肺炎。

8. 大青叶治大叶性肺炎

【配方】大青叶60克，猪胆汁20毫升。

【制法】将大青叶加水900毫升，煎30分钟，取汁。

【用法】用煎汁冲服猪胆汁5毫升，每日2次。

【功效】用治大叶性肺炎。

9. 平地木治肺炎

【配方】平地木50克。

【制法】平地木加水600毫升，煎至200毫升。

【用法】每日1剂，煎3次服3次。

【功效】用治肺炎。

10. 贝母治肺炎

【配方】贝母9克，麒麟菜、海带各30克。

【制法】将上3味放入砂锅内煎煮，取汁去渣。

【用法】每剂煎2次。将2次煎液混合，分2次服，每日1剂。

【功效】清肺消痰，治疗感染性肺炎。

11. 白茅根治支气管肺炎

【配方】白茅根20克。

【制法】将白茅根捣烂绞汁，开水冲泡。

【用法】代茶频饮。

【功效】用治支气管肺炎。

12. 萝卜汁治肺炎

【配方】白萝卜汁15毫升，生姜汁6毫升。

【制法】白萝卜汁加入生姜汁。

【用法】将药汁用300毫升热水冲调，睡觉前服下，可发汗退热。本方对扁桃腺炎也有效果。

【功效】用治肺炎。

13. **芋头治肺炎**

【配方】芋头 100 克，小麦面粉 15 克，生姜汁 5 毫升。

【制法】芋头去皮，捣烂取汁，加入生姜汁，小麦面粉用芋头生姜汁调和。

【用法】纸敷胸部西侧，干则换药。

【功效】用治肺炎。

14. **香蕉根治肺炎**

【配方】香蕉根 120 克，食盐 3 克。

【制法】将上 2 味捣烂取汁备用。

【用法】将上药汁加食盐少许调服，患儿酌减。

【功效】用治肺炎。

15. **石莲花全草治肺炎**

【配方】石莲花全草 120 克，冰糖 10 克。

【制法】石莲花、冰糖加水 600 毫升，沸后小火煎 20 分钟即可。

【用法】每日 2 次，饮服。热病小便不通，亦可用本草 60 ～ 90 克。

【功效】用治肺炎。

16. **石椒草治大叶性肺炎**

【配方】石椒草 1000 克。

【制法】石椒草加水 3000 ～ 4000 毫升，煎至 1000 毫升。滤液加防腐剂置冰箱内保存。

【用法】每次服 50 毫升，每日 3 次。

【功效】用治大叶性肺炎。

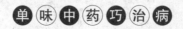

肺气肿

　　肺气肿是慢性支气管炎最常见的并发症。由于支气管长期炎症，管腔狭窄、阻碍呼吸，导致肺泡过度充气膨胀、破裂、损害和肺功能减退而形成。常见有两种损害形式，一种是先天性，缺少某类蛋白质抑制的分解酵素，从而侵犯肺泡壁而变薄，气压胀大使肺泡破裂，壮年为多；另一种因空气污染，慢性支气管炎发作，肺上端受侵害所致。其主要祸首是吸烟。慢性支气管炎、支气管哮喘、硅沉着病、肺结核均可引起本病。主要症状有咳嗽、多痰、气急、发绀，持续发展可导致肺源性心脏病（肺心病）。

　　中医学认为本病属于"咳嗽""喘息""痰饮"范畴。治疗包括祛除病因、控制感染、运动疗法和中医施治，改善呼吸功能和肺部状态。

1. 川贝母治肺气肿

　　【配方】川贝母10克，粳米60克，白糖10克。

　　【制法】将川贝母研为细末；将粳米淘洗干净，加适量水煮粥，待粥将成时调入川贝母和白糖，再煮二三沸即成。

　　【用法】每日2次，温热服用。

　　【功效】有润肺养胃、化痰止咳之功效，对肺气肿有特效。

2. 路边黄治肺气肿

　　【配方】路边黄100克，猪心1个，猪肺1个，均用鲜品。

　　【制法】将上3味一同洗净切片，共煮。连猪心、肺、药汤服用。

　　【用法】每日2次，早、晚各服1次。

　　【功效】本方治疗肺气肿，有减轻症状、改善呼吸困难、化痰止咳的疗效。服药期间忌食酸、冷、辛辣、油腻。

3. 莱菔子治肺气肿

　　【配方】莱菔子75克，粳米100克。

　　【制法】将莱菔子炒熟后研末。

　　【用法】每次取10～15克，同粳米煮粥服用。

　　【功效】本方有化痰平喘、行气消食的功效。适用于咳嗽多痰，胸闷气喘，不思饮食，嗳气腹胀之肺气肿。

4. 龟板治肺气肿

　　【配方】龟板26克。

　　【制法】龟板加水800毫升，煎至200毫升即可。

　　【用法】每日1剂，代茶饮用。

【功效】本方具有养阴润肺、化痰止咳、平喘等作用。主治肺气肿。

5. 洋铁叶根治肺气肿

【配方】洋铁叶根 50 克，红壳鸡蛋 1 个。

【制法】鲜洋铁叶根洗净切片，水煎取汁。

【用法】用上汁煮红壳鸡蛋吃，喝少量汁，每日 1 次。

【功效】此方治疗气管炎、肺气肿均收到满意效果。

6. 猪肺治肺气肿

【配方】猪肺 100 克，鱼腥草 60 克。

【制法】猪肺、鱼腥草加水 900 毫升，煎至 300 毫升即可。

【用法】每日 1 剂，3 次分服。

【功效】本方具有清热润肺、止咳化痰、平喘之功。主治肺气肿。

7. 麦芽治肺气肿

【配方】麦芽 100 克，南瓜 1000 克，姜汁 5 毫升。

【制法】南瓜去籽，切块，加水煮烂取汁，加入麦芽及姜汁，文火煎成膏。

【用法】每日 70 克，早、晚开水冲服。

【功效】用治肺气肿。

8. 五味子治肺气肿症

【配方】五味子 250 克，鸡蛋 10 个，白糖适量。

【制法】将五味子水煎 30 分钟，冷却，放入鸡蛋，浸泡 10 天。

【用法】每晨取鸡蛋 1 个，糖开水冲服。

【功效】本方适用于肺气肿。

9. 陈皮米粉治肺气肿

【配方】陈皮 10 克，米粉 500 克，白糖 200 克。

【制法】陈皮研细末，与白糖和匀为馅；米粉以水少许湿润，放蒸锅屉布上蒸熟；冷后压实，切为夹心方块米糕。

【用法】不拘时酌量食用米糕。

【功效】本方燥湿化痰，理气健脾，适用于痰浊阻肺所致的肺气肿，此种肺气肿喘而胸满闷窒，甚则胸盈仰息，咳嗽痰黏腻色白，咯吐不利，兼有呕恶，纳呆，口黏不渴，苔白厚腻，脉滑。

10. 核桃仁治肾虚型肺气肿

【配方】核桃仁 50 克，冰糖 10 克。

【制法】将冰糖先熬化，再加入上药拌匀，制成糖块。

【用法】每日时时含化糖块。

【功效】本方补肾平喘，适用于肾虚久喘型肺气肿。此种肺气肿为咳喘日久，气短息促而难以接续，劳动、运动时会加重，常伴有咳嗽、咳痰等症状，有时伴有腰膝酸软，心音低软。

11. 鸡骨丹汤治肺气肿

【配方】鸡骨丹（即紫玉簪花）茎、

叶、花9～15克。

【制法】鸡骨丹茎、叶、花加水800毫升，煎至200毫升即可。

【用法】每日1剂，代茶饮用。

【功效】用治肺气肿、咳喘。

12. 茄子根治肺气肿

【配方】茄子根30克，红糖15克。

【制法】将茄子根洗净，切碎，煎成浓汁，加入红糖成膏。

【用法】早、晚用开水冲服。

【功效】用治肺气肿。

胸膜炎

　　胸膜炎又称肋膜炎，是由于感染、变态反应、化学、物理等多种病因引起，常继发于肺部的胸膜炎症性疾病，如肺结核、肺炎、肺脓肿、支气管扩张症等，以肺结核为多见。该病较常见的有结核性胸膜炎。根据胸腔有无积液，一般又分为干性胸膜炎、渗出性胸膜炎和化脓性胸膜炎。临床表现为胸痛、气急、发热、咳嗽、胸膜摩擦音和胸腔积液。干性胸膜炎胸膜表面有少量纤维素渗出，伴有发热胸痛和胸膜摩擦音；渗出性胸膜炎为炎症的进一步的发展，有不等量的浆液纤维素渗出积液，大量时可压迫肺，引起呼吸困难。若积液化脓即成脓胸。炎症消失后，可产生胸膜粘连和增厚。

1. 苍耳子治结核性胸膜炎

　　【配方】苍耳子 15 克。

　　【制法】苍耳子加水 600 毫升，煎至 200 毫升即可。

　　【用法】每日 1 剂，代茶饮用，连服 3 ~ 5 天。

　　【功效】用治结核性胸膜炎。

2. 夏枯草治结核性胸膜炎

　　【配方】夏枯草 50 ~ 60 克。

　　【制法】夏枯草加水 500 毫升，煎至 200 毫升即可。

　　【用法】每日 1 剂，2 次分服。

　　【功效】用治结核性胸膜炎。

3. 天南星治渗出性胸膜炎

　　【配方】天南星 400 克，白矾 100 克。

　　【制法】将上药共为细末，炼蜜为丸。

　　【用法】每日 3 次，每次 10 克。

　　【功效】用治渗出性胸膜炎。

4. 甘草治结核性胸膜炎

　　【配方】甘草 30 克。

　　【制法】甘草加水 800 毫升，煎至 200 毫升即可。

　　【用法】每日 1 剂，饭后 3 次分服。

　　【功效】用治结核性胸膜炎。

5. 马蹄菜治结核性胸膜炎

　　【配方】马蹄菜 250 克，猪骨 500 克。

　　【制法】将鲜马蹄菜连根带叶洗净，加猪骨捣碎共水煮。

　　【用法】每日 1 剂，3 次分服。

　　【功效】用治结核性胸膜炎。有改善呼吸功能、止咳、利尿、消肿补气养血、增进食欲等作用。

急性肾炎

急性肾小球肾炎，简称为急性肾炎，有时也称急性肾炎综合征。以急性起病、血尿、高血压、水肿为主要特点，并常伴有少尿、肾小球滤过减少等症状的肾小球疾病。以儿童和青少年容易发病。

急性肾炎是一种通过抗原抗体免疫复合物引起的肾小球免疫性炎症。临床上常见以链球菌、葡萄球菌感染为主，此外疟疾、肝炎的发生也与本病有关。

中医学认为，急性肾小球肾炎属于水肿中的"风水""阳水""肾水"及"溺血"的范畴。急性肾小球肾炎多是由于感受风邪及湿邪所引起的，根据病史及临床表现，可将急性肾小球肾炎的病程变化分为两个阶段，即疾病发展期和疾病恢复期。疾病发展期病人主要是外感表证，出现水肿、少尿、肉眼血尿等；疾病恢复期病人主要是外感之邪已解，水肿消退，但血尿蛋白尿仍有存在。

1. 冬瓜治急性肾炎

【配方】冬瓜 500 克，粳米 50 克。

【制法】将冬瓜去皮、瓤，洗净，与淘洗干净的粳米一同入锅，加适量水，用大火烧开后转用小火煮成稀粥。

【用法】每日 1 剂，分 2 次食用。

【功效】利小便，消水肿，解热毒，止消渴。适用于急性肾炎浮肿尿少者。慢性肾炎脾虚者不宜服用。

2. 滑石治急性肾炎

【配方】滑石 300 克。

【制法】滑石研为末，为散剂。

【用法】每次服 30 克药末，每日 3 次。

【功效】清热解毒。用于急性肾炎。

3. 甘遂治急性肾炎

【配方】甘遂 10 ~ 15 克，米汤 5 毫升，甘草 6 克。

【制法】甘遂研细粉，加入适量米汤调和成稀糊状。敷病人脐孔，外以纱布覆盖，胶布固定。

【用法】每日涂药 2 次，另以 10 克甘草煎汤服用。直至水肿消退为止。

【功效】用治急性肾炎。

4. 车前草治急性肾炎

【配方】车前草 50 克，蜂蜜 10 毫升。

【制法】将车前草洗净，放入砂锅，加 500 毫升水，煎汤去渣取汁，加入蜂蜜调匀。

【用法】每日1剂，分3次服用。

【制法】用治急性肾炎。

5. 蓖麻仁治急性肾炎

【配方】蓖麻仁70粒，大蒜1个。

【制法】以上2味一同捣烂。

【用法】将药膏敷于双侧足底涌泉穴，外用纱布覆盖，再用胶布固定，约8小时去药，每日用药1次，连用7天为1个疗程。

【功效】用治急性肾炎。

6. 鸡血藤根治急性肾炎

【配方】鸡血藤根50克，红糖100克。

【制法】鸡血藤根加水800毫升，煎至200毫升，放入红糖搅拌均匀即可。

【用法】每日1剂，代茶饮用，连服3～4天。

【功效】用治全身浮肿、尿少的急性肾炎。

7. 白茅根治急性肾炎

【配方】白茅根100克。

【制法】白茅根加水600毫升，煎至200毫升即可。

【用法】每日1剂，早、晚2次分服。女性加益母草50克。

【功效】用治急性肾炎。

8. 玉米须治急性肾炎

【配方】玉米须60克。

【制法】玉米须加水500毫升，煎至300毫升即可。

【用法】每日1剂，代茶饮用。

【功效】用治急性肾炎。

9. 鲜大蓟治急性肾炎

【配方】鲜大蓟250克。

【制法】鲜大蓟加水800毫升，煎至200毫升即可。

【用法】每日1剂，代茶饮用。

【功效】用治急性肾炎及血尿。

10. 灯芯草治亚急性肾炎

【配方】灯芯草25克。

【制法】灯芯草加水500毫升，煎至300毫升即可。

【用法】每日1剂，2次分服。

【功效】用治急性肾炎。

11. 山猴毛治小儿急性肾炎

【配方】山猴毛10克。

【制法】将山猴毛洗净切碎，加水800毫升，煎至200毫升即可。

【用法】每日1剂，代茶饮用。

【功效】本方能补肝肾，强筋骨，通血脉，利关节，清热解毒，消肿止痛，治小儿急性肾炎有效。

12. 白茅根治急性肾炎

【配方】白茅花30克，白茅根90克。

【制法】白茅花、白茅根一同加水900毫升，煎至200毫升即可。

【用法】每日1剂，代茶饮用。

【功效】凉血止血，清热利尿。治疗急性肾炎血尿。

13. 甘草梢治急性肾炎

【配方】甘草梢（即甘草最细者，非生于地面上之茎）30克。

【制法】甘草梢加水500毫升，煎至200毫升即可。

【用法】每日1剂，代茶饮用。

【功效】清热解毒，凉血。适用于急性肾炎血尿。

14. 薏米粥治急性肾炎浮肿

【配方】薏苡仁60克，小白菜500克。

【制法】薏苡仁煮稀粥，加洗净切好的小白菜，煮2～3沸，待小白菜熟，不可久煮，无盐或低盐饮食。

【用法】每日1剂，分2次服用。

【功效】本方清热利尿，适用于急性肾炎浮肿少尿者。

15. 赤小豆治肾炎水肿

【配方】赤小豆100克，鲤鱼1条（重约250～500克）。

【制法】将鲤鱼去内脏，不去鳞，洗净，赤小豆淘净，文火煨1小时，熟后食。

【用法】不加盐，每日1～2次。

【功效】本方利水消肿，适用于肾炎水肿。

16. 冬瓜汤专治急性肾炎

【配方】冬瓜500克。

【制法】先将冬瓜洗干净切成块，放入锅中加水适量煮成汤。

【用法】每日1剂，3次分服。

【功效】此方对治疗热毒内攻、灼伤阴血、风热郁肺型急性肾炎有很好的疗效。

17. 白花蛇舌草汁清热解毒

【配方】白花蛇舌草50克。

【制法】将白花蛇舌草加水煎熬，去渣取汁。

【用法】每日1剂，分3次服用。

【功效】白花蛇舌草乃清热解毒之良药，具有清热解毒、活血利尿的功效，主治肾炎、扁桃体炎、咽喉炎、尿路感染、盆腔炎、阑尾炎等。白花蛇舌草还能增强机体的免疫力，抑制肿瘤细胞的生长，对金黄色葡萄球菌、肺炎球菌、痢疾杆菌等致病菌有抑制作用。

18. 干白茅根汁利尿消肿

【配方】干白茅根200克。

【制法】将干白茅根加水煎，去渣取汁。

【用法】每日1剂，分早、晚2次服用。

【功效】白茅根又名茅根、地管、茹根、蓝根等，具有凉血、止血、清热、利尿的功效。主治热病烦渴、吐血、衄血、肺热喘急、淋病、小便不利、水肿等。

慢性肾炎

　　慢性肾炎也称慢性肾小球肾炎，本病大多数是由急性肾炎转变而来，多见于青壮年，病变常常表现为双侧肾脏弥漫性病变。此病发展较慢，起初病人毫无感觉，但随着病情的加重，病人渐渐感到疲乏无力、抵抗力降低等，晚期可能会出现肾衰竭而死亡。

1. 山羊奶补肾益气

　　【配方】鲜山羊奶250毫升。

　　【制法】将山羊奶炖熟即可。

　　【用法】每日1剂，分3次服用。

　　【功效】《本草纲目》中记载："羊乳气味甘、温、无毒，可益五脏、补肾虚、益精气、养心肺、利皮肤、润毛发。"

2. 大蒜治肾炎水肿

　　【配方】大蒜10克，生姜、青葱适量。

　　【制法】将上述3味捣烂。

　　【用法】将药膏敷在肚脐上，每日3次。

　　【功效】大蒜性温，味辛，有"土生土长的青霉素"之美名，含有多种维生素，且胡萝卜素和维生素C含量均很丰富，能助消化和促进食欲，具有散寒化湿、杀虫解毒、防癌的功效。

3. 芋头利水治肾炎

　　【配方】芋头1000克，红糖250克。

　　【制法】将芋头洗干净切成片，放入锅内煅灰研成细末，加入红糖调匀。

　　【用法】每次服用50克，每日3次。

　　【功效】芋头又称芋艿，含有糖类、膳食纤维、B族维生素、钾、钙、锌等多种营养元素，具有开胃生津、消炎镇痛、补气益肾的功效，主治胃痛、痢疾、慢性肾炎等。

4. 花生米利水治肾炎

　　【配方】花生米120克，蚕豆200克，红糖50克。

　　【制法】将上前2味放入锅中，加水文火炖煮，待水浑浊时即可服用，服用时加入红糖调味。

　　【用法】每日服用2次。

　　【功效】蚕豆味甘、性平，入脾、胃经，有补中益气、健脾益胃、清热利湿、止血降压、涩精止带的功效；蚕豆茎还可以止血、止泻。

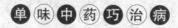

5. 仙人掌治慢性肾炎

【配方】仙人掌 200 克。

【制法】将仙人掌去皮去刺后，加水 800 毫升，煎至 200 毫升去渣取汁。

【用法】每日 1 剂，分 3 次服用。

【功效】此方具有行气活血、清热解毒的功效。

6. 益母草治慢性肾炎

【配方】益母草 120 克。

【制法】益母草加水 800 毫升，煎至 200 毫升即可。

【用法】每日 1 剂，分 4 次服用，隔 3 小时服 1 次，1 天服完，连服 10 天。

【功效】活血化瘀，改善血循环。治疗慢性肾炎。

7. 黄芪治慢性肾炎

【配方】黄芪 15 克，糯稻根须 50 克。

【制法】将新鲜糯稻根须洗净、晒干，置于干燥处，保存，备用。然后与黄芪一同倒入小钢精锅中煎汤，头煎加水 900 毫升，煎至 200 毫升，滤出头汁，二煎加水 600 毫升，煎至 150 毫升，滤出 2 汁，弃渣。

【用法】每日 2 次，每次 150 毫升，也可代茶慢慢饮服，3 个月为 1 个疗程。

【功效】本方补气利尿，适用于慢性肾炎，但需持续饮服。

8. 玉米须治慢性肾炎

【配方】玉米须 50 克。

【制法】将玉米须加水 600 毫升，煎煮 30 分钟左右，煎成 300 ~ 400 毫升，过滤后即可。

【用法】每日 1 剂，2 次分服。

【功效】本方利尿消炎，适用于慢性肾炎。

9. 冬瓜汤治慢性肾炎

【配方】羊肉、冬瓜各 250 克，盐 5 克，花椒水 5 毫升，葱丝 6 克，味精 4 克，猪油 6 毫升，香菜末 20 克。

【制法】先将冬瓜用水氽过，与羊肉片同入烧沸的水内，加入少量盐、花椒水、葱丝等烧沸片刻，捞出装碗，加味精，淋少量猪油，撒入香菜末，浇适量羊肉汤即可。

【用法】每日 1 剂，吃肉喝汤。

【功效】本方补阳利尿，适用于慢性肾炎。

10. 龟板治肾炎水肿

【配方】龟板 20 克，猪肚 500 克。

【制法】将猪肚洗净后切碎，放入龟板，加水用文火炖成糊状，不放盐。

【用法】每天早、晚各服 1 次，2 天服完，隔天再进 1 剂，连服 3 剂为 1 个疗程。

【功效】本方补肾益肝，清虚热，适用于肝肾阴虚所致的慢性肾炎。

11. 生山栀治慢性肾炎

【配方】生山栀 50 克，黄黏米 20 克。

【制法】生山栀研细末，装入纱布袋中。将黄黏米加水煮开打成糊状，趁热兑入装有药面的纱布袋中，用筷子在纱布袋中搅拌，以后将纱布袋敷于脐部。

【用法】每日1次。

【功效】本方适用于慢性肾炎。

12. 白茅根治急、慢性肾炎

【配方】白茅根30克，西瓜皮60克。

【制法】白茅根、西瓜皮加水800毫升，煎至200毫升即可。

【用法】每日1剂，代茶饮用。

【功效】用治急、慢性肾炎。

13. 芹菜汁治慢性肾炎

【配方】芹菜500克。

【制法】芹菜捣烂取汁。

【用法】开水冲服，每日1次。

【功效】用治慢性肾炎。

14. 马鞭草治慢性肾炎

【配方】马鞭草50克，鸡蛋2个。

【制法】将鲜马鞭草洗净切碎，加入鸡蛋，在瓦罐内同煮数沸，去渣，吃蛋喝汤。

【用法】每日1剂，连服3天。

【功效】用治慢性肾炎。

15. 水丁香治慢性肾炎

【配方】水丁香15克（儿童10克），黑豆10克，白酒10毫升，青皮鸭蛋1个（重约60克）。

【制法】水丁香切成小碎片以纱布包扎好，和黑豆、白酒、青皮鸭蛋（连壳洗净）及1200毫升水一同入锅以文火熬煎，青皮鸭蛋煮熟，即除外壳，以筷子穿洞，再放入锅中，加以熬煎至黑豆开花熟烂，待锅中剩350毫升以下即可。

【用法】将纱布包扎的水丁香取出弃之，所剩蛋、豆、汤一同饮服，每日1次，切忌盐、油，夜间临睡前服下最佳。

【功效】用治慢性肾炎。

肾结石

肾结石是指某些无机盐物质在肾脏内形成的结晶。多发生于 20 ~ 40 岁的中青年人，结石常是由于机体内胶体和晶体代谢平衡失调所致，与营养代谢紊乱、感染、尿郁积、泌尿系异物及地理气候等因素有关。结石较少时常无明显的症状表现，只是在 X 线拍片时才可发现。结石较大时可出现疼痛，为同侧腰痛、肾绞痛、尿内带血等。中医学属"淋症"范畴。

1. 玉米芯治肾结石

【配方】玉米芯 10 个。

【制法】玉米芯加水 800 毫升煎 20 分钟，取汁。

【用法】每日 1 剂，代茶饮用。

【功效】用治肾结石。

2. 猫须草治肾结石

【配方】猫须草 60 克。

【制法】猫须草加水 800 毫升，煎至 200 毫升即可。

【用法】每日 1 剂，分 2 次服完。

【功效】用治肾结石。

3. 威灵草治肾结石

【配方】威灵草 60 克。

【制法】威灵草加水 600 毫升，煎至 200 毫升即可。

【用法】每日 1 剂，每日服 2 次，连服 5 天。

【功效】用治肾结石。

4. 草珊瑚汤治肾结石

【配方】草珊瑚 30 克。

【制法】草珊瑚加水 500 毫升，煎至 200 毫升即可。

【用法】每日 1 剂，分 2 次服，亦可用酒泡服。

【功效】用治肾结石。

5. 肾茶汤治肾结石

【配方】肾茶 20 克。

【制法】肾茶鲜品洗净切片，加水 800 毫升，煎至 200 毫升即可。

【用法】每日 2 剂，代茶饮用。

【功效】用治肾结石、膀胱结石效果好，泡茶饮用有预防作用。

6. 黄鱼耳石治肾结石

【配方】黄鱼耳石（即黄花鱼的鱼脑石）60 克，甘草 6 克。

【制法】将黄鱼耳石研碎成末。

【用法】每服5克，每日3次，甘草煎汤送服。

【功效】下石淋，利水。用治肾结石、膀胱结石、胆结石。

7. 荠菜治结石水肿

【配方】鲜荠菜200克，鸡蛋1个，盐3克。

【制法】按常法煮汤食用。

【用法】每日1～2剂，连食2个月。

【功效】清热解毒，利尿止血。用于治疗肾结核，症见排尿次数增加，继

而出现尿痛、尿急、血尿、低热、周身乏力、食欲不振，偶见呈米汤样浑浊脓尿。

8. 鲜马齿苋汁治肾结核

【配方】鲜马齿苋1500克，黄酒1250毫升。

【制法】鲜马齿苋洗净，切碎段，放入黄酒内浸泡3～4天，然后用纱布过滤取汁，贮存于瓷瓶内。

【用法】每日饭前饮15～20毫升。

【功效】清热解毒，利水去湿。用于治疗肾结石。

肾病综合征

　　肾病综合征是指临床上具有大量蛋白尿（＞3.5克/24小时），血浆白蛋白低于3克/升，伴或不伴有水肿和高脂血症，即所谓的"三高一低"，以及其他代谢紊乱为特征的一组临床症候群。

　　此病是以全身水肿、蛋白质、血浆蛋白降低、胆固醇等脂类浓度增高为特征的症候群。病因多种，包括慢性肾小球肾炎、肾变性型肾病、类脂质肾病、系统性红斑狼疮肾病、多发性骨髓瘤、糖尿病中肾小球硬化症、过敏性紫癜、肾静脉血栓形成等。小儿以类脂质肾病为主，成人以肾病型慢性肾炎为主。其共同病理基础为肾小球基膜滤孔增大，血浆中小分子蛋白质大量滤过后随尿排出，以致引起血浆蛋白降低和蛋白质等代谢紊乱。

1. 蟾蜍治肾病综合征

　　【配方】蟾蜍1个（重约600克），砂仁15克。

　　【制法】将砂仁捣碎为末，装入蟾蜍肚内（由口腔装入），后置青瓦上，文火将其焙干，共为细末。

　　【用法】每次服3克，每日3次。

　　【功效】用治肾病综合征。

2. 西瓜皮汤治肾病综合征

　　【配方】西瓜皮16克。

　　【制法】西瓜皮加水800毫升，煎至200毫升即可。

　　【用法】每日2剂，代茶饮用。

　　【功效】清热利湿。用于治疗湿热型肾病综合征。

3. 半边莲治肾病

　　【配方】半边莲15克，五花猪肉200克。

　　【制法】按常法煮汤食用。

　　【用法】每日1剂，2次分服。

　　【功效】滋阴润燥，利水消肿。用于治疗肾阴虚型肾病综合征，症见手足心热，口干喜饮，舌红少苔，脉细数。

4. 车前草汤利水治肾病

　　【配方】鲜车前草30克，鸡肉100克。

　　【制法】按常法将上2味入锅，加水煮至肉熟。

　　【用法】吃肉喝汤，每日2剂。

【功效】温中益气，利尿消肿。用于治疗肾病综合征。

5. 玉米须治肾病综合征

【配方】玉米须 60 克。

【制法】将上药放入药锅内，加入 800 毫升清水，用文火煎至 150 毫升，即可服用。

【用法】每日 1 剂，分 2 次服，连服 7 ~ 10 剂。

【功效】本方有利尿、消肿、祛湿的功效。

6. 鱼腥草治肾病综合征

【配方】鱼腥草 50 克 (成人量)，小儿剂量 30 克。

【制法】鱼腥草加水 500 毫升煎至 200 毫升即可。

【用法】代茶频服。每日 1 剂，煎服 2 次。

【功效】主治肾病综合征。

7. 水蓬棵籽治肾病综合征

【配方】水蓬棵籽 100 克。

【制法】秋后于湖河岸旁采集成熟水蓬棵籽，晒干煎代水饮。

【用法】每日 1 剂，代茶饮用。

【功效】主治肾病综合征，适用于慢性肾炎恢复期。

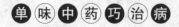

膀胱炎

　　膀胱炎常见于女性，因为女性的尿道比男性短，又接近肛门，大肠菌较易侵入，一旦感冒或感觉疲劳，或在小便后总有一种涩涩的感觉，且有残尿感，虽然没有发热，但排尿时尿道有一种烧灼状疼痛，由于急性膀胱炎治疗不当，往往会转变为慢性膀胱炎，所以在日常生活中会给患者带来很大的不便。至于尿道炎，则小便大多黄色，有刺痛（烧痛）感，也使小便频繁，给患者带来苦不堪言的痛苦。

1. 马鞭草治急性膀胱炎

【配方】马鞭草 20 克。

【制法】马鞭草加水 500 毫升，煎至 200 毫升即可。

【用法】每日 1 剂，分 2 次服用。

【功效】具有清热解毒、利湿通淋的功能。用治急性膀胱炎。

2. 淡竹叶治膀胱炎

【配方】淡竹叶 15 克。

【制法】淡竹叶切碎加水 700 毫升，煎至 300 毫升即可。

【用法】每日 1 剂，分 3 次温服。

【功效】清热利湿，解毒消炎。用治膀胱炎、尿道炎引起的尿急、尿频、尿痛，以及体内热盛引起的小便热痛、小便出血等症。

3. 金针菜治膀胱炎尿道炎

【配方】金针菜 30 克，红糖 60 克。

【制法】上 2 味加 600 毫升煮，煎至剩 300 毫升的量时，喝其汁液。

【用法】每日 1 剂，分 3 次温服。

【功效】金针菜有利尿抗炎的功能，即所谓利湿热的作用，而且它还有镇定精神的好处，能治疗因尿道炎、膀胱炎引起的失眠。

4. 桐树花治急性膀胱炎

【配方】带蒂泡桐树花 30 朵。

【制法】带蒂泡桐树花加水 800 毫升，煎至 200 毫升即可。

【用法】去渣。顿服，每日 1 ~ 2 剂。

【功效】用治急性膀胱炎。

5. 青金竹叶汤治膀胱炎

【配方】青金竹叶 15 克。

【制法】鲜青金竹叶加水 800 毫升，煎至 200 毫升即可。

【用法】每日 1 剂，3 次分服。

【功效】主治急、慢性膀胱炎，对减轻症状、消炎、止痛、利尿效果佳。

6. 一把篾治膀胱炎

【配方】一把篾30克。

【制法】一把篾加水800毫升，煎至150毫升即可。

【用法】每日1剂，2次分服。

【功效】清热利尿，散瘀活血。

7. 金钱草治膀胱炎

【配方】金钱草50克。

【制法】金钱草鲜品，洗净加水800毫升，煎至200毫升即可。

【用法】每日1剂，3次分服。

【功效】消炎利尿。

8. 蒲公英治膀胱炎

【配方】蒲公英50克。

【制法】蒲公英加水800毫升，煎至200毫升。

【用法】药汁过滤后2次分服。每日1剂，需连续服用10日以上。

【功效】用治膀胱炎。

9. 甘草治膀胱炎

【配方】甘草10克。

【制法】甘草加水800毫升，煎至200毫升即可。

【用法】每日1剂，代茶饮用，直至病愈。

【功效】用治膀胱炎。

阳 痿

阳痿是指男性因阴茎不能勃起而导致性交困难，或阴茎勃起时间不足而不能完成满意性交的一种疾病。偶有阴茎勃起较差，不能完成满意性交，不能诊断为阳痿。长期的多次性交阴茎不能勃起才可诊断本病。本病多由少年手淫而不能正确认识或房事过度以致命门火衰，或惊恐伤肾，或久病体弱等所致。

1. 人参治阳痿

【配方】人参10克。

【制法】人参加水800毫升，煎至400毫升即可。

【用法】每日1剂，代茶饮用。

【功效】适用于阳痿患者伴见体倦肢冷者。也可用于老年继发性阳痿和性交次数减少、勃起困难、早泄、性欲丧失者。

2. 蛇床子治阳痿

【配方】蛇床子120克。

【制法】蛇床子加水500毫升，煎至100毫升即可。

【用法】用浓汤浸洗阴茎。

【功效】适用于阳痿、阴茎萎软无力、阴囊清冷的患者。

3. 鹿角粉粳米粥治阳痿

【配方】鹿角粉6克，粳米60克，食盐2克。

【制法】先以米煮粥，米熟后，调入鹿角粉，另加食盐少许，再煮10分钟，即可食用。

【用法】每日1次，分2次服。

【功效】用于阳痿属于肾精亏损，症见阳痿早泄，腰膝酸软，面色晦暗者。

4. 苦瓜籽治阳痿

【配方】苦瓜籽100克，黄酒200毫升。

【制法】苦瓜籽炒熟研末。

【用法】黄酒送服药末，每次15克，每日3次，10天为1个疗程。

【功效】润脾补肾。用于治疗阳痿、早泄。

5. 雪莲花治肾虚阳痿

【配方】雪莲花10克，白酒500毫升。

【制法】雪莲花浸入白酒，密封15天。

【用法】每日服10～15毫升。

【功效】补肾益精，壮阳。适用于

肾虚阳痿，腰膝酸软。

6. 山药治阳痿

【配方】山药 150 克，糯米 200 克，白糖 60 克，胡椒粉 3 克。

【制法】按常法煮粥食用。

【用法】每日 1 剂。

【功效】补肾壮阳。用于治疗肾阳不足型阳痿。

7. 雄蚕蛾治阳痿

【配方】雄蚕蛾 4 个。

【制法】雄蚕蛾焙焦，研为细末，开水冲服。

【用法】每日 1 剂，2 次分服。

【功效】温肾助阳。用于治疗肾阳不足型阳痿。

8. 核桃仁治阳痿

【配方】核桃仁 500 克，白糖 50 克。

【制法】将核桃仁捣碎，用文火炒黄，与白糖混匀，贮瓶备用。

【用法】每服 30 克，每日 2 ~ 3 次，开水冲服。

【功效】健脾补肾，固精强腰。用于治疗肾阳不足型阳痿。

9. 淫羊藿治阳痿

【配方】淫羊藿 20 克。

【制法】淫羊藿加水 800 毫升，煎至 400 毫升即可。

【用法】每日 1 剂，代茶饮用。

【功效】补肾壮阳，祛风除湿。用于治疗肾阳不足型阳痿。

10. 韭菜籽治阳痿

【配方】炒韭菜籽 15 克。

【制法】炒韭菜籽加水 800 毫升，煎至 300 毫升即可。

【用法】每日 1 剂，分 3 次服用。

【功效】温肾壮阳。用于治疗肾阳不足型阳痿。

11. 锁阳汤治阳痿

【配方】锁阳 15 克。

【制法】锁阳加水 500 毫升，煎至 150 毫升即可。

【用法】每日 1 剂，连服 10 剂。

【功效】补肾壮阳。用于治疗肾阳不足型阳痿。

12. 枸杞子补肾方

【配方】枸杞子 15 克。

【制法】将枸杞子嚼碎后徐徐咽下。

【用法】每日 1 剂，连服 1 个月。

【功效】补肾益精，养肝明目。用于治疗阳痿、男性不育及精子活动率低下等。

13. 羊睾丸治肾性阳痿

【配方】新鲜羊睾丸 1 对，猪骨汤 300 毫升，胡椒面、葱白、姜末、盐、香菜各适量。

【制法】羊睾丸去筋膜，切成薄片。烧锅置旺火上，倒入猪骨汤并加胡椒面、葱白、姜末、盐煮开，然后放入羊睾丸煮 5 分钟，洒上香菜即成。

【用法】每日 1 剂。

【功效】益肾壮阳。用于治疗肾虚之阳痿、遗精、头晕目眩等。

14. 鹿肾粥补肾壮阳

【配方】鹿肾 1 对，粳米 150 克，姜、葱、食盐各适量。

【制法】将鹿肾剖开去脂膜，切细，与米共煮粥，加入姜、葱、食盐调味。

【用法】空腹食之，每日 1 剂。

【功效】填精，壮阳。用于治疗肾虚之耳聋耳鸣、腰酸腿软、步履无力及阳事不兴等。

15. 牛鞭汤壮阳治阳痿

【配方】牛鞭（即公牛的生殖器）1 具，枸杞子 30 克，盐 3 克。

【制法】牛鞭洗净切段，同枸杞子共炖熟，加盐。

【用法】吃肉饮汤，分 2 次吃完。

【功效】补肾壮阳，收敛精气。用于治疗体弱肾虚，症见腰膝酸软、遗精、阳痿、夜尿多。亦可作老年人调理补养食品。

16. 肉苁蓉酒温肾治阳痿

【配方】肉苁蓉 120 克，白酒 500 毫升。

【制法】将肉苁蓉搓碎，加入白酒

浸渍 15 天，过滤备用。

【用法】每次服 10 ~ 20 毫升，每日 1 ~ 2 次。

【功效】温肾壮阳。适用于阳痿。

17. 核桃治阳痿

【配方】核桃仁 50 克，韭菜 150 克。

【制法】将韭菜洗净，切为小段。先用麻油将核桃仁炸至香熟，再放入韭菜翻炒，加入食盐调味，即可。

【用法】每日 1 次，当菜食用。

【功效】本方有补肾益精、壮阳举坚的功效，适用于肾阳虚损，阳痿不举。

18. 细辛茶治阳痿

【配方】细辛 5 克。

【制法】细辛加开水 200 毫升浸泡 10 分钟后当茶频频饮服。

【用法】每日 1 剂。治疗期间忌房事，停用其他药物。

【功效】主治阳痿。

19. 肉桂煨姜治阳痿

【配方】新鲜带肉猪骨头 1000 克，肉桂、煨姜各 15 克，食盐 6 克。

【制法】新鲜带肉猪骨头切块，加入上 2 味药，加食盐适量煮汤。

【用法】每日分 2 次服。1 个月为 1 个疗程。

【功效】主治阳痿。

遗 精

遗精是指在非性交活动时精液自行射出的一种现象，一般一周数次或一夜几次者为病理状态。其中有梦而遗者，称为梦遗；无梦而遗，甚至清醒时精自出者，称为自泄滑精，常伴有头晕、耳鸣、精神萎靡、腰酸腿软、疲乏无力等症状。该病为男性性功能障碍最常见疾病，主要是大脑皮质中枢、脊髓中枢功能紊乱，以及因生殖系统疾病而反应为遗精，如重症性神经衰弱、包皮垢炎、包皮阴茎头炎、后尿道炎、前列腺炎、精囊炎、精阜炎等均可引起此病。另外，某些慢性病、体质过于虚弱等，也可引起遗精。

中医学遗精属精关不固，或君相火旺，湿热下注、扰动精室而引起。无论梦遗或自泄，皆起因于肾水虚衰。此病有新旧轻重之分，新病体实者多梦遗，较轻；久病体虚者多滑精，较重。

1. 荷叶治梦遗滑精

【配方】荷叶 50 克（鲜品加倍），米汤 120 毫升。

【制法】荷叶研末。

【用法】每服 5 克，每日早、晚各 1 次，热米汤送服。轻者 1～2 剂，重者 3 剂可愈。

【功效】清热止血，升发清阳。用治梦遗滑精。

2. 韭菜籽治遗精

【配方】韭菜籽 10 克，黄酒 50 毫升。

【制法】韭菜籽加水 600 毫升，煎至 200 毫升即可。

【用法】黄酒送服，每日 2 次。

【功效】用治无梦遗精。

3. 蒸白果鸡蛋治遗精

【配方】生白果仁（即银杏仁）2 枚，鸡蛋 1 个。

【制法】将生白果仁研碎，把鸡蛋打一小孔，将碎白果仁塞入，用纸糊封，然后上笼蒸熟。

【用法】每日早、晚各吃 1 个鸡蛋，可连续食用至病愈。

【功效】滋阴补肾。用治遗精、遗尿。

4. 猪肚补肾治遗精

【配方】荔枝树根 60 克，猪小肚 1 个。

【制法】将荔枝树根切成段，洗净，以水 800 毫升同炖至剩 300 毫升，去渣。

【用法】食小肚并饮汤，每日 1 剂。

【功效】补益精血。用治遗精。

5. 补骨脂治遗精

【配方】韭菜籽30克，补骨脂30克。

【制法】韭菜籽、补骨脂一同捣碎共研为末。

【用法】白开水冲服，每服9克，每日3次。

【功效】温肾壮阳，固精止遗。用治命门火衰、精关不固引起的遗精滑泄、神衰无力。

6. 沙果治遗精

【配方】沙果500克，蜂蜜250毫升。

【制法】将沙果切成厚片，加水800毫升，烧开后，小火煮至沙果酥时，加入蜂蜜，继续煮至成胶状，取出放凉。

【用法】每日嚼食2～3次，每日2～3片。

【功效】生津止渴，涩精止泻。适用于遗精。

7. 干荷叶治梦遗、精滑

【配方】干荷叶150克。

【制法】干荷叶研为细末。

【用法】每次3克，早、晚各1次，开水冲服。

【功效】主治梦遗、滑精。

8. 核桃仁治遗精

【配方】核桃仁30克，猪肾（切片）1个，花生油20毫升。

【制法】核桃仁、猪肾共置锅中用花生油炒熟。

【用法】每晚睡前趁热食之，连用3～5日。

【功效】用治遗精。

9. 牡蛎治遗精

【配方】牡蛎300克，黄酒500毫升。

【制法】牡蛎炒黄，研末。

【用法】每服10克，黄酒送服，饭前空腹1次。

【功效】主治遗精。

10. 鲜干根草治遗精

【配方】鲜干根草50克，红糖15克。

【制法】干根草洗净，加水600毫升煎汤300毫升，加红糖送服。

【用法】每日1次，连服3次见效。

【功效】用治遗精。

11. 紫花地丁草治遗精

【配方】紫花地丁草（鲜）30克。

【制法】把紫花地丁草捣成泥状，贴在脐中，覆盖软塑料薄膜，外用胶布固定。

【用法】每日1次，至病愈为止。

【功效】用治遗精。

12. 白茯苓治遗精

【配方】白茯苓6克，米汤60毫升。

【制法】白茯苓研末。

【用法】药末用米汤送服，每日2次，15日为1个疗程。

【功效】用治遗精。

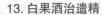

13. 白果酒治遗精

【配方】白果 10 克，白酒 50 毫升。

【制法】将白果放入锅中，加入水和白酒煎煮。

【用法】吃果饮汤，每日 1 剂。

【功效】白果又称银杏，白果果仁含有多种营养元素，具有润肺、定喘、涩精、止带的功效。经常食用白果，可以滋阴养颜抗衰老，扩张微血管，促进血液循环，使人面部红润，精神焕发。

14. 蛇床子治遗精

【配方】蛇床子 15 克，莲藕 90 克。

【制法】将上述食材放入锅中加水煎煮，去渣取汁。

【用法】每日 1 剂，分早、晚 2 次服用。

【功效】蛇床子性温，味苦，有温肾壮阳、燥湿、祛风、杀虫等功效，用于阳痿、早泄、遗精、宫冷、寒湿带下、湿痹腰痛等症；莲藕的营养价值很高，富含铁、钙等微量元素，植物蛋白质、维生素及淀粉含量也很丰富，有明显的补益气血、增强人体免疫力作用。

15. 韭菜籽补肾治遗精

【配方】韭菜籽 20 粒。

【制法】将韭菜籽研末。

【用法】空腹时用盐水送服药末。

【功效】韭菜籽味辛、咸，性温，具有补肝肾、暖腰膝、壮阳固精的功效。主治阳痿梦遗、小便频数、遗尿、腰膝酸软冷痛、泻痢、带下、淋浊等症。

16. 核桃仁治遗精

【配方】生核桃仁 60 克。

【制法】生核桃炒出香味，研末。

【用法】分 3 次食用，每日 1 剂。

【功效】核桃仁有润肺、补肾、壮阳、健肾等功能，是男性温补肺肾的理想滋补食品和良药。核桃仁中所含丰富的磷脂和赖氨酸，对长期从事脑力劳动或体力劳动的男性，能有效补充脑部营养、增强体力。

17. 杉树脂治遗精

【配方】杉树脂 5～6 克，鸡蛋 1 个。

【制法】取杉树脂晒干研成粉末，与鸡蛋混合后油煎，再炖水或蒸（去火气）。

【用法】趁热服用，温开水送下。每日 1 次。3 次为 1 个疗程。重症者连用 2 个疗程。

【功效】固涩止遗。用治遗精。

18. 泽泻汤治遗精

【配方】泽泻 10～12 克。

【制法】泽泻加水 600 毫升煎成 300 毫升。

【用法】每日 1 剂，早、晚各服 1 煎。

【功效】利水，泄热。主治相火妄动的遗精。

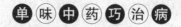

早　泄

　　早泄又称早射，是指男子性交时阴茎未接触女子外阴，或者阴茎刚进入阴道就发生射精，是已婚男士在过性生活时的一种疾病。房事不节或婚前手淫都可能导致早泄的发生，此外精神因素、心理因素及紧张、焦虑等都可能导致此病的发生。中医学认为此病为阴虚火旺、肝经湿热、肾气亏虚所致，病位在心、肝、脾、肾。男子在性生活中常不受控制提早射精。

1. 五倍子固精治早泄

　　【配方】五倍子 20 克。

　　【制法】将五倍子放入锅中，加入 900 毫升水，小火煎 30 分钟，去渣取汁，将汁液加入温开水倒入浴盆中，趁热熏蒸阴茎头数分钟，待水温适宜时可以将阴茎头浸泡在药液中。

　　【用法】每日 1 剂，每晚 1 次。

　　【功效】五倍子味酸、涩，性寒，具有固精、止泻、降火、敛汗的功效。其所含的鞣酸可以使阴茎头黏膜变厚，进而降低阴茎头的兴奋程度，有效治疗早泄的症状。

2. 锁阳壮阳治早泄

　　【配方】锁阳 40 克。

　　【制法】将锁阳放入锅中，加入适量水煎熬。

　　【用法】每日 1 剂，分 3 次服用。

　　【功效】锁阳具有补肾润肠、壮阳固精、养血强筋的功效。主治早泄、阳痿、腰膝痿弱等症。

3. 夏枯草治早泄

　　【配方】夏枯草 50 克，新鲜芹菜 200 克，干苦瓜 100 克。

　　【制法】将上述药材切碎，一同放入锅中，加入适量水煎煮 30 分钟，去渣取汁。将药汁倒入盆中，先清洗阴茎，然后再浴足。

　　【用法】每晚 1 次。

　　【功效】此方具有清泻肝经湿热的功效。主治湿热型早泄。

4. 淮山药治早泄

　　【配方】淮山药 30 克。

　　【制法】将淮山药放入锅中，加入适量水煎熬取汁，将汁液倒入浴盆中，待水温适宜时浸泡双脚。

【用法】每晚 1 次。

【功效】用治早泄。

5. 白芷散治早泄

【配方】白芷 10 克，醋 5 毫升。

【制法】将白芷烘干发脆，研细末。用醋将药末调成面团状，临睡前敷脐（神阙穴），外用纱布盖上，橡皮膏固定。

【用法】每天敷 1 次，或隔 1 天 1 次，连续 3 ~ 5 次。

【功效】用治早泄。

6. 五味子治早泄

【配方】五味子 20 克，猪脊髓 15 克。

【制法】将五味子、猪脊髓加水 800 毫升煎至 400 毫升即可。

【用法】每日 1 剂，分 2 次饮用。

【功效】用治早泄。

7. 五味子黑豆治早泄

【配方】五味子 6 克，鸡骨 100 克，黑豆 30 克。

【制法】将五味子、鸡骨、黑豆加水煎 2 小时，煎至药液 300 毫升饮用。

【用法】每日 2 剂，早、晚服用。

【功效】用治早泄。

8. 山楂治早泄

【配方】山楂 30 克，泥鳅 50 克，盐适量。

【制法】将泥鳅宰杀干净，与山楂一同加水 800 毫升煎至 300 毫升，加盐调味即可。

【用法】喝汤吃泥鳅，每日 1 ~ 2 次。

【功效】用治早泄。

9. 莲子治早泄

【配方】莲子 50 克，大米 500 克。

【制法】大米淘洗净；莲子去芯、去皮，用温水泡发。大米、莲子同入铝锅内，搅匀，加适量水，如焖米饭样焖熟。

【用法】每日 1 剂，分 2 次食用。

【功效】用治早泄。

10. 鱼鳔蒸莲子治早泄

【配方】鱼鳔 15 克，莲子 20 克，食盐 3 克，味精 5 克，麻油 5 毫升。

【制法】鱼鳔先下油锅炸泡后，用清水浸发除去火气。莲子洗净装入纱布袋中，同放于大瓷碗中，加清水 400 毫升，盖好隔水蒸熟，取出药纱袋，下食盐、味精、麻油调味。

【用法】早、晚各服 1 次，连服 3~5 天。

【功效】适用于遗精、早泄。

11. 地龙韭菜饮治早泄

【配方】地龙(最好是韭菜地里的)10 条，韭菜 250 克。

【制法】将地龙剖开，洗净捣成茸。韭菜洗净切碎，绞汁，同装于大茶盅中，冲入滚开水，盖焖温浸 10 分钟即可。

【用法】每日 1 剂，1 次温服。

【功效】壮阳固精，补肾。适用于早泄。

12. 核桃治阳痿

【配方】核桃仁 10 克，韭菜籽 10 克，黄酒 100 毫升。

【制法】核桃仁捣成小颗粒，加水 250 毫升，与韭菜籽 10 克同煮熟即可。

【用法】去渣滤汁，用黄酒冲服。

【功效】壮阳强腰，固精。适用于肾虚阳痿、遗精、早泄。

13. 牛尾治早泄

【配方】牛尾 300 克，母鸡肉 150 克，食盐 10 克，姜片 12 克，葱段 15 克，麻油 10 毫升。

【制法】将牛尾洗净切段，鸡肉切块，放入姜片、食盐、葱段按常法煮汤，加入麻油调味食用。

【用法】每日 1 剂，2 次分服。

【功效】温补肾阳。用于治疗肾气不固型早泄。

14. 淫羊藿固精治早泄

【配方】淫羊藿 50 克，虾仁 35 克。

【制法】淫羊藿与虾仁共煮汤，食用。

【用法】每日 1 剂，2 次分服。

【功效】温补肾阳。用于治疗肾气不固型早泄。

性欲低下

性欲低下是指在性刺激下，没有进行性交的欲望，对性交意念冷淡，而且阴茎也难以勃起的一种性功能障碍。本病发生的原因，西医认为和大脑皮层功能紊乱、内分泌系统的疾病、药物等有关。中医学认为与人体脾肾阳虚、命门火衰有很大关系。

1. 牛鞭治性欲低下

【配方】牛鞭根 25 克，蜂蜜 5 毫升，黄酒 100 毫升。

【制法】将牛鞭根焙干为末，蜜为丸，每丸重 2 克。

【用法】每次 5 丸，黄酒冲服，连服 10 天。

【功效】本方补火助阳，适用于性欲低下、阳痿诸症。

2. 蛇床子治性欲低下

【配方】蛇床子末 90 克，韭菜（取汁）150 毫升。

【制法】将蛇床子末与韭菜汁混合拌匀即可。

【用法】将药液外涂于阴茎上，每 5 日 1 次。

【功效】本方温肾壮阳。适用于肾阳不足的性欲低下、阳痿。

3. 麻雀治性欲低下

【配方】麻雀 5 只，蛇床子 150 克。

【制法】麻雀去毛及内脏，煮烂去骨，然后与蛇床子煎熬成膏，炼蜜为丸，每丸 9 克。

【用法】每日 2 次，每次服 1 ～ 2 丸，温开水送服。

【功效】本方补肾助阳益气。适用于因肾阳虚衰性欲减退之阳痿。

4. 地榆根治性欲低下

【配方】地榆根 30 克。

【制法】地榆根加水 600 毫升煎至 300 毫升即可。

【用法】早、晚服用，每日 1 剂。

【功效】本方治疗同房中受惊恐，或同房后双侧少腹疼痛、面黄肌瘦、全身无力、不思饮食、性功能低下者。

5. 补骨脂治性欲低下

【配方】补骨脂（盐水炒）240 克，韭菜籽 60 克，陈醋 300 毫升。

【制法】将上药浸入陈醋内，醋高过药面 1 指，加热煮沸，取渣令干为末，再做成丸如桐子大。

【用法】每服20丸，早、晚各1次。

【功效】本方温补肾阳、固精涩遗，适用于性欲减退、遗精、阳痿。

6.淫羊藿补阳方

【配方】淫羊藿200克，生海虾500克，核桃仁80个，白酒250毫升。

【制法】先将酒放入合适的容器内，加热；待酒热后投入生海虾，充分浸透，以酒虾焙干为度。核桃仁去皮盐渍，焙干，与海虾共为细末，分作20包。

【用法】每日服1包，每包分2次服用，每次取淫羊藿10克煎水100毫升，分送海虾散，1个月为1个疗程，服药期间禁房事。

【功效】本方温肾补阳，适用于肾阳不足型的性欲低下和阳痿。

糖尿病

　　糖尿病又称消渴症，是一种由胰岛素相对分泌不足或胰岛血糖素分泌过多而引起的以糖代谢紊乱、血糖增高为主要特征的全身慢性代谢性疾病。此病早期无症状，随其发展可出现多尿、多饮、多食、疲乏、消瘦、尿液中血糖含量增加，或并发急性感染、肺结核、动脉粥样硬化、末梢神经炎、趾端坏死等症状。早期诊断依靠化验尿糖和空腹血糖及葡萄糖耐量试验。此病重者可发生动脉硬化、白内障、酮症酸中毒等。

　　中医学认为本病是由于饮食不节、情志不调、恣性纵欲、热病火燥等原因造成。本病多见于40岁以上喜欢吃甜食而肥胖的病人，脑力劳动者居多。创伤、精神刺激、多次妊娠及某些药物(如肾上腺糖皮质激素、女性避孕药等)是诱发或加重此病的因素。发病时伴有四肢酸痛、麻木感、视物模糊、肝大等症。

1. 圆葱治糖尿病

　　【配方】圆葱(洋葱、葱头)100克，麻油10毫升。

　　【制法】将圆葱洗净，开水烫过，切细，加麻油调味。

　　【用法】佐饭食之，每日2次。

　　【功效】用于治疗糖尿病、高血压、动脉硬化。

2. 柿子叶治糖尿病

　　【配方】鲜柿子叶20克，食盐3克。

　　【制法】将柿子叶洗净，以食盐浸渍。

　　【用法】每日吃5~6片。

　　【功效】用于治疗糖尿病。

3. 糯稻秆治糖尿病

　　【配方】糯稻秆10克。

　　【制法】将糯稻秆切碎炒煲，沸水泡。

　　【用法】每日1剂，代茶饮。

　　【功效】适用于糖尿病口渴咽干。

4. 胡萝卜粥治糖尿病

　　【配方】新鲜胡萝卜50克，粳米250克。

　　【制法】将胡萝卜切碎，同粳米一起煮粥。

　　【用法】每日1剂，早、晚餐服食。

　　【功效】清热解毒，健脾化滞。用于治疗糖尿病、高血压。

5. 马兰草治糖尿病

【配方】马兰草、白扁豆各45克。

【制法】将上述2味洗净晒干，共研成面。

【用法】每次9克，温开水送服。

【功效】益气清热祛湿。用治糖尿病。

6. 玉米须治糖尿病

【配方】玉米须50克。

【制法】将玉米须加水500毫升煎至150毫升即可。

【用法】趁热服用，每日1剂。

【功效】清热利尿，降低血糖。用治糖尿病。

7. 蚕茧汤治糖尿病

【配方】蚕茧（连蛹）10克。

【制法】蚕茧加水500毫升煎至200毫升即可。

【用法】代茶饮。

【功效】用治上消大渴之糖尿病。

8. 野蔷薇根皮汤治小儿糖尿病

【配方】野蔷薇根皮9克。

【制法】野蔷薇根皮加水600毫升煎至300毫升即可。

【用法】每日1剂，每日2次。

【功效】本方适宜于小儿糖尿病。

9. 菟丝子治糖尿病

【配方】菟丝子120克，白酒150毫升。

【制法】菟丝子择净水洗，用白酒浸3日，滤干，乘润捣碎，焙干再研细末，炼蜜为丸，如梧子大。

【用法】每日2～3次，饭前服5～10克。或用胶囊灌服，米汤调下。

【功效】用治上消饮水不止之糖尿病患者。

10. 生地姜汁治糖尿病

【配方】生地黄1500克，生姜250克。

【制法】上2味共入石臼内捣烂，取自然汁，文火煎，加水稀稠适度，收贮。

【用法】每服20毫升，不拘时服用，温开水送服。

【功效】用治消渴型糖尿病。

11. 糯米桑根茶治糖尿病

【配方】糯米（炒黄）、桑根（白皮）各20克。

【制法】将糯米、桑根一同用水500毫升，煮至200毫升。

【用法】渴则饮之，不拘时。

【功效】用治糖尿病。

12. 天花粉治消渴型糖尿病

【配方】天花粉15克，西瓜皮50克，冬瓜皮20克。

【制法】将天花粉、西瓜皮、冬瓜皮一同加水600毫升煎至300毫升即可。

【用法】早、晚服用，每日1剂。

【功效】用治消渴型糖尿病。

13. 鸡内金治糖尿病

【配方】鸡内金 10 克，鲜菠菜根 250 克，大米 50 克。

【制法】菠菜根洗净，切碎，加水同鸡内金共煎煮 30 ~ 40 分钟，然后下米煮做烂粥。

【用法】每日分 2 次，连菜与粥服食。

【功效】止渴，润燥，养胃。用治糖尿病。

14. 蒸山药治糖尿病

【配方】山药 120 克。

【制法】将山药洗净蒸熟。

【用法】饭后吃完，每日 2 次。

【功效】补脾止泻，补肾收摄。用治糖尿病之口渴、尿多、易饥。

15. 豇豆汤治糖尿病

【配方】鱼腥草 15 克，带壳豇豆（干品）100 克。

【制法】鱼腥草、带壳豇豆一同加水 600 毫升煎至 300 毫升即可。

【用法】每日 1 剂，吃豆喝汤。

【功效】益气，清热。用治糖尿病之口渴、尿多。

16. 枸杞茶治糖尿病

【配方】宁夏枸杞子 10 克。

【制法】将枸杞子加水 300 毫升，煮沸 1 ~ 2 分钟，待冷后，早餐前将浓汁服完，之后反复冲开水当茶饮。

【用法】每日 4 ~ 5 杯（每杯 200 毫升），临睡前将残存枸杞子连水一起细嚼咽下。

【功效】用治糖尿病。

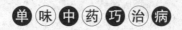

肥胖症

　　肥胖症主要是指人体因饮食过多而活动太少、神经调节失常致食欲亢进、家族遗传等多种原因引起的脂肪含量过多，当体内脂肪贮存量超过正常人平均水平时称为肥胖。体重超过标准体重20%者称肥胖症。男性标准体重＝［身高（厘米）－80］×70％；女性标准体重＝［身高（厘米）－70］×60％。

　　中医学早就把肥胖症作为疾病来进行研究，并认识到肥胖可并发多种疾病，认为本病的发生主要与先天不足、过食肥甘滋腻食物、久卧喜坐或活动过少、脾胃亢进、进食过多，或脾胃虚弱、痰湿内蕴等因素有关。

1. 金钱薄荷减肥茶

　　【配方】金钱薄荷5克。

　　【制法】金钱薄荷以900毫升水煮成300毫升。

　　【用法】以此代茶饮，1次饮完，每日2剂。

　　【功效】金钱薄荷又名相思草，是一种类似雷公根、蚶壳草的匍匐草本植物。有清热利尿的功能，具有减肥效果，药性非常温和。

2. 绿豆银耳减肥汤

　　【配方】绿豆100克，银耳10克，鸡蛋1个，盐、味精各适量。

　　【制法】绿豆洗净，放温水中浸泡2小时；银耳浸泡，去蒂，洗净；鸡蛋打碎搅匀，清水煮沸后，倒入鸡蛋糊，加绿豆、银耳，文火烧10分钟，加盐、味

精调味即可。

　　【用法】每日1剂，分2次用。

　　【功效】用治肥胖症。

3. 白苏减肥茶

　　【配方】白苏8克，绿茶10克。

　　【制法】将白苏、绿茶放入茶杯内，倒入沸水浸泡片刻，即可服用。

　　【用法】每日1剂，多次冲泡服。

　　【功效】本方有健脾利水、减肥祛脂的功效，常服有特效。

4. 山楂茶治肥胖症

　　【配方】山楂15克，绿茶9克。

　　【制法】将山楂、绿茶放入锅内，倒入适量清水，煎沸一下，即可服用。

　　【用法】每日1剂，3次水煎，当茶频频饮服，连服30天。

　　【功效】本方有清泻胃火、降脂减

肥的功效，连服有奇效。

5. 大黄减肥茶

【配方】大黄 2 克，绿茶 6 克。

【制法】将大黄、绿茶放入茶杯内，倒入沸水浸泡片刻，即可服用。

【用法】每日 1 剂，多次冲泡服。

【功效】本方有清热消食、通便祛脂的功效，常服有显效。大黄通便泄泻功效较强，不能随意增加剂量，以免腹泻脱水。

6. 枸杞子治肥胖病

【配方】枸杞子 60 克。

【制法】枸杞子加水 900 毫升，煎成 600 毫升。

【用法】去渣，分 3 次服。每日 1 剂。

【功效】用治肥胖症。

7. 竹荪银耳治肥胖症

【配方】竹荪 2 克，银耳 10 克，鸡蛋 1 个，盐、味精各适量。

【制法】将竹荪放洗洁精中浸泡，再用清水冲洗至无洗洁精沫，银耳浸泡后洗净，去蒂；鸡蛋打碎搅匀。清水煮沸后，倒入鸡蛋糊，加竹荪、银耳，文火烧 10 分钟，加食盐、味精适量佐餐食用。

【用法】每日 1 剂。

【功效】本方对于肥胖症腹部脂肪较多者有较好疗效。

8. 魔芋减肥汤

【配方】魔芋 100 克，花生油 15 毫升，食盐 3 克，葱段 5 克，姜片 6 克，味精 4 克。

【制法】将魔芋洗净切块，锅中放入花生油烧热，放入葱段、姜片爆香，再放入魔芋块，翻炒，九成熟时放入食盐、味精调味，出锅即可服用。

【用法】每日 1 剂。

【功效】本方尤适用于老年性肥胖。

9. 番薯大米粥减肥

【配方】番薯（又名地瓜）40 克，大米 35 克，盐 3 克，白酒 5 毫升。

【制法】大米洗净加 3 倍水泡 30 分钟以上。番薯洗净，连皮切小块，把泡好的米倒入砂锅中，煮沸后放入番薯及盐、酒，用中火煮，煮至几乎没有水分，即成美味可口的番薯稀饭。

【用法】每日 2 次，早、晚食用。

【功效】用治肥胖症。

10. 桃花减肥饮

【配方】桃花 5 朵。

【制法】将桃花阴干研末。

【用法】空腹时开水冲服，每日 3 次。

【功效】用治肥胖症。

11. 淫羊藿治肥胖症

【配方】淫羊藿 30 克，粳米 50 克。

【制法】将淫羊藿煎水，去药渣，留药液，再下粳米煮成粥。

【用法】每日早、晚空腹吃。

【功效】本方尤适用于甲状腺功能减退所致的肥胖症。

12. 生山楂治肥胖症

【配方】生山楂 500 克，蜂蜜 250 毫升。

【制法】去山楂果柄及果核，放在锅内，加水适量，煮至七成熟，水将耗尽时，加入蜂蜜，再以小火煮熟透，收汁即可。待冷，放入瓶内贮存备用。

【用法】每日服数次，每次 15 克。

【功效】用治肥胖症。

头 痛

头痛是一种常见症状，头痛细分起来非常复杂，有刺痛性疼痛、胀痛、头晕目眩头痛等。引起头痛的原因也很多，由颅内、外疾病引起的头痛称器质性头痛，无病理变化的头痛称功能性头痛。因此治疗头痛应该对症下药，以免发生意外。症状：胀痛、闷痛、撕裂样痛、电击样疼痛、针刺样痛，部分伴有血管搏动感和头部紧箍感，以及恶心、呕吐、头晕等症状。

1. 菊花茶治风热头痛

【配方】菊花30克，白糖50克。

【制法】将菊花用沸水浸泡一会儿，然后加入白糖调味。

【用法】每日1剂，常冲常饮，1天数次。

【功效】菊花茶是最佳的降火良药，对治疗头痛、痤疮、喉咙发炎、外感风热、口腔溃疡等症具有很好的效果。

2. 桂圆治气虚头痛

【配方】桂圆壳30克，大枣50克。

【制法】将桂圆壳和大枣洗干净，将大枣核去掉，一同放在锅中加水煮2小时后即可食用。

【用法】每日1剂。

【功效】桂圆壳具有益气补血的功效，含有丰富的葡萄糖、蛋白质、铁等营养元素，能促进血红蛋白再生以补血。

3. 苍耳茶治终年头痛

【配方】苍耳15克。

【制法】将苍耳炒黄，加水600毫升煎至300毫升即可。

【用法】每日1剂，睡前服。

【功效】苍耳具有发汗、止痛、祛风湿等功效，主治风湿痛、头痛等症。

4. 川大黄治头痛

【配方】川大黄2克。

【制法】上药研为细末，取少许吹鼻中，用后有黄水流出，即可生效。

【用法】每日2次。

【功效】用治偏头痛。

5. 天麻粉治头痛头晕

【配方】天麻粉3克，鸭蛋1个（重约60克），米酒100毫升。

【制法】将鸭蛋打入碗中，加适量的米酒，放入天麻粉隔水炖，蛋熟即可。

【用法】每日2次。

【功效】用治头痛、头晕。

6. 樟脑冰片治偏头痛

【配方】樟脑3克，冰片0.6克。

【制法】将樟脑、冰片放碗底，用火点着，鼻嗅其烟。左痛用左鼻孔嗅，右痛用右鼻孔嗅。

【用法】每日3次，每次嗅3回。

【功效】用治偏头痛。

7. 斑蝥治剧烈头痛

【配方】斑蝥（去头足）3～5个。

【制法】将斑蝥研末布包，贴痛处，起泡后用针刺破，使水流出。

【用法】每日1剂。

【功效】用治剧烈头痛。

8. 蚕沙治风热头痛

【配方】蚕沙15克，醋5毫升。

【制法】将蚕沙研为细末，用醋调为糊状，敷以前额。

【用法】每日1次，3～5次为1个疗程。

【功效】用治风热头痛。

9. 酒精棉球治头痛

【配方】酒精棉球2个。

【制法】当头痛时，将两个酒精棉球分别置于两个耳道内。

【用法】每日2次。

【功效】本方有清脑止痛的功效，治头痛有疗效。

10. 大黄治血管性头痛

【配方】大黄苏打片。

【制法】大黄苏打片7～10片，空腹服。

【用法】每日2～3次，以出现轻度腹泻为度。

【功效】大黄苏打片含有大黄粉、碳酸氢钠、薄荷油等，主要用于治疗胃酸过多、消化不良、便秘等。大黄苏打片具有扩张血管、改变血液pH值，降低血黏度，从而对血管性头痛起到治疗作用。可使头痛在1小时内减轻，1～8小时消失。

11. 大附子治头痛

【配方】大附子20克，葱叶10克。

【制法】将附子去皮，研末，与葱叶捣烂的面糊为丸，如绿豆大。

【用法】每服10丸，每日2次，茶水送服。

【功效】本方适用于头痛。

12. 蔓荆子泡酒治风热头痛

【配方】蔓荆子90克，白酒500毫升。

【制法】将蔓荆子为粗末，浸泡酒中，7天后使用。

【用法】每日3次，每次服10～20毫升，温服为佳。

【功效】本方疏散风热，清利头目，

适用于风热头痛。

13. 海带治痰湿头痛

【配方】海带 300 克，白芷 10 克。

【制法】将海带洗净，用温水浸泡5 小时以上，连同浸泡的水一起装入砂锅内，先武火煮沸，再文火煨炖，待海带煮沸后将白芷下入砂锅同煮，直至烂熟。

【用法】空腹将海带白芷汤一齐服下，可当菜吃，连服数月，疗效显著。

【功效】本方健脾化痰，除浊解腻，适用于痰湿头痛。

14. 胆南星治偏头痛

【配方】胆南星 16 克。

【制法】将胆南星研细末。

【用法】每服 2 克，每日 2 次。

【功效】本方适用于偏头痛。

15. 川芎茶叶治头痛

【配方】川芎 9 克，茶叶 6 克。

【制法】将川芎、茶叶一同加水 600 毫升煎至 300 毫升即可。

也可用川芎加下列药物之一：加当归 18 克，治疗血虚头痛；加香附 10 克，治疗气郁头痛。

【用法】每日 1 剂，分 2 次服。

【功效】活血行气，散风止痛。治疗头痛。

16. 米醋治头痛

【配方】米醋 100 毫升。

【制法】将米醋放置锅内煮沸，趁热气出时将头面伸向蒸汽中，以蒸汽熏头面，其痛可止。

【用法】每日 1 剂。

【功效】散风止痛。用治外感头痛。

17. 全蝎末治偏头痛

【配方】全蝎末 5 克。

【制法】以全蝎虫末少许置于太阳穴以胶布封固。

【用法】每日一换。

【功效】祛风平肝，解痉定痛。用治偏头痛。

18. 白果治头痛

【配方】带壳生白果 20 克。

【制法】将生白果捣裂，去膜及胚芽，入砂锅，加入水 500 毫升，水煎。

【用法】1 天分 2 次服完。

【功效】补肾益肺，扩张脑血管。治疗脑血管硬化性头痛、头晕。

眩　晕

眩晕是自觉自身或外物有旋转或摇动的感觉，主要由迷路前庭神经、脑干及小脑病变引起，也可能是神经官能症的一种表现。中医学认为眩是眼花，晕是头晕，二者常同时并见，故统称为"眩晕"。轻者闭目即止，重者如坐车船，旋转不定，不能站立，或伴有恶心、呕吐、汗出则昏倒等症状。

眩晕是目眩与头晕的总称。目眩即眼花或眼前发黑，视物模糊；头晕即感觉自身或外界景物旋转，站立不稳。二者常同时并见，故统称为眩晕。临床常见西医的疾病有梅尼埃病、迷路炎、内耳药物中毒、晕动病、动脉硬化、高血压病、低血压、心律失常等均可引起眩晕。

1. 冬瓜子末治眩晕

【配方】冬瓜子 400 克。

【制法】将冬瓜子焙干研末。

【用法】每日早、晚各服 1 次，每次服 50 克。

【功效】清肺化痰，排脓利水。治疗眩晕。

2. 白矾绿豆丸治眩晕

【配方】生白矾、绿豆各 10 克，米饭适量。

【制法】白矾、绿豆共研末，用米饭制丸如梧桐子大。

【用法】每日早、晚各服 5 丸，常服。

【功效】具有解毒杀虫、燥湿止痒、止血止泻、清热消痰的功效。用治眩晕。

3. 天麻治眩晕

【配方】天麻 10 克，鸡蛋 1 个。

【制法】将天麻浓煎取汁，用沸药汁冲鸡蛋。

【用法】服用鸡蛋药茶，每日 1 剂，连用 1 周。

【功效】用治眩晕。

4. 地龙治眩晕

【配方】活地龙 20 克，鸡蛋 2 个。

【制法】将活地龙放盆内加清水适量浸泡 3 日，使其排出体内污物，剥开，洗净切碎，与鸡蛋和匀做饼，油煎至熟。

【用法】顿服，隔日 1 次。

【功效】用治眩晕。

5. 茺蔚子治眩晕

【配方】茺蔚子 15 克。

【制法】茺蔚子加水 1000 毫升，煎至 500 毫升。

【用法】趁热洗脚，每日 1 次。

【功效】用治眩晕。

6. 黄芪糯米粥治低血压性眩晕

【配方】黄芪 16 克，大枣 10 个，糯米 50 克。

【制法】先将黄芪水煎去渣，汤汁与大枣、糯米同煮成粥，即可食用。

【用法】每晚 1 次，连用 2 个月。

【功效】用治低血压性眩晕。

7. 葵花盘治头晕

【配方】葵花盘 50 克。

【制法】将向日葵盘切成小块，放入药锅内，倒入水 600 毫升，用大火煎沸后，再用文火煎 15 分钟，煎至 200 毫升，即可服用。

【用法】每日服 1 杯，连服 3 天。

【功效】一般连服 3 剂就有疗效，对高血压头晕有良效。

8. 白果治眩晕

【配方】白果 30 克。

【制法】将白果去壳，研为细粉。

【用法】将药粉分为 2 份，每日早、晚饭后各服 1 份，用温开水送服，连服 7 天。

【功效】本方有补气养心、滋阴益肾的功效，常食对治疗肾阴虚亏型眩晕

有良效。

9. 吴茱萸治眩晕

【配方】吴茱萸 20 克，香醋 6 毫升，青菜叶 2 片。

【制法】将吴茱萸晒干，研为细末，用香醋调制成饼状 2 块，临睡前分别敷于双侧涌泉穴（足底心），盖上青菜叶，再用纱布包扎，次日早晨取下。

【用法】每日 1 剂，连敷 3 ~ 5 天。

【功效】本方有降逆、通窍、止晕的功效，适用于眩晕患者。

10. 独活煮蛋治眩晕

【配方】独活 30 克，鸡蛋 6 个。

【制法】将独活与鸡蛋一起放入砂锅内，倒入适量清水，用文火煮至鸡蛋熟后，捞出，磕碎蛋壳，再放入锅煮 15 分钟，使药液渗入蛋内，取出鸡蛋，去汤和药渣。

【用法】每日 1 次，每次吃两个鸡蛋，3 天为 1 个疗程，连续服用 2 ~ 3 个疗程。

【功效】本方有补虚活血、通窍止晕的功效，适用于梅尼埃病。

11. 薏苡仁粥治眩晕

【配方】薏苡仁 15 克，大米 100 克。

【制法】将上 2 味放入锅内，倒入适量清水，用文火煎成稀粥，即可服用。

【用法】每日 1 剂，分 2 ~ 3 次服用，连服 1 ~ 2 周。

【功效】本方有健脾祛湿、通窍止晕的功效，适用于梅尼埃病眩晕。

12. 天麻蒸蛋治眩晕

【配方】鸡蛋1~2个，天麻粉5~10克。

【制法】将鸡蛋液打入碗内，搅拌均匀，放入蒸锅内，用大火蒸至蛋羹半熟时，均匀撒入天麻粉，用文火蒸至熟香，即可服用。

【用法】每日1剂，1次服完，连服15~20剂。

【功效】一般连服15剂后，就有疗效，适用于高血压，伴有头昏、头晕、头痛、耳鸣、肢麻等。

13. 山药汤治头晕

【配方】鱼鳔30克，鲜山药100克，冰糖15克。

【制法】将鱼鳔浸软、切块，鲜山药去皮，洗净切片，同放于砂锅中，注入清水500毫升，加入冰糖，小火煮至酥烂。

【用法】分2次趁热食鱼鳔和山药，喝汤。

【功效】治疗耳源性眩晕。

14. 夏枯草治眩晕

【配方】夏枯草15克，猪瘦肉60克。

【制法】将夏枯草、猪瘦肉加水适量，煮至肉熟即可。

【用法】喝汤吃肉，每日2次分服。

【功效】清肝火，散郁结，降血压。适用于伴有高血压、目赤、头痛等肝火上炎之眩晕。

15. 干菊花治眩晕

【配方】干菊花10克，陈粳米50克，冰糖15克。

【制法】干菊花去蒂择净，磨成菊花末，先以陈粳米、冰糖加水500毫升，煮至米开汤米稠，调入菊花末，文火稍煮片刻，待粥稠停火，盖紧盖焖5分钟，即可食用。

【用法】每日2次，稍温服食。

【功效】本方疏风清热止痛，适用于外感风热所致头目眩晕。

16. 茯苓白酒治眩晕

【配方】茯苓60克，白酒500毫升。

【制法】取茯苓，加入白酒浸7日以上。

【用法】每日适量饮用。

【功效】具有健脾补中，利水渗湿，养心安神的作用。适用于脾虚湿盛，气血不畅所致的体弱食少、头晕、四肢沉重少力等症。

17. 芹菜治头晕目眩

【配方】芹菜500克，白芷10克，花生油、酱油各15毫升，盐2.5克，花椒、葱花各10克。

【制法】将芹菜切去根须，除掉菜叶，仅取菜梗，撕去梗上粗筋，冲洗干净，沥干后切成3厘米长段。在锅内放入花生油，待油烧热后放入花椒，炸至九成熟，

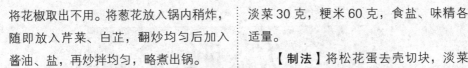

将花椒取出不用。将葱花放入锅内稍炸，随即放入芹菜、白芷，翻炒均匀后加入酱油、盐，再炒拌均匀，略煮出锅。

【用法】每日 1 剂，分 2 次食用。

【功效】本方祛脂降压，利水清热。可辅治高血压、高血脂所致的头晕目眩，失眠头痛等症。

18. 白苏治眩晕

【配方】白苏 10 克，松花蛋 1 个，淡菜 30 克，粳米 60 克，食盐、味精各适量。

【制法】将松花蛋去壳切块，淡菜泡发、洗净、切碎，与白苏、粳米一同煮粥，用食盐、味精调味食用。

【用法】每日 1 ~ 2 剂。

【功效】滋阴清热，补益肝肾。用于治疗肝肾阴虚所致的眩晕。

失　眠

　　失眠是指经常不易入寐，或寐而易醒，至彻夜难眠。临床表现为心烦、不易入睡、多梦、易醒，或伴有头晕、耳鸣、多汗，或心烦热等。西医学之神经官能症、神经衰弱、动脉硬化、更年期综合征等均可引起失眠。有几种临床表现：一是难于入睡起始失眠；二是睡眠浅而易于惊醒间断失眠；三是睡眠持续时间少于正常，早醒后不能再入睡（早醒失眠）。引起失眠的主要原因是精神过度紧张或兴奋，并伴以头昏脑涨、头痛、多梦、记忆力减退、神倦胸闷、注意力不集中、食欲不振、手足发冷等，常见于神经官能症、神经衰弱等；如失眠伴以情绪不稳、过敏、潮热、出汗、头痛头晕、血压波动、月经紊乱等，年龄在45～55岁的可能是更年期综合征；如因环境嘈杂或服用浓茶、饮料、药物，心中有事、忧郁不结，疼痛等各种原因引起的失眠，均应根据病因，对症处理。

1. 糯稻根治失眠

　　【配方】糯稻根60克。

　　【制法】糯稻根加水600毫升煎至300毫升即可。

　　【用法】每晚服1剂。

　　【功效】治疗失眠。

2. 茯神粥治失眠

　　【配方】茯神10克，大枣5个，小米50克。

　　【制法】先将茯神用水煮透，滤取汁液。用茯神汁液再煮小米和大枣为粥。

　　【用法】每日分2次服用。

　　【功效】健脾养心，安神益智。对于心脾两虚、惊悸怔忡、失眠健忘、精神不集中的情况均可应用。

3. 朱砂治失眠

　　【配方】朱砂3～5克。

　　【制法】用干白布1块，涂糨糊少许，将朱砂细末均匀黏附于上，外敷涌泉穴，胶布固定，睡前贴。

　　【用法】每日1次。

　　【功效】用治失眠。

4. 吴茱萸治失眠

　　【配方】吴茱萸9克，米醋5毫升。

　　【制法】研成细末，米醋调成糊状，敷于两足心，盖以纱布固定。

　　【用法】每日1次。

【功效】用治失眠。

5. 青皮治失眠

【配方】新青皮 1 块。

【制法】置于柴火上烘热，趁热熨擦两眼上下眼睑，每次 20 分钟。

【用法】每日 3 次，每日 3 剂。

【功效】用治失眠。

6. 茯神治失眠

【配方】茯神 15 克，鸡蛋黄 1 个。

【制法】茯神用 500 毫升水煎剩 200 毫升，稍停，兑入鸡蛋黄 1 个，搅匀，于睡前洗足后趁热服下。

【用法】每日 1 剂。

【功效】用治失眠。

7. 半夏治失眠

【配方】半夏 10 克，小米 50 克。

【制法】半夏、小米一同加水 800 毫升，沸后小火煎 20 分钟，喝粥。

【用法】每晚 1 次。

【功效】调和阴阳。治阳盛阴衰、阴阳失交所致失眠症。

8. 大枣葱白汤治失眠

【配方】大枣 20 个，葱白 50 克。

【制法】将大枣、葱白一起加水 600 毫升，沸后小火煎 30 分钟即可。

【用法】每日晚间临睡前服用。

【功效】镇静催眠。治疗失眠。

9. 何首乌藤治失眠

【配方】何首乌藤、大枣各 60 克。

【制法】何首乌藤、大枣一同加水 800 毫升，沸后小火煎 30 分钟即可。

【用法】每日 1 剂。

【功效】何首乌藤有养心安神、祛风通络之功效；大枣有补脾和胃，益气生津，调营卫，解药毒之功效。治疗失眠。

10. 仙人掌方

【配方】仙人掌 60 克，白糖 10 克。

【制法】仙人掌去皮刺，捣烂取汁，冲白糖开水服。

【用法】每日 1 剂。

【功效】滋阴安神。主治阴虚火旺、心脾两虚所致失眠。

11. 酸枣仁治失眠

【配方】炒酸枣仁 100 克。

【制法】将炒酸枣仁焙干，研为细末，贮瓶备用。

【用法】每次服 10 克，每日 2 次（第 2 次于晚上睡前 30 分钟服用）。连服 10 天为 1 个疗程。

【功效】本方有安神、助眠的功效，常服对治疗失眠有良效。

12. 百合蜂蜜治失眠

【配方】鲜百合 55 克，蜂蜜 25 毫升。

【制法】将鲜百合洗净，与蜂蜜一起放入碗内，隔水炖至熟软，每晚临睡前服食。

【用法】每日 1 剂，连用 5 ~ 7 天。

【功效】本方有滋阴清火、安神助眠的功效，适用于阴虚火旺失眠患者，症见通宵失眠，头晕耳鸣，心烦口干，腰酸梦遗，舌质红，舌苔少，脉弦细数。

13. 花生酱治失眠

【配方】花生酱 10 毫升。

【制法】当夜里失眠时，用热水冲服花生酱即可。

【用法】每日 1 剂，连续用 12 次。

【功效】本方有安神助眠的功效，常服对治疗失眠有良效。因为花生酱中含有色氨酸，可引人入睡，消除失眠的痛苦。

14. 花生叶茶治失眠

【配方】花生叶 150 克。

【制法】将花生叶放入药锅内，倒入适量清水，用大火煎煮 15 分钟，当茶饮用。

【用法】每日 1 剂，分 2 次服，连服 3 ~ 5 剂。

【功效】本方治失眠有良效。

15. 天麻炖猪脑治失眠

【配方】猪脑 50 克，天麻 30 克，食盐 3 克。

【制法】先将猪脑洗净，与天麻一起放入碗内，用文火隔水炖至熟软，加入食盐调味，即可食用。

【用法】每日 1 剂，1 次食完，连服 5 ~ 7 日。

【功效】本方有补虚健脑、安神助眠的功效，适用于有高血压病史、头晕面红、手足麻木的失眠。

16. 半夏秫米粥治失眠

【配方】半夏 15 克，秫米 50 克。

【制法】用河中长流水澄清，取清液煮秫米、半夏为粥样，吃时去渣，只喝其汁 75 毫升。

【用法】每日 3 次，连服 3 天，以见效为止。

【功效】本方祛痰降逆，和胃，调阴阳。适用于因痰滞、阴阳失调的失眠。

17. 干百合治失眠

【配方】干百合 50 克，小麦面粉 200 克，水适量。

【制法】百合磨成粉，加水、小麦面粉，和而做饼，烙熟。

【用法】每日 1 剂，经常食用。

【功效】本方健脾养心，清热安神，凡心悸、心慌、失眠、健忘、食少、倦怠属心脾两虚，心神不宁者，宜用本品。

18. 蜂蜜百合蒸服除烦安眠

【配方】鲜百合 50 克，蜂蜜 15 毫升。

【制法】将百合去杂洗净，撕成小片，加蜂蜜拌匀，上笼蒸熟。

【用法】睡前 1 次服下，每日 1 剂。

【功效】养阴清热，除烦安神。用于治疗心肾不交型失眠，症见心烦不寐，难以入睡，至彻夜不眠，心悸不安，头晕耳鸣，健忘，烦热盗汗，口干，腰膝酸软，男子遗精，女子月经不调，舌尖红苔少，脉细数。

19. 远志芹菜煮汤治失眠

【配方】远志 10 克，芹菜 250 克，食盐、味精、麻油各适量。

【制法】将远志洗净切碎，芹菜洗净切碎，一同加水煮汤，加入食盐、味精、麻油调味食用。

【用法】每日 1 剂。

【功效】平肝清热，养心安神。用于治疗阴虚内热所致的失眠、头晕等。

神经衰弱

神经衰弱是神经官能症中常见病症之一，多由长期情绪失调、用脑过度或病后体弱等原因引起。神经衰弱的临床表现较为广泛，涉及人体大部分器官和系统，但与心血管、神经系统的关系最为密切。主要表现为容易疲劳、易激动、注意力不集中、记忆力减退、头昏、头痛、失眠、乏力、烦躁、多疑、忧郁、焦虑等。一般病程较长，常反复波动。治疗主要是提高病人对疾病的认识，解除顾虑，树立战胜疾病的信心，进行适当的体育锻炼，给予必要的药物治疗。

1. 百合治神经衰弱

【配方】百合 50 克，猪瘦肉 200 克，盐 3 克。

【制法】猪瘦肉切成小块，与百合加盐共煮烂熟。

【用法】顿服，每日 1 剂。

【功效】清热润肺，养血安神。用治神经衰弱之失眠，肺结核之低热、干咳、气促等。

2. 枣仁汤治神经衰弱

【配方】虾壳 25 克，酸枣仁 15 克。

【制法】虾壳、酸枣仁一同加水 800 毫升，沸后小火煎 30 分钟即可。

【用法】每日 1 剂，分 2 次服。

【功效】安神镇静。用治神经衰弱。

3. 薏苡仁粥治神经衰弱

【配方】糯米（捣半碎）100 克，薏苡仁 50 克，大枣 10 个。

【制法】按常法煮做粥。

【用法】每日食用 1 次。

【功效】补中，益气，安神。用治神经衰弱。

4. 蝗虫粉治神经衰弱

【配方】蝗虫 50 只。

【制法】蝗虫去足、翅，焙焦研粉。

【用法】每日服 10 克，分 2 次或 3 次饭后服。

【功效】用治神经衰弱、肺结核、咳喘等。

5. 茯神粥宁心安神

【配方】茯神末 50 克，粳米 100 克。

【制法】粳米与茯神末同煮食之。

【用法】每日 1 剂。

【功效】养心安神。用治睡不实，

欲睡不得睡。

6. 鲜百合治神经衰弱

【配方】鲜百合50克，生、熟酸枣仁各15克。

【制法】鲜百合用清水浸泡一夜。取生、熟酸枣仁水煎去渣，用其汁将百合煮熟。

【用法】连汤吃下，每日1剂。

【功效】常食清心安神。用治神经衰弱和更年期综合征，适于年老少寐者服食。

7. 桂圆莲子治神经衰弱

【配方】桂圆肉、莲子各30克，米醋30毫升。

【制法】将前2味加水500毫升煮熟，然后倒入米醋再煮3～5分钟。

【用法】每晚服用1次，连续15日。

【功效】安神催眠。适用于神经衰弱所致的心悸、失眠。

8. 鲜花生叶治神经衰弱

【配方】远志15克，鲜花生叶40克。

【制法】上2味洗净后加水600毫升，煎至300毫升。

【用法】早、晚2次分服，连服3日。

【功效】镇静安神。适用于神经衰弱所致头痛、头昏、多梦、失眠、记忆力减退。对脑震荡后遗症引起的上述症状，亦有较理想的疗效。

9. 枸杞大枣治神经衰弱

【配方】枸杞子30克，大枣10个，鸡蛋2个。

【制法】将枸杞子、大枣、鸡蛋放砂锅内加水适量同煮，蛋熟后去壳再共煎片刻，吃蛋喝汤。

【用法】每日1次，连服数天。

【功效】滋肾养肝。适用于肝肾阴虚所致的神经衰弱。

10. 黄花菜治神经衰弱

【配方】酸枣仁10克，干黄花菜20克。

【制法】将酸枣仁、黄花菜炒至半熟，捣碎研成细末。

【用法】将上药末睡前1次服完。

【功效】疏肝健脾，宁心安神。适用于肝气郁结所致的神经衰弱。

11. 徐长卿散治神经衰弱

【配方】徐长卿全草200克。

【制法】将徐长卿全草研粉。

【用法】每次服10～15克，每日2次，20天为1个疗程。

【功效】祛风止痒，胜湿止痛。治疗神经衰弱。

12. 百合汤治神经衰弱

【配方】百合30～60克。

【制法】将百合用冷水浸泡1小时后，文火煎煮，煮沸5分钟后取下药罐，放凉后吃百合喝汤。

【用法】每日1剂。一般服1~2周即可痊愈。

【功效】宁心安神，补中益气。治疗神经衰弱。

13. 丹参汤治神经衰弱

【配方】丹参30克。

【制法】将丹参加水800毫升，沸后小火煎30分钟即可。

【用法】分早、晚2次口服，一般1~2个月即可痊愈。

【功效】活血，安神宁心。治疗神经衰弱。

14. 蜂蜜方治神经衰弱

【配方】蜂蜜50毫升。

【制法】将蜂蜜用开水冲服。

【用法】睡前服用，连续服用1个月，能使睡眠良好，头痛消失，体力恢复。

【功效】补中润燥，止痛清热，解毒美容。治疗神经衰弱。

15. 玉竹粳米粥治神经衰弱

【配方】玉竹15克，粳米60克。

【制法】将玉竹用布包好煎汤，去渣、入粳米煮粥食。

【用法】每天1次，连服数天。

【功效】本方滋阴清热，宁心安神，适用于阴虚火旺所致的神经衰弱。

16. 鲜玫瑰花羊心治神经衰弱

【配方】鲜玫瑰花50克（干品15克），羊心200克，盐适量。

【制法】先将玫瑰花放在小锅中，加入食盐和适量水煎煮10分钟，待冷备用。羊心洗净，切成块，用竹签串在一起后，蘸玫瑰盐水反复在火上烤炙，趁热食用。

【用法】每日1剂，分2次食用。

【功效】本方养血安神，适用于神经衰弱，症见惊悸失眠。

17. 大枣葱白汤健脾养神

【配方】大枣20个，连须葱白50克。

【制法】先将大枣洗净，用水泡发，煮20分钟，加入洗净切碎的葱白，文火煮10分钟，吃枣喝汤。

【用法】每日1剂。

【功效】健脾益气，养血通阳。用于治疗心脾两虚型神经衰弱。

18. 柏子仁宁志安神

【配方】猪心1个，柏子仁10克。

【制法】将猪心洗净剖开，加入柏子仁，用线捆好，隔水蒸食。

【用法】每日1剂。

【功效】补血养心，宁志安神。用于治疗心脾两虚型神经衰弱。

19. 蜂蜜五味子治神经衰弱

【配方】蜂蜜100毫升，五味子50克，凉白开350毫升。

【制法】上3味共置瓶内，浸泡7日后即可饮服。

【用法】1剂分7日内服完。喝完1剂后可在原瓶内再加入蜂蜜、凉白开浸泡饮服。以上为 1 个疗程，轻者 1 个疗程，重者 2 ~ 3 个疗程。

【功效】清热润燥，滋肾生津。用于治疗心肾不交型神经衰弱。

20. 桂圆酒治神经衰弱

【配方】桂圆肉 250 克，白酒（60度）400 毫升。

【制法】将桂圆肉切碎，装入瓷瓶中，以酒浸泡 20 天。

【用法】每日 2 次，每次服 10 ~ 20 毫升。

【功效】补心脾，治神衰。用于治疗神经衰弱之失眠、健忘、心悸等。

21. 桑葚冰糖水治神经衰弱

【配方】鲜桑葚 100 克，冰糖 10 克。

【制法】上 2 味加水共煎煮。

【用法】每日服 2 次，每日 1 剂

【功效】补肝益肾。用于治疗神经衰弱之失眠、习惯性便秘等。

22. 核桃酒治神经衰弱

【配方】核桃仁 5 个，黄酒 50 毫升，白糖 50 克。

【制法】将核桃仁与白糖放入罐中共捣为泥，放入锅中，下黄酒调匀，以小火煎煮 10 分钟即成。

【用法】每日 2 次，连用 3 天。

【功效】益气养阴安神。用于治疗神经衰弱之失眠、头痛等。

中 风

中风是由脑部血液循环系统的破裂或闭塞而引起的局部血液循环障碍，导致脑神经功能障碍的病证。气候变化、情绪激动、过度疲劳、用力过猛、饮食不节及体位变化等均可诱发中风。中风患者具有神志障碍、半身不遂、偏身麻木、口眼㖞斜、语言迟涩等特定的临床表现。

中风又称"脑卒中"，是由脑部的动脉血管破裂或堵塞所致。一般分为出血性和缺血性两大类。出血性有脑出血和蛛网膜下腔出血，多因白天猛然用力、情绪激动或过分紧张而突然发生；缺血性脑血管病多在睡眠时发生。

1. 皂荚散治中风

【配方】皂荚3克。

【制法】将皂荚研成细末，用少许吹入鼻中取嚏。

【用法】每日1剂。

【功效】主治中风口眼㖞斜、头风头痛。皂荚能祛风痰、除湿毒、杀虫，外用吹鼻有开窍醒神、祛痰散风、救逆回阳作用。

2. 大黄浸渍液治中风

【配方】生大黄80克

【制法】生大黄（生鲜大黄尤佳）加沸水浸泡20分钟，弃渣待凉而得浸渍液。25%生大黄浸渍液是由生大黄50克加沸水200毫升浸泡而成；5%生大黄浸渍液由生大黄10克加沸水200毫升浸泡而得。

【用法】先用25%的生大黄浸渍液100毫升，鼻饲或灌肠1~2次，待大便排出后改用5%的生大黄浸渍液50毫升，鼻饲或灌肠，12小时1次，直至神志清醒。同时配用汤药，水煎，取汁500毫升，每次100毫升鼻饲，4小时1次，并结合补液支持治疗。对伴有大量呕血、血压不升及脉微欲绝者，不宜采用本法。

【功效】通腑开窍，升清降浊。治疗中风。

3. 全蝎治中风呃逆

【配方】全蝎18克，黄酒10毫升。

【制法】将全蝎置瓦片上焙干，呈黄色，研成粉末。

【用法】每次服2克，黄酒为引，每隔6小时服1次。

【功效】息风化痰，镇痉安神。治疗中风呃逆。

4. 白芥子贴膏治中风

【配方】生白芥子50克，研成细末，米酒50毫升。

【制法】白芥子研成细末与米酒调制成膏状。

【用法】将膏药摊在纱布上，贴敷患侧阳白、地仓、颊车、四白4个穴位处，胶布固定，4~6小时取下，3天内防止患侧受风，7天后贴敷第2次。局部可出现水泡，乃药物刺激所致，可用无菌注射器将泡内液体抽出，自会脱屑而愈。

【功效】祛风化痰，散结通络。治疗中风性面瘫。

5. 皂荚膏治中风

【配方】大皂荚6克，醋30毫升。

【制法】大皂荚去皮、籽后碾末过100目筛，入铜锅或铜勺（忌铁器）微火炒至焦黄色，再入醋收膏。

【用法】将药膏平摊于敷料布上约3毫米厚度，贴于口角处，左歪贴右，右歪贴左，贴药时稍向患侧牵拉固定。每天1次，2天后改为隔天1次，直到病愈。有些患者用药1次或数次后，局部出现皮疹，这时可暂停贴药，待皮疹愈后继续应用皂荚膏。

【功效】祛风痰。治疗中风后患者病侧面部表情肌瘫痪，额纹消失，眉低

口垂、眼裂扩大，目不能闭，有溢泪、食滞、流涎、漏气等症。

6. 皂荚白矾治中风

【配方】皂荚30克，白矾30克。

【制法】将上2味制成散剂。

【用法】取以上细末1.5~3克，用温水调服，每日3次。

【功效】用治中风。

7. 穿山甲（代）治中风偏瘫

【配方】穿山甲（代）30克，红海蛤20克，葱汁10毫升。

【制法】上前2味共研为细末，过筛，加葱汁适量制成略大于1角硬币圆饼，贴于足心等穴。

【用法】每日晚上睡前1次。

【功效】用治中风瘫痪。

8. 胆南星末治中风口噤不开

【配方】胆南星末1.5克，冰片3克。

【制法】上2味和匀。

【用法】以中指蘸药末擦齿，反复20~30次。

【功效】用治中风口噤不开。

9. 桑叶治中风语言不清、口流涎水等

【配方】桑叶3~6克。

【制法】桑叶加水600毫升，煎至300毫升即可。

【用法】每日服2次。

【功效】用治中风语言不清，口流涎水等。

10. 芝麻外壳治中风后半身不遂

【配方】芝麻荚果之壳25克，黄酒200毫升。

【制法】用黄酒煎煮芝麻壳。

【用法】将药液趁热服用，然后立即盖被卧床，取得微汗即见效。

【功效】用治中风后半身不遂。

11. 蛇蜕治中风

【配方】蛇蜕1.5克，黄酒120毫升。

【制法】用适量的黄酒将蛇蜕点燃烧灰，将剩下的黄酒温热后调服。

【用法】每日1剂。

【功效】用治中风牙关紧闭，两眼流泪，胡言乱语，或产后风瘫。

12. 天南星治中风

【配方】天南星15克，生姜汁10毫升。

【制法】将天南星研细末，生姜汁和匀，摊于纸上。左歪贴右，右歪贴左，正则洗去，免得其反。

【用法】每日1剂，连续用10次。

【功效】用治中风口眼㖞斜。

13. 松毛酒治中风

【配方】松毛1000克，白酒1500毫升。

【制法】将松毛放在酒中浸7日。

【用法】每次饮50毫升，每日2次。

【功效】用治中风口眼㖞斜。症见两脚疼痛、腰痛、两足不能立地。

14. 豨莶草治中风后遗症

【配方】豨莶草200克。

【制法】将豨莶草晒干研末，炼蜜为丸。

【用法】每日服2次，每次12克。

【功效】本方适用于中风后遗症。

15. 木耳茶治脑血栓后遗症

【配方】黑木耳7克，生姜10片。

【制法】每天早晨先用冷水将黑木耳浸泡至软，洗去杂质，与生姜片一起放入锅内，倒入清水加盖，用文火煮沸片刻，当茶服用。

【用法】每日1剂，多次煮沸服用，最后食黑木耳。

【功效】本方有活血化瘀、通脉益脑的功效，坚持连服数月治脑血栓后遗症有显效。

癫　痫

　　癫痫是以脑功能短暂异常为特征的一组临床综合征，有原发性癫痫和继发性癫痫的区别。癫痫的发作大多具有间歇性、短暂性、刻板性三个特点，以突然昏扑、口吐涎沫、肢体抽搐、移时自醒、反复发作为主要表现。临床上有大发作（羊痫风）、小发作、局限性发作和精神运动性发作四种形式。

　　中医称本病为"痫病"。其病机因先天遗传，或大惊卒恐，情志失调，饮食不节，以及继发于脑部疾患，或患他疾之后，使风、痰、血等蒙蔽清窍，扰乱神明，其中以痰邪为患最为重要。

1. 丹参治癫痫

　　【配方】丹参 5 克。

　　【制法】丹参研细末。

　　【用法】取 0.5 克丹参末纳脐中，胶布固定，7 天换药 1 次。

　　【功效】治疗癫痫日久，发作频繁。应在发作间歇期使用。

2. 附子外敷治癫痫

　　【配方】熟附子 9 克，小麦面粉 10 克。

　　【制法】熟附子研细末，与小麦面粉和面做饼。

　　【用法】把饼放在丹田穴上，用艾绒团灸数次。

　　【功效】治疗癫痫。

3. 全蝎治癫痫

　　【配方】全蝎 30 克，甘草 10 克，白酒 50 毫升。

　　【制法】全蝎先用白酒泡透，再用生甘草炒黄，去甘草，研成细面。

　　【用法】成人分 10 次，患儿 12 岁以下分 20 次，空腹米汤送下。忌醋。

　　【功效】镇惊息风，通络止痛。治疗癫痫。

4. 羊脑枸杞子治癫痫

　　【配方】羊脑 50 克，枸杞子 30 克，酱油 5 毫升，味精 3 克。

　　【制法】羊脑、枸杞子加清水与调料，以文火炖熟。

　　【用法】每日 1 剂，分 2 次服。

　　【功效】用治癫痫。

5. 羚羊角粉治癫痫持续状态

　　【配方】羚羊角粉 0.1 克。

【制法】羚羊角粉用开水冲服。

【用法】每日 3 次，每日 3 剂。

【功效】用治癫痫持续状态。

6. 黄豆辅助治癫痫偶发

【配方】地龙 60 克，黄豆 500 克，白胡椒 30 克。

【制法】地龙、黄豆、白胡椒一同加水 2000 毫升，文火煨至水干，取出黄豆晒干，存于瓶内。

【用法】每次吃黄豆 30 粒，每日 2 次。

【功效】用于癫痫辅助治疗。

7. 青果治癫痫

【配方】青果 2500 克。

【制法】青果去核捣碎，以文火煮 5 ~ 6 小时，去渣，再煎成膏状即成。

【用法】早、晚各服 1 汤匙，温白开水冲服。

【功效】用治癫痫。

8. 蜈蚣治癫痫

【配方】蜈蚣 50 克。

【制法】蜈蚣研为细末。

【用法】每服 1 ~ 3 克，每日 3 次，温开水送服。

【功效】用治癫痫。

9. 吴茱萸敷肚脐治癫痫

【配方】吴茱萸 30 克。

【制法】将吴茱萸研为细末，撒入脐窝内，外用膏药固定。

【用法】7 ~ 10 天换 1 次。

【功效】治疗癫痫。

10. 白矾散治羊痫风

【配方】白矾 50 克。

【制法】将白矾研成细粉，备用。

【用法】成人每次服 3 ~ 5 克，每日早、晚饭后，睡前各服 1 次，温开水冲服。

【功效】清热解毒。用治羊痫风。

11. 桂圆肉治羊痫风

【配方】桂圆肉 25 克，羊脑 100 克。

【制法】桂圆肉、羊脑一同加水共炖熟。

【用法】服食，每日 1 剂，分 2 次服。

【功效】养血祛风。用治羊痫风，症见发作时昏倒、牙关紧闭口吐白沫、不省人事。经常服食有效。

12. 羊苦胆治小儿癫痫

【配方】蜜蜂 9 只，羊苦胆 1 个，黄酒 100 毫升。

【制法】将蜜蜂装入羊苦胆内，外用黄纸包七八层，再以绳扎好，黄酒封固，置木炭火上烧烤 30 分钟，去掉泥土后研细末。

【用法】以黄酒适量冲服，小儿每次 3 ~ 6 克。

【功效】清热解毒，强心安神。用治小儿癫痫。

13. 猪脑治似痫非痫

【配方】猪脑 100 克，冬虫夏草 3 克。

【制法】猪脑（剔去红筋不用），

同冬虫夏草炖熟。

【用法】食脑饮汤，每日服1或2次。

【功效】补脑髓，除脑中邪热，理虚通窍。用治似痫非痫症。

14. 鸡心血治惊痫

【配方】公鸡9只，白及9克，黄酒60毫升。

【制法】取出鸡心，将鸡心血挤压出来，放于碗内，再将研成细末的白及倒入碗内，同捣为泥。

【用法】分为2次服，每次以黄酒为引，2天内服完。

【功效】解热毒，疗惊痫。用治羊痫风。

15. 猪心九节菖蒲治痫症

【配方】猪心1个，九节菖蒲10克。

【制法】猪心洗净，用竹刀劈开，九节菖蒲研为末，入心内，加水煮汤。

【用法】喝汤，食心，每日1剂。

【功效】本方养心，益智，化痰开窍。适用于痫症。

16. 榛蘑治羊痫风

【配方】榛蘑120克，白糖90克。

【制法】用水煮榛蘑，滤汁，加白糖。

【用法】口服5次，随意饮之。

【功效】本方祛风，活络，补虚。主治羊痫风。

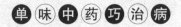

贫 血

　　贫血是指单位容积血液内红细胞数和血红蛋白量低于正常的病理状态。症状为头昏、眼花、耳鸣、面色苍白或萎黄、气短、心悸、身体消瘦、夜寐不安、疲乏无力、指甲变平变凹易脆裂、注意力不集中、食欲不佳、月经失调等。病因有缺铁、出血溶血、造血功能障碍等。

　　中医学认为，治疗贫血既要增加营养及补血，又要重视补气，因为气能生血。严重者必须从补肾着手，因为肾中精华能化生成血。

1. 何首乌菠菜治贫血

　　【配方】何首乌25克，菠菜12克。

　　【制法】先用水煎何首乌2小时，透心后去何首乌，再加入菠菜，煮10分钟后服。

　　【用法】每日1剂，1次服完。

　　【功效】用治贫血。

2. 桂圆肉鹌鹑蛋治贫血

　　【配方】桂圆肉10～15克，鹌鹑蛋4克，大枣15个。

　　【制法】将鹌鹑蛋打碎去壳，和桂圆肉、大枣放置碗中加水（如有鸡鸭浓汤更好），放饭锅上蒸熟。

　　【用法】每晨服1次，常服更妙。

　　【功效】本方有补血和血、养血健体之功效。治疗多例均获良效。内有痰火及湿滞停饮者忌服。

3. 菠萝树皮治气血两虚贫血病

　　【配方】鸡肉200克，菠萝树皮150克。

　　【制法】将菠萝树皮洗净，切碎晒干备用。每用与鸡肉共煮，服食。

　　【用法】每日1剂，分3次服用。

　　【功效】本方具有补气养血的作用，经常服用，可治疗气血两虚贫血病，对面色苍白、疲乏无力、食欲不振、失眠健忘、头晕眼花有较好疗效。

4. 牛乳糯米粥治贫血

　　【配方】牛乳200克，糯米100克，白糖10克。

　　【制法】将牛乳与淘洗干净的糯米一同入锅，加500毫升水，用大火烧开后转用小火煮成稀粥，加白糖调味。

　　【用法】每日早晨空腹服用。凡脾

胃虚寒作泻，有痰湿积饮者慎服。

【功效】用治贫血。

5. 大枣茶叶治贫血

【配方】大枣 10 克，茶叶 5 克，白糖 10 克。

【制法】将茶叶用沸水冲泡，取茶汁。再将大枣洗净，加白糖和水，共煮至枣烂，倒入茶汁，混匀。

【用法】每日 1 剂，代茶饮服。

【功效】用治贫血。

6. 黄芪粳米粥治贫血

【配方】母鸡 1 只（重约 1500 克），黄芪 15 克，粳米 100 克。

【制法】将母鸡剖洗干净，浓煎鸡汁，再将黄芪煎汁。取两汁与淘洗干净的粳米一同入锅煮粥。

【用法】每日早、晚趁热服用。感冒发热，外邪未尽者不宜服用。

【功效】用治贫血。

7. 灵芝大枣治贫血

【配方】灵芝 60 克，大枣 12 个，鹌鹑蛋 12 个，白糖 8 克。

【制法】将灵芝洗净，切碎成小块；大枣去核后洗净；鹌鹑蛋煮熟后去壳。再将全部用料放入锅中，加适量水，先用大火煮沸，改用小火煮至灵芝出味，加白糖调味，再稍煮即成。

【用法】每日 1 剂，分 3 次服用。经常食用。

8. 党参粳米粥治贫血

【配方】党参 30 克，粳米 50 克，白糖 10 克。

【制法】将党参与淘洗干净的粳米一同入锅，加 500 毫升水，用大火烧开后转用小火煮成稀粥，加白糖调味。

【用法】每日 1 剂，分 3 次服用。

【功效】用治贫血。

9. 桂圆大枣治贫血

【配方】桂圆 30 克，大枣 25 克，红糖适量。

【制法】将桂圆、大枣加水煮 20 分钟，加糖调匀。

【用法】每日 1 剂，代茶饮服。

【功效】补气健脾，养血安神。

10. 何首乌泡酒治贫血

【配方】何首乌 250 克，白酒 500 毫升。

【制法】以上前 1 味置容器中，加入白酒，密封，浸泡 10 天，每日振摇 1 次，即成。

【用法】每日 3 次，每次 30 克。发热和便秘者忌服。

【功效】用治贫血。

11. 枸杞子糯米粥治贫血

【配方】枸杞子 20 克，白糖 10 克，糯米 50 毫升。

【制法】将枸杞子、白糖与淘洗干净的糯米一同放入砂锅，加500毫升水，用大火烧开后转小火煮，待米花汤稠时再焖5分钟即成。

【用法】每日早、晚温服，可长期服用。但有外感邪热和脾虚湿盛时不宜服用。

【功效】用治贫血。

12. 山药粥治贫血

【配方】山药50克。

【制法】将山药打碎，用适量的水煎，分2次服。

【用法】每日1剂，连续用12剂。

【功效】健脾除湿，补血益肺，固肾益精。治疗贫血。

13. 银耳炖红糖治妊娠贫血

【配方】野生银耳15克，红糖30克。

【制法】将银耳浸泡30分钟后洗净，放入锅内，倒入适量清水，用文火炖至稠浓，加入红糖拌匀，再炖片刻，即可服用。

【用法】每日1剂，分2次空腹服用，连服10剂。

【功效】本方有补虚、滋阴、养血的功效，治疗妊娠贫血效果明显。

14. 阿胶炖黄酒治头晕贫血

【配方】优质阿胶15克，优质黄酒30毫升。

【制法】将阿胶、黄酒一起放入碗内，置于蒸锅内，用文火炖20～30分钟，即可服用。

【用法】每日1剂，空腹服用，连服15剂。

【功效】本方有滋阴补虚、益气养血的功效，常服对头晕贫血有奇效。

15. 黄根炖猪骨治贫血

【配方】黄根30克，猪骨500克。

【制法】将猪骨剁碎，与黄根一起放入锅内，倒入适量清水，用文火炖2～3小时，即可服用。

【用法】每日1剂，分2次空腹服用。注意：不可放油、盐。

【功效】方中黄根，别名白狗骨、狗骨木等，具有凉血止血、利湿退热、散瘀强筋的功效，主治牙龈出血、贫血、肝炎、风湿性关节炎、跌打损伤、尿路感染等症。黄根与猪骨配伍有补益脾肾、生化气血之功，故治再生障碍性贫血有良效。

16. 鸡血藤治白细胞减少

【配方】鸡血藤30克，红糖30克。

【制法】将鸡血藤放入砂锅内，加水500毫升，煎煮约30分钟，滤取汁，加入红糖搅匀即可。

【用法】每日2次，每次200毫升。

【功效】活血补血。适用于白细胞减少症。

第二章

外科疾病

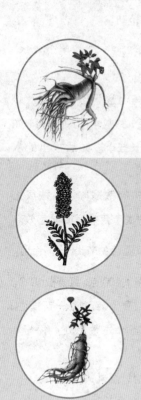

风湿性关节炎

风湿性关节炎是指由溶血性链球菌感染有关的变态反应性疾病。风湿病最先侵犯的是关节。此外，还可以侵犯心脏。风湿病以青少年为最多，成人的风湿病多半是童年及青春期所患风湿病的继续发展。感冒、气管炎、鼻炎、中耳炎、扁桃体炎患者，特别是本来就有扁桃体肿大、龋齿等病灶的人，更容易诱发风湿病。

风湿性关节炎是由溶血性链球菌引起的一种全身性疾病，病程较长，为风湿病的一种类型。主要临床表现为关节红肿、疼痛及活动受限，常累及全身较大关节。可伴有发热，下肢膝关节部位可见风湿结节等。属中医学"痹症"范畴。

1. 辣椒陈皮酒治老年风湿关节炎

【配方】小尖红辣椒 20 克，陈皮 20 克，优质白酒 1000 毫升。

【制法】将小尖红辣椒、陈皮切碎，一同放入瓶内，倒入白酒密封浸泡 7 天左右，开封过滤后饮用。

【用法】每天服 2～3 次，每次 5 毫升。不能饮酒者，可用药酒涂于疼痛处，再贴上麝香止疼膏，可有效缓解或制止疼痛。

【功效】本方有祛风湿、止疼痛的功效，常服对治老年膝盖关节炎、肘关节有良效。

2. 苍耳子治风湿关节疼痛

【配方】鲜嫩苍耳子 200 克。

【制法】将苍耳子捣烂如泥，如干可加少许清水。

【用法】将药泥敷于患处，盖上纱布，外用胶布固定，约敷 40 分钟即可（如病情重，时间可长些）。敷后拔出的水泡越大，效果越好。

【功效】本方有散寒除湿、祛风止痛的功效，常服对关节疼痛有明显疗效。

3. 萝卜红辣椒治风湿性关节炎

【配方】红萝卜 100 克，红辣椒 10 个。

【制法】将红萝卜、红辣椒一起捣烂。

【用法】将药汁外敷患处。每日 1 剂，连续用 12 剂。

【功效】用治风湿性关节炎。

4. 双椒治风湿性关节炎

【配方】干红辣椒 20 个，花椒 30 克。

【制法】先将花椒加水 3000 毫升，

文火煎 30 分钟，加入干红辣椒煮软取出，将辣椒皮撕开去籽，贴于患处，共 3 层，以花椒水加热熏蒸敷 1 小时左右。

【用法】每晚 1 次，连用 7 日，药汁连续应用。用辣椒需每次更换。

【功效】主治风湿性关节炎。

5. 透骨草治风湿性关节炎

【配方】透骨草 60 克。

【制法】将透骨草捣烂成泥状。

【用法】将药泥敷于患处。每日 1 剂，连续用 10 剂。

【功效】用治风湿性关节炎。

6. 陈醋葱白治急性关节炎肿痛

【配方】陈醋 1600 毫升，葱白 50 克。

【制法】先煎醋至一半时，加入切细的葱白，再煮 2 沸，过滤后，以布浸醋液趁热贴于患处。

【用法】每日 2 次。

【功效】用治急性关节炎肿痛。

7. 乌头治风湿性关节炎。

【配方】乌头 20 克，干姜 60 克，干辣椒 30 克，木瓜 25 克。

【制法】上 4 味加水 2000 毫升，将煎好的药液趁热熏患部，后热敷。

【用法】每日早、晚各 1 次。

【功效】用治风湿性关节炎。

8. 葵盘治风湿性关节炎

【配方】向日葵盘（开花时采下）2 个。

【制法】取适量水将向日葵盘煎成糊状，外敷患处。

【用法】2 日 1 次。

【功效】用治风湿性关节炎、肩周炎。

9. 芥末醋治风湿性关节炎

【配方】芥末 30 克，醋 300 毫升。

【制法】将芥末用少量开水润湿，再加醋调成糊状，摊布上，再盖一层纱布。

【用法】贴痛处。3 小时后取下，3 ~ 5 日贴 1 次。

【功效】用治风湿性关节炎。

10. 陈醋治风湿性关节炎

【配方】陈醋 300 毫升，新砖数块。

【制法】取新砖放火上烧红，取出放在醋内浸透，趁热放在关节下烟熏（烟熏时先用一块纱布放醋内浸湿，放于关节处包住），可用被子包住，并根据砖的热度渐向砖贴近，以稍热些为好，砖凉即停止。

【用法】隔日 1 次。

【功效】用治风湿性关节炎。

11. 穿山龙治风湿性关节炎

【配方】穿山龙 6 克，鸡蛋 2 个，食盐 2 克，麻油 3 毫升。

【制法】先把穿山龙洗净切碎，放入鸡蛋液内，调入食盐、麻油，搅拌均匀，用素油常法炒熟食用。

【用法】每日 1 剂，分 3 次服用。

【功效】治疗风湿性关节炎，关节

疼痛剧烈，局部红肿，或有发热。

12. 木瓜治风湿痛

【配方】木瓜 300 克，白酒 30 毫升。

【制法】砂锅中加入水和白酒，煮令木瓜极烂，研成粥浆样，用布摊敷于患处，凉即更换。

【用法】每日 1 剂，连用 3～5 次。

【功效】舒筋活络，祛风湿。治疗风湿性关节炎、关节痛。

13. 红花治关节炎

【配方】红花 10 克，黄酒 60 毫升。

【制法】将红花水煎 2 次，每次用水 300 毫升，煎 30 分钟，2 次混合。

【用法】分 2 次趁热用黄酒送服。

【功效】活血化瘀止痛。适用于急慢性风湿、类风湿关节炎。

14. 海燕汤补肾祛风湿

【配方】海燕 2 只。

【制法】将海燕宰杀洗净，加水 800 毫升，沸后小火煎 30 分钟，即可取汁。

【用法】每日 3 次，温服。

【功效】补肾壮阳，祛风湿。治疗肾虚夹有风湿所致的腰腿痛。

类风湿关节炎

　　类风湿关节炎是一种以关节病变为主的慢性全身性自身免疫性疾病。病变多侵犯小关节和脊柱，多发于 20 ~ 45 岁。本病早期有游走性关节疼痛和功能障碍，晚期则表现为关节僵硬、畸形，至丧失劳动力。属中医学"痹症"范畴。

1. 干白萝卜叶子治寒痹

　　【配方】干白萝卜叶 100 克。

　　【制法】将白萝卜叶洗去尘土，放在澡盆内用温水泡开，再加热水洗澡。

　　【用法】每日 2 次。

　　【功效】用治寒痹。

2. 猪瘦肉辣椒根治寒痹

　　【配方】猪瘦肉 120 克，辣椒根 90克，盐 3 克，味精 5 克，姜片 6 克。

　　【制法】猪瘦肉、辣椒根、姜片加水共煮汤，放入盐、味精调味服用。

　　【用法】每日 1 剂。

　　【功效】用治寒痹。

3. 生地黄治风湿、类风湿关节炎

　　【配方】干生地黄 90 克。

　　【制法】上药切碎，加水 600 ~ 800毫升煮沸约 1 小时，滤出药液约 300 毫升。

　　【用法】每日 1 剂，1 ~ 2 次服完。儿童酌减。

　　【功效】主治风湿、类风湿关节炎。

4. 鲜苍耳治湿痹

　　【配方】鲜苍耳茎叶 300 克。

　　【制法】取中伏生长的鲜苍耳草茎叶 300 克，拣去杂质，用水漂洗，以去其毒。把水控干，切碎，放入搪瓷缸中捣烂成泥，将捣好的药泥均匀地涂抹在薄塑料膜上，然后敷于患处，外用纱布或干净布包好固定。

　　【用法】敷 3 个小时（时间过长易起水泡）取下，轻症一次即可。

　　【功效】主治风寒湿痹。

5. 乌梢蛇治风寒湿痹

　　【配方】乌梢蛇 1 条（约 450 克），麻油、盐、姜各适量。

　　【制法】将乌梢蛇宰杀，洗净，切段，放在锅中，加适量水，置火上煮至蛇肉熟烂后，加麻油、盐、姜调味即成。饮汤吃肉。

　　【用法】每日 1 剂，分 3 次服用。

　　【功效】祛风除湿解毒。

6. 大麻仁治风寒湿痹

【配方】大麻仁 500 克，黄酒 500 毫升。

【制法】大麻仁于水中淘洗，选取其沉水者，晒干，慢火炒至香熟，研极细，浸泡于适量黄酒中，酒须高出药面 3～6 厘米，然后加温振摇，7 日后，再行过滤，去麻子壳渣，即成大麻仁酒。

【用法】每次服酒 1 小杯，每日 2～3 次，有酒量的人，可适量饮用，以微醉为度。

【功效】主治风寒湿痹。

7. 桑葚子治风寒湿痹

【配方】桑葚子 500 克，高粱酒 1500 毫升。

【制法】桑葚子浸在高粱酒中，置于瓷罐或玻璃瓶内，加封。

【用法】1 个月即可取出饮服。除治风湿关节痛外，也能治疗四肢麻木和局部性疼痛。老年人可加宣木瓜、五加皮同浸，效力更好。

【功效】主治风寒湿痹。

8. 鸭跖草治风湿症

【配方】鸭跖草 20 克（鲜品 100 克）。

【制法】鸭跖草放入 500 毫升的水里面煎至一半的量。

【用法】将药汁分成 3 次服用。此外，以鸭跖草的煎汁，进行浸浴也可以。洗澡时将患部浸在有鸭跖草煎汁的浴水内，每天 2 次，如此两者并用，更有效果。

【功效】主治风寒湿痹。

9. 香附治风寒湿痹

【配方】香附 50 克，姜黄 10 克，黄酒 10 毫升。

【制法】香附、姜黄共研为细末，装入瓷罐内备用。

【用法】急性发作期，每日早、中、晚各 10 克，以黄酒为引，温开水送服。热退肿消后，改为早、晚各服 1 次。

【功效】主治风寒湿痹。

痔

痔是指在人体直肠下端黏膜或肛管皮下的静脉丛发生扩大、曲张所形成的静脉团。按痔的部位不同，一般可分为内痔、外痔、混合痔。多成年人发病。凡喜欢吃辛辣食物，没有养成每天大便的习惯，大便次数少，大便干燥，或长期从事坐着、站着的工作等，都可能使气血不能畅通，瘀滞在肛门部位，日子久了，就容易发生痔。

1. 柚子皮治痔

【配方】柚子皮 60 克。

【制法】将上药放入药锅内，加入 2000 克清水，煎数沸，倒入盆内，待温热时浸洗患处。

【用法】每日 2 次，连用数日。

【功效】本方有清热利湿、消肿止痛的功效，常用治痔下坠肿痛有疗效。

2. 地龙熏洗治痔

【配方】地龙 20 克。

【制法】将地龙放入盆内，倒入一壶刚烧沸的开水，趁热坐熏患处，如熏时发痒发痛，因热气足，可以移动变化位置，逐渐适应。待水温下降至不烫手时，再用纱布轻洗患处。

【用法】每日 1 次，连用 5 ～ 7 天。

【功效】本方有清热通络、化结消痔的功效，常用能治痔。

3. 马齿苋熏洗治痔疮

【配方】马齿苋 500 克。

【制法】将马齿苋洗净，放入盆内煮沸后，趁热坐熏患处，如熏时发痒发痛，因热气足，可以随时移动变化位置，逐渐适应。待水温下降至不烫手时，再用毛巾轻洗患处。

【用法】每日 1 次，连用 5 ～ 7 天。

【功效】本方有清热解毒、止痛消痔的功效，常用治痔有良效。

4. 枸杞根治痔

【配方】鲜枸杞根 100 克。

【制法】将枸杞根洗净，切成小段，放入盆内煮沸 15 分钟，趁热坐熏患处，如熏时发痒发痛，因热气太足，要移动变化位置，逐渐适应。待水温下降至不烫手时，再泡洗患处 5 ～ 10 分钟。用过的药水可连用加热 3 次。

【用法】每天 1 次，连用 5 ～ 7 天。

【功效】本方有清热、凉血、消痔的功效，常用治痔有特效。

5. 无花果叶治痔

【配方】鲜无花果叶 150 克。

【制法】将无花果叶洗净，放入盆内煮沸后，趁热坐熏患处，如熏时发痒发痛，系因热气太足，要移动变化位置，逐渐适应。待水温下降至不烫手时，再用毛巾洗敷患处。

【用法】每天 1 次，连用 5 ~ 7 天。也可用无花果叶子泡茶喝。

【功效】本方有清热解毒、止痛消痔的功效，常用治痔有疗效。

6. 苦参治肛周红肿

【配方】苦参 30 克。

【制法】苦参加水 900 毫升煎至 300 毫升即可。

【用法】熏洗，每日 1 剂。

【功效】适用于肛周红肿疼痛者。

7. 艾叶治外痔疼痛

【配方】艾叶 30 克，花椒 10 克。

【制法】艾叶、花椒一同加水 800 毫升，沸后小火煎 30 分钟即可。

【用法】先熏后洗，每日 1 次。

【功效】适用于外痔、混合痔肛周疼痛、坠胀或瘙痒明显者。

8. 鲜鹅肠草治痔疮肿痛

【配方】鲜鹅肠草（又名繁缕）300 克，食盐 15 克。

【制法】将鹅肠草洗净捣烂，与食盐共置锅内，加水煎汤，趁温洗浴患处。

【用法】每日 2 次。

【功效】凉血解毒，利尿消肿。适用于痔肿痛。

9. 鸭跖草消肿止痛

【配方】鸭跖草 10 克，黄酒 10 毫升。

【制法】将鸭跖草捣成草泥，加入热黄酒，混合，洗涤患处。

【用法】每日 2 ~ 3 次。

【功效】活血化瘀，消肿止痛。适用于痔核肿痛，跌打损伤。

10. 凌霄花治内痔出血

【配方】凌霄花 100 克，糯米汤 60 毫升。

【制法】将凌霄花研为细末。

【用法】每次服 5 克。每日 3 次，空腹以糯米汤送下。

【功效】凉血化瘀。适用于内痔出血、肛裂出血。

11. 桑葚治痔

【配方】桑葚 30 克，冰糖 25 克，粳米 100 克。

【制法】按常法煮粥食用。

【用法】每日 1 剂，2 次分服，连服 5 ~ 7 日为 1 个疗程。

【功效】滋阴清热，益气养血。适用于痔疮。

12. 鳝鱼油治痔

【配方】白鳝鱼 300 克。

【制法】将活鳝鱼入锅加水煮 2 ~ 3 小时，鱼油浮于水面，取油备用。用时先洗净患处，以鱼油涂拭或注入瘘管。

【用法】每日 2 ~ 3 次。

【功效】用治痔、漏疮、瘰疬、阴疽（相当于结核性瘘管）久不收口。

13. 炒田螺治痔

【配方】田螺 900 克，食用油、葡萄酒（或黄酒）、盐、酱油、胡椒粉、葱、姜各适量。

【制法】用剪刀把洗净的田螺尖部剪去一点。炒锅上火，倒食用油烧热，下田螺翻炒，炒至田螺口上的盖子脱落时，加入酒、葱、姜同炒几下，加盐、酱油，适量水焖数分钟，加胡椒粉翻匀出锅即成。

【用法】每日 1 剂，连食数日。

【功效】除湿解毒，清热利水。用于治疗痔、脱肛、子宫脱垂、胃酸过多等。

14. 云南白药治外痔

【配方】药店所售瓶装云南白药粉末 10 克，酒精 5 毫升。

【制法】云南白药加酒精调成糊状，敷在痔上。

【用法】每日更换 1 次。

【功效】活血止痛。主治外痔。

15. 白矾治痔

【配方】白矾 70 克。

【制法】白矾加水 800 毫升，沸后小火煎 30 分钟即可。

【用法】每日 1 剂，熏洗患处。

【功效】解毒燥湿，止血止痒。治疗痔。

16. 胆汁膏治肛裂、痔

【配方】猪胆汁 10 毫升，红糖 10 克。

【制法】将猪胆汁、红糖加水煎成膏，摊在布上。

【用法】每日 1 剂，贴患处。

【功效】清热解毒。用于治疗肛裂、痔。

17. 苦参治混合痔

【配方】苦参 60 克，鸡蛋 2 个，红糖 60 克。

【制法】先将苦参加水煎取浓汁，去渣，加入鸡蛋和红糖，待鸡蛋煮熟后，将蛋去壳带汤 1 次顿服。

【用法】每日 1 剂，4 天为 1 个疗程。

【功效】清热利湿。主治混合痔。

脱 肛

　　脱肛是指肛管和直肠的黏膜层及整个直肠壁脱落坠出，向远端移位，脱出肛外的一种疾病。中医学称脱肛为直肠脱垂。脱肛发病原因与人体气血虚弱，机体的新陈代谢功能减弱，自身免疫力降低，疲劳，酒色过度等因素有关。

　　本病多见于老年人、小孩、久病体虚者和多产妇女。发病之初，患者可有肛门发痒、红肿、坠胀等表现，排便后脱出的黏膜尚能够自动收缩，但随着病情的加深，患者可能出现大便脓血、脱肛不收，此时则需要用手将直肠托回肛门，甚至严重的咳嗽、打喷嚏均可引起直肠再次脱出。脱出的黏膜、肠壁如不能及时收缩，时日一久就可引起肛门发炎、红肿、糜烂、溃疡，直到最后变成绞窄坏死。因此在病变中，若脱出部分摩擦破损，感受邪毒，酿湿生热，出现湿热之症，治疗则当先清利湿热。

1. 马勃治肛门红肿

　　【配方】马勃15克，麻油10毫升。

　　【制法】将马勃焙干，研末。

　　【用法】每日1剂，麻油调搽。

　　【功效】解毒，止血。治疗脱肛、肛门红肿。

2. 王不留行治气虚脱肛

　　【配方】王不留行30克。

　　【制法】将王不留行焙干，研为细末。

　　【用法】早、晚开水送服。

　　【功效】治疗便秘脱肛及气虚脱肛。

3. 泽兰叶治小儿脱肛

　　【配方】泽兰叶30克。

　　【制法】将泽兰叶加水500毫升煎至200毫升即可。

　　【用法】趁热熏洗1～2次。

　　【功效】治疗小儿脱肛。

4. 石榴皮治脱肛

　　【配方】石榴皮30克，白矾15克。

　　【制法】石榴皮、白矾加水800毫升，沸后小火煎30分钟即可。

　　【用法】每日1剂，洗患处。

　　【功效】治疗脱肛。

5. 浮萍治小儿脱肛

　　【配方】浮萍10克。

　　【制法】浮萍杵为细末。

　　【用法】每日1剂，贴患处。

　　【功效】治疗小儿脱肛不收。

6. 苦参治脱肛

【配方】苦参、茄子根各 60 克。

【制法】上 2 味加水 600 毫升，沸后小火煎 20 分钟即可。

【用法】熏洗患处，每日 2 次。

【功效】用治脱肛。

7. 醋煮大枣治脱肛

【配方】陈醋 300 毫升，大枣 120 克。

【制法】将大枣洗干净，放入锅中加入醋，煮至醋干即可食用。

【用法】每日 1 剂。

【功效】陈醋有散瘀、止痛、解毒、杀虫的功效。可治疗脱肛。

8. 黄花菜治脱肛

【配方】黄花菜 100 克，木耳 25 克，白糖 5 克。

【制法】先将黄花菜和木耳清理干净，放入锅中加水煮 1 小时，快熟时加入白糖，待其溶化后食用。

【用法】每日 1 剂。

【功效】黄花菜味鲜质嫩，营养丰富，含有丰富的花粉、糖、蛋白质、维生素 C、钙、脂肪、胡萝卜素、氨基酸等人体所必需的养分，其所含的胡萝卜素为西红柿的 3 倍。黄花菜性味甘凉，有止血、消炎、清热、利湿、消食、明目、安神等功效，对吐血、大便带血、小便不通、失眠、乳汁不下等有疗效，可作为病后或产后的调补品。

9. 乌梅汁治脱肛

【配方】乌梅 30 克，米醋 20 毫升。

【制法】将乌梅放入锅中，加入适量水煎煮，去渣取汁，将汁液与米醋放入盆中，熏洗患处。

【用法】每日 1 剂，连续用 5 剂。

【功效】乌梅味酸、涩，性平，归肝、脾、肺、大肠经，具有敛肺、涩肠、生津、安蛔的功效，常用于治疗虚热烦渴、久疟、久泻、痢疾、便血、尿血、血崩等病症。

10. 蓖麻糊敷足治脱肛

【配方】蓖麻子 15 克。

【制法】将蓖麻子去掉外壳，将里面的仁捣烂成稀糊状，用此外敷双足心涌泉穴。

【用法】每日 1 次，每日 1 剂。

【功效】用治脱肛。

11. 五倍子外敷治脱肛

【配方】五倍子 30 克。

【制法】将五倍子研成细末。

【用法】用时将药末直接外敷脱出的肛门黏膜上，再行回纳。可继续用艾条熏百会穴及气海穴各 1 小时。

【功效】主治脱肛。

12. 乌梅治脱肛

【配方】乌梅 60 克。

【制法】乌梅火煨，研细末。

【用法】每服 3 克，每日 2 次，饭后白开水冲服。

【功效】主治脱肛。

13. 诃子治脱肛

【配方】诃子60克。

【制法】诃子火煨,研末。

【用法】每次3克,每日2次,饭后白开水冲服。

【功效】主治脱肛。

14. 白矾鸡蛋治脱肛

【配方】白矾2克,鸡蛋7个,米汤适量。

【制法】白矾研末分成7包。每晨取鸡蛋1个,顶端开1小孔,将1包白矾放入鸡蛋内搅拌,用湿纸封好,蒸熟。

【用法】空腹米汤送下,7天为1个疗程。

【功效】用治脱肛。

15. 地龙液治脱肛

【配方】活地龙50克,白糖50克。

【制法】地龙洗净,放在清水中浸泡20分钟,让其吐出腹中残物。冲洗后放入玻璃杯中,加入白糖,待地龙溶解,20分钟后取出地龙残体即成地龙液。

【用法】先用温水洗净脱出的肛门及周围组织,用棉球蘸地龙液轻轻涂抹1～3分钟,即可见脱出的肛肠自行慢慢复纳。此时病人肛肠内外有灼热感和疼痛感,1小时后自行缓解。第2～3天排便前在肛门四周涂抹地龙液各1次,即不复发。

【功效】主治脱肛。

16. 党参治脱肛

【配方】党参15克,黄鳝1条(重约150克),味精、食盐、麻油各适量。

【制法】将黄鳝宰杀,去内脏后洗净切段,与党参一同放入砂锅加水炖熟,去党参,食盐、麻油、味精调味食用。

【用法】每日1剂。

【功效】补益气血。用于治疗气虚所致的脱肛、子宫脱垂等。

肛　裂

　　肛管的皮肤全层裂开，并形成感染性溃疡者称为肛裂。临床以排便时和排便后肛管疼痛、瘙痒为特征。好发于肛门中线的前后方，男性多见于后部，女性多见于前部。早期肛裂，仅在肛管皮肤上有一个小的梭形溃疡，创面较浅，边缘整齐而有弹性。陈旧性肛裂，创口边缘变硬变厚，周围组织发炎、充血，浅静脉及淋巴回流障碍，引起水肿及结缔组织增生，形成赘皮性外痔。

1. 苦参治肛裂合并感染者

【配方】苦参 60 克。

【制法】苦参加水 900 毫升，沸后小火煎 30 分钟即可。

【用法】每日 1 剂，煎水坐浴。

【功效】适用于肛裂合并感染者。

2. 花椒治肛裂

【配方】花椒 30 克。

【制法】花椒加水 800 毫升，沸后小火煎 20 分钟即可。

【用法】每日 1 剂，煎水坐浴。

【功效】适用于肛裂、肛周疼痛难忍者。

3. 白及蜂蜜治肛裂

【配方】白及 150 克，蜂蜜 40 毫升。

【制法】将白及入锅，加水适量，煮沸至汁稠，除去白及，用文火将药汁浓缩至糊状，离火，与煮沸的蜂蜜混合均匀，冷后入瓶制成白及膏便后涂患处，敷料固定。

【用法】每日 1 次。

【功效】用治肛裂。

4. 大蒜治肛裂

【配方】大蒜 15 克。

【制法】大蒜埋入炭灰烧软后，纱布包，挟肛门。

【用法】每日换 2 ~ 3 次。

【功效】轻微肛裂用本方 1 周，可根治。

5. 无花果叶治肛裂

【配方】无花果叶 50 克。

【制法】无花果叶加水 600 毫升煎至 300 毫升即可。

【用法】每日 3 ~ 5 次洗患处，或浸毛巾湿敷。

【功效】本方治肛裂疗效佳。

6. 蛞蝓治肛裂出血

【配方】蛞蝓 2 个，红糖 5 克。

【制法】取粗大蛞蝓 2 个，撒红糖少许，待蛞蝓化成水后即可。

【用法】涂患处，可止血。

【功效】本方用 2 ～ 3 日，可治愈肛裂出血。

7. 白及油膏治肛裂

【配方】白及 200 克，蛋黄油 20 毫升。

【制法】白及水煎至黏稠状时去渣，将滤液用文火浓缩成糊状，然后加入蛋黄油搅匀，瓶装备用。大便后洗净肛门周围，将油膏涂于患处，敷料覆盖，胶布固定。

【用法】每日 1 次，或大便后换药 1 次。

【功效】主治肛裂。

8. 蛋黄油治肛裂

【配方】蛋黄油 5 毫升。

【制法】蛋黄油擦患处。

【用法】每日 1 ～ 2 次。

【功效】治疗肛裂。

疝　气

疝气俗称"小肠气"，泛指腔体内容物向外突出的病症。可因部位不同而分多种类型,常见有腹股沟疝、股疝和小儿脐疝等。其发病多与肝经有关,故有"诸疝皆属于肝"之说。本病多以气痛为主症。

1. 茄蒂汁治小儿疝气

【配方】青茄蒂50克,白糖10克。

【制法】将茄蒂煎成浓汁。

【用法】2岁每次用茄蒂10克;3岁用20克;8岁用50克,服后再饮白糖水150毫升。见效后继续服用2次,可痊愈。

【功效】理气止痛。用治疝气。

2. 胡椒治寒疝

【配方】胡椒10克。

【制法】胡椒研细,掺风湿膏药上,烘热。

【用法】贴阴囊上,痛即止,偏缩者贴小半边。

【功效】用治寒疝,痛连小腹及睾丸偏缩者。

3. 黑豆治疝气胀痛

【配方】黑豆1000克。

【制法】将黑豆分为2等份,用清水洗净,其中1份趁湿置于锅中,小火翻炒,时时洒以清水,片刻,锅中即蒸汽飞腾。立刻将炒好的黑豆趁热包于黑色布中,马上给患者使用,包扎时不可太紧,使黑豆在包中有转动余地。治疗时以日落时候较适当,患者卧于床上(室不可通风),脱去下衣覆大被,将热豆布包置于生殖器官之周围,慢慢移动而烫之,如温度降低,应马上再换新炒热之黑豆包,继续加烫,如此反复约10余次,待患者全身出汗,疝疾可愈。

【用法】每日1次。

【功效】用治疝气胀痛。

4. 蜘蛛散治疝气

【配方】蜘蛛14只,肉桂15克。

【制法】蜘蛛焙干,与肉桂共研成细末为1帖。

【用法】口服,每次服3克,每日2次。

【功效】主治疝气。

5. 桂枝末治寒疝

【配方】桂枝20克,白酒10毫升。

【制法】桂枝研成末,用白酒调成糊

状，摊于纱布上，外敷腹股沟肿物上。

【用法】每日1剂，连续用6剂。

【功效】主治寒疝。

6. 蓖椒膏治小儿斜疝

【配方】蓖麻子7粒，白胡椒7粒。

【制法】白胡椒研末，与蓖麻子共捣如泥，敷涌泉穴。左痛敷右足，右痛敷左足，两侧痛敷双足。

【用法】每日1次，1周为1个疗程。

【功效】主治小儿斜疝。

7. 刀豆子治疝气

【配方】刀豆子50克。

【制法】将刀豆子炒焦，捣碎，研为细末。

【用法】每次5克，每日2次，温开水送服。

【功效】温中散寒，止痛。适用于寒疝，症见小腹胀痛、牵引睾丸、阴囊硬结、喜暖喜按等。

8. 马蔺花治疝气

【配方】马蔺花60克，蜂蜜200毫升。

【制法】将马蔺花研为细末，和蜂蜜调匀。

【用法】每服50毫升，每日2次，温开水调服。

【功效】清热解毒，润燥消肿。适用于疝气。

9. 紫苏粳米粥治疝气

【配方】紫苏15克，粳米100克。

【制法】将前1味加水煎取浓汁，兑入粳米粥内，再煮沸即成。

【用法】每日1剂。

【功效】行气解郁，散寒止痛。适用于疝气之阴囊坠胀不适，伴见胁肋胀满等。

10. 小茴香治小肠疝气

【配方】小茴香15克，鸡蛋（或鸭蛋）2个，黄酒10毫升，食盐3克。

【制法】将小茴香与食盐同炒至焦黄色，研为细末，然后与鸡蛋液调匀，入热油锅中煎熟，每晚睡前与温黄酒同服食。

【用法】每日1剂，连服，4剂为1个疗程，休息2～3天后，再服1个疗程。

【功效】滋阴润燥，理气散寒。适用于小肠疝气、鼠蹊部胀垂、鞘膜积液。

11. 葵盘治疝气疼痛

【配方】向日葵花盘60克。

【制法】向日葵盘加水800毫升，沸后小火煎30分钟即可。

【用法】每日1剂，分3次服用。

【功效】平肝清热，逐风通窍，止痛。适用于疝气痛、胃痛。

12. 野山楂治小肠疝气

【配方】野山楂15～30克，红糖适量。

【制法】野山楂加水600毫升煎至300毫升即可。

【用法】每日1剂，2～3次分服。

【功效】化食消积，止呕止痛。适用于小肠疝气、肠炎下痢、肠疝等。

13. 大茴香治疝气疼痛

【配方】大茴香100克，红糖50克，黄酒60毫升。

【制法】将大茴香炒焦，研为细末。

【用法】每取15克，加入适量红糖，以黄酒冲服。每日1次。

【功效】温阳散寒，理气止痛。适用于疝气疼痛。

14. 荷苞花治疝气

【配方】荷苞花（或根）120克，甜酒60毫升。

【制法】将荷苞花晒干，研为细末。

【用法】每次服9克，每日2次，用甜酒送服。

【功效】清热利湿，补血。适用于疝气、失眠。

15. 栗树根泡酒治疝气

【配方】栗树根30～60克，白酒500毫升。

【制法】将栗树根洗净，晾干，制为粗末，浸入白酒内，密封，每日摇荡1次，10日后滤取酒液即成。

【用法】每次服15毫升，每日2次。

【功效】清热降气。适用于疝气、血痹等。

16. 丁香酒治疝气

【配方】丁香3粒，黄酒50毫升。

【制法】将丁香、黄酒共置碗内，上笼蒸沸10分钟即成。

【用法】趁热1次服下。

【功效】温中暖肾，降逆。适用于疝气、感寒性腹痛、吐泻反胃等。

疔疮

疔疮是指一种发病迅速而危险性较大的急性细菌感染的疾病。多发病于头面、手指、足趾、躯干等部位。疔疮是一种由金黄色葡萄球菌所引发的疾病。该病发病迅速，身体各部位都可发生，尤以脸面和手足多见。临床表现为，疔肿发展迅速，疮形如栗，坚硬如钉，常伴有发热、恶寒等全身症状。本病多因外感疫毒，内蕴内毒，毒疫积于皮肤，使气血凝滞而发病。

1. 木飞榕治各种疔疮

【配方】木飞榕鲜叶 30 ～ 60 克，红糖 6 克。

【制法】上药共捣烂绞汁顿服，药渣敷患部。

【用法】每日 2 ～ 3 次。

【功效】本方清热解毒，活血化瘀，消肿止痛，用治各种疔疮痈毒。

2. 荔枝肉治疔疮

【配方】荔枝肉 10 克，磁铁石 0.3 克，雄黄 1.5 克。

【制法】上药共捣烂，做 3 个饼。

【用法】分 3 次敷患处。

【功效】用治疔疮。

3. 芙蓉叶外敷治疔疮

【配方】鲜芙蓉花嫩叶 150 克。

【制法】将上药捣烂如泥，敷于患处，中留一孔出毒气，盖上塑料纸、纱布，外用胶布固定。

【用法】每日换药 2 次，连用 3 ～ 5 天。

【功效】本方有清热解毒、敛疮消肿的功效，常用治疔疮初起或化脓溃烂有特效。

4. 芭蕉根治疔疮

【配方】鲜芭蕉根 250 克。

【制法】将上药捣烂绞汁，渣滓敷于患处，中留一孔出毒气，盖上塑料纸、纱布，外用胶布固定。

【用法】每日换药 2 次，连用数日。

【功效】本方有清热解毒、消肿止痛的功效，常用治轻证型疔疮。

5. 鲜金钱草外敷治疔疮

【配方】鲜金钱草 10 克。

【制法】将上药捣烂如泥，敷于患处，中留一孔出毒气，盖上纱布，外用胶布固定。

【用法】每日换药 2 次，连用数日。

【功效】本方有清热解毒、敛疮消肿的功效，常用治蛇头疔。

6. 苍术治红丝疔

【配方】苍术 10 克。

【制法】苍术加水 600 毫升，煎成 300 毫升，顿服，药渣捣碎敷患处。

【用法】每日 1 剂，连服 2 日。

【功效】主治红丝疔。

7. 葱白红糖治蛇头疔

【配方】葱白 20 克，红糖 6 克。

【制法】将上 2 味共捣烂，涂敷料上，包裹患处。

【用法】2 日 1 次，一般 3 ~ 5 次即可愈。

【功效】主治蛇头疔。

疥疮由疥螨通过直接接触（包括性接触）而传染，也可通过患者使用过的衣物而间接传染。疥螨成虫寄生在人体表皮角质层内，在皮下开凿一条与体表平行迂曲的隧道。疥疮发病过程中有体液免疫和细胞免疫参与，瘙痒症状与疥螨在皮损中活动，疥螨粪便等排泄物的物理、化学刺激，以及炎性因子和细胞的参与有关。

　　婴幼儿、儿童的皮肤角质层薄，皮损具有特殊性，皮损表现为多形性，可类似丘疹性荨麻疹、湿疹等，常累及头面部、掌跖，而这些部位成人等不易受累。

1. 雄黄治疥疮

　　【配方】雄黄 30 克，花椒 15 克，胡萝卜 300 克。

　　【制法】前 2 味研末与胡萝卜共捣烂，敷于患处。

　　【用法】每日 1 剂。

　　【功效】杀虫解毒。治疗疥疮。

2. 韭菜大蒜治疥疮

　　【配方】韭菜 100 克，大蒜 10 克。

　　【制法】将韭菜和大蒜捣烂，敷于患处。

　　【用法】每日 1 剂。

　　【功效】解毒杀虫。治疗疥疮。

3. 苦参散治疥疮

　　【配方】苦参 30 克，麻油 6 毫升。

　　【制法】苦参、麻油研末油调搽患处。

　　【用法】每日 1 剂，连续用 6 剂。

　　【功效】主治湿热疮疡型脓疥。

4. 荆芥膏治疥疮

　　【配方】荆芥末 10 克，白酒 5 毫升。

　　【制法】荆芥末与白酒调为丸。

　　【用法】温开水送下。

　　【功效】用治疥疮。

5. 老露蜂房治疥疮

　　【配方】老露蜂房 20 克，茶油 5 毫升。

　　【制法】露蜂房焙枯研末，茶油调涂。

　　【用法】每日 1 剂。

　　【功效】用治疥疮。

6. 陈皮治疥疮

　　【配方】陈皮 10 克，猪瘦肉 30 克，粳米 50 克。

　　【制法】将上 3 味煲粥趁热服食。

　　【用法】每日 1 剂。

　　【功效】用治疥疮。

7. 水菖蒲治疥疮

【配方】水菖蒲 150 ~ 200 克。

【制法】水菖蒲洗净，加水适量，煎煮后外洗患处。

【用法】每日 2 次，连洗 2 ~ 3 日即可愈。

【功效】用治疥疮。

8. 苦参猪胆汁治疥疮

【配方】苦参 250 克，猪胆汁 15 毫升。

【制法】将上 2 味共煎取液，以药液淋洗患处。

【用法】3 日 1 次，可洗 3 ~ 5 次。

【功效】用治疥疮。

9. 吴茱萸治疥疮

【配方】吴茱萸 10 克。

【制法】将吴茱萸研细末，兑入凡士林 90 克成 10% 吴茱萸泥膏，外搽患处。

【用法】每日 1 剂。

【功效】主治疥疮。

10. 苦楝子治疥疮

【配方】苦楝子 30 ~ 40 克，鲜苦楝根皮 100 ~ 200 克。

【制法】上药加水 2000 毫升用武火煎水 800 毫升。

【用法】外洗患处，每日 3 次。

【功效】用治疥疮。

颈淋巴结结核

　　颈淋巴结结核是发生于颈部由结核杆菌感染所引起的淋巴结慢性炎症。该症常累及多个淋巴结，出现于颈部一侧或两侧，颌下或胸锁乳突肌的前后缘和肌肉深面是好发部位。临床表现为初期淋巴结肿大，变硬，可独立活动。随着病程进展，病变淋巴结肿大，与周围组织粘连或相互粘连成串成团。后期亦可坏死，形成脓肿，或破溃成慢性溃疡或窦道，流出干酪样稀薄脓液。肿大、破溃的淋巴结一般不红不痛，故又称寒性脓肿。本病多见于壮年。中医学称为"瘰疬"，俗称"鼠疮"。常因肺肾阴虚，气血两亏，肝气郁滞，痰热互结而起病。

1. 射干饮治颈淋巴结结核

　　【配方】新鲜射干 30～50 克。

　　【制法】将新鲜射干洗净切细，水煎，分 3 次服用。

　　【用法】每日 3 次，每次 1 份，小儿酌减。

　　【功效】用治瘰疬（颈淋巴结结核）。

2. 蜈蚣治颈淋巴结结核

　　【配方】蜈蚣去头足 1 条，鸡蛋 1 个。

　　【制法】上药焙干，共研细末，取鸡蛋开一小孔，纳入药末，搅匀用面团包裹，放草木灰中烧熟食之。

　　【用法】每日 1 次，每次 1 个，10 天为 1 个疗程。

　　【功效】用治化脓性颈部淋巴结结核。

3. 猫眼草膏治破溃型颈淋巴结结核

　　【配方】猫眼草 500 克。

　　【制法】将猫眼草加水煎为膏敷患处。

　　【用法】每日 1 剂。

　　【功效】用治破溃型颈淋巴结结核。

4. 龟板治瘰疬

　　【配方】龟板 30 克。

　　【制法】龟板研细末装胶囊。

　　【用法】每次服 3 克，每日 3 次。

　　【功效】主治瘰疬。

5. 鲜荔枝治瘰疬

　　【配方】鲜荔枝 30 克。

　　【制法】将荔枝洗净，捣烂如泥，外敷患处。

　　【用法】每日更换 1 次。

　　【功效】主治颈淋巴结核、瘰疬瘤赘等。

6. 天葵子治瘰疬

　　【配方】天葵子 1000 克。

【制法】天葵子研细末。

【用法】每次服 6 克，每日 2 次。

【功效】用于治疗瘰疬。

7. 蝌蚪治颈淋巴结核

【配方】蝌蚪 15 克，红糖 10 克。

【制法】将蝌蚪捣烂成泥，加入红糖用开水煨。

【用法】初起者服 1 次，已溃者 3~4 次可愈。

【功效】主治颈淋巴结核。

8. 夏枯草治瘰疬

【配方】夏枯草 1000 克，红糖 120 克。

【制法】夏枯草加水 800 毫升，沸后小火煎 30 分钟，去渣，加入红糖收膏。

【用法】每日 4 次，每次 1 汤匙，开水冲服。

【功效】适用于瘰疬。

9. 木鳖子仁治颈淋巴结核

【配方】木鳖子仁 1 个，鸡蛋 1 个。

【制法】用厚麻纸将木鳖子仁包住，置锅内炒黄去油，研成细末。将鸡蛋打入碗内，后入木鳖粉，调和均匀，放锅内蒸熟。

【用法】隔日吃 1 个，连吃 15 个。7 岁以下儿童量减半。

【功效】适用于颈淋巴结核。

10. 全蝎治颈淋巴结核

【配方】全蝎 30 克，半张伤湿止痛膏。

【制法】全蝎焙干研末，先将患处用肥皂水洗干净，再以清水清洗，将全蝎粉 1.5 克放于半张伤湿止痛膏中心。

【用法】外敷患处，3 天换药 1 次。

【功效】适用于颈淋巴结结核。

11. 全蝎蒸梨治颈淋巴结核

【配方】全蝎 3 克，黄梨 1 个（重约 350 克）。

【制法】全蝎漂去盐分，晾干研为细末；黄梨去皮横切两半、去核，将全蝎粉纳入梨中盖好，牙签固定放碗中。隔水蒸熟食之。

【用法】每日 1 次。

【功效】适用于颈淋巴结结核、肾结核。

12. 啤酒花治颈淋巴结结核

【配方】啤酒花 500 克。

【制法】取新鲜无霉变的啤酒花若干，放大砂锅内加清水浸至药面为度，文火煎煮 2 小时，将药液过滤；药渣加水再复煎 1 小时，再过滤。最后将 2 次药液合煎浓缩成膏。

【用法】使用时，用医用凡士林将啤酒花浓缩膏调成 5% ~ 10% 浓度软膏，视患部情况，将膏制成纱布条外敷或直接涂敷患处。

【功效】适用于颈淋巴结结核。

13. 蜈蚣治小儿淋巴结核

【配方】蜈蚣 10 克，鸡蛋 1 个。

【制法】取蜈蚣去头足，温度80℃烘干，研成细粉，过筛，密封备用。将蜈蚣粉撒入混匀的鸡蛋糊内搅匀，加水少许，蒸至半流体鸡蛋羹。

【用法】口服，每日早、晚饭后各服1次，连服7日为1个疗程。蜈蚣剂量：4～7岁，每次0.6克，个别患儿视病情可递增3克；8～12岁，每次5克。

【功效】适用于小儿颈部淋巴结核。

14. 蝗虫（蚱蜢）治小儿颈淋巴结核

【配方】蝗虫（蚱蜢）6只。

【制法】蝗虫去翅、足，焙干研粉。

【用法】以温开水送下，每服5克，每日2～3次。

【功效】清热散结。用治小儿颈淋巴结核。

15. 桃仁全蝎散治颈淋巴结核

【配方】桃仁带皮17个，全蝎10克。

【制法】将桃仁烤黄，与全蝎一起研细末，分20包。

【用法】每次1包，每日2次。

【功效】散通络散结。主治颈淋巴结结核，不论未破或已破，均可用之。

急性乳腺炎

急性乳腺炎是乳房发生的急性化脓性炎症，病原菌多为金黄色葡萄球菌。轻度感染者仅有乳房胀痛；严重感染者乳房局部红肿疼痛，有硬结，常伴有高热、寒战等全身症状。实验室检查白细胞计数及中性粒细胞明显增高。本病多发于妇女哺乳期，以初产妇多见，好发于产后 3 ~ 4 周。中医学称为"乳痈"。

1. 金银花治急性乳腺炎未化脓者

【配方】金银花 60 克，黄酒 20 毫升。

【制法】金银花、黄酒加水 500 毫升煎至 200 毫升即可。

【用法】每日 1 剂，分 2 次口服。

【功效】适用于急性乳腺炎未化脓者。

2. 金针菜根治乳腺炎未溃破者

【配方】金针菜根 50 克，黄酒 100 毫升。

【制法】将金针菜根浸黄酒服，渣敷患处。

【用法】每日 1 剂。

【功效】适用于急性乳腺炎未溃破者。

3. 薄荷治急性乳腺炎初起

【配方】薄荷 60 克。

【制法】薄荷加水 800 毫升，沸后小火煎 30 分钟即可。

【用法】用毛巾浸汤热敷患处，早、晚各 1 次，每日 1 剂。

【功效】适用于急性乳腺炎初起、局部疼痛硬结者。

4. 芫荽治急性乳腺炎初起

【配方】芫荽 300 克。

【制法】芫荽加水 600 毫升煎至 300 毫升即可。

【用法】洗患部，每日 1 剂。

【功效】适用于急性乳腺炎初起、局部红肿热痛者。

5. 鲜蒲公英治急性乳腺炎未化脓者

【配方】鲜蒲公英 30 克。

【制法】将鲜蒲公英捣烂。

【用法】外敷，每日 2 次。

【功效】适用于急性乳腺炎未化脓者。

6. 芒硝治急性乳腺炎肿胀未化脓者

【配方】芒硝 500 克。

【制法】将芒硝装纱布袋中。

【用法】外敷局部，每日3次。

【功效】适用于急性乳腺炎初起、肿胀硬结而未化脓者。

7. 星宿菜治乳汁瘀阻型乳腺炎

【配方】星宿菜40克。

【制法】星宿菜加水600毫升煎至300毫升即可。

【用法】每日1剂，分3次服用。

【功效】用治乳汁瘀阻型乳腺炎。

8. 豨莶草治急性乳腺炎

【配方】鲜豨莶草根30克（干品10克），鸡蛋1个。

【制法】用豨莶草煎汤，用药汤打成鸡蛋羹。

【用法】服食，每日1剂，分3次服用。

【功效】用治急性乳腺炎。

9. 瓜蒌汤治急性乳腺炎

【配方】全瓜蒌20克。

【制法】全瓜蒌加水800毫升，沸后小火煎30分钟即可。

【用法】每日1剂，分2次服用。

【功效】主治急性乳腺炎。

10. 牛蒡子治乳腺炎

【配方】牛蒡子30克。

【制法】牛蒡子加水600毫升煎至300毫升即可。

【用法】每日1剂，分2次服用。

【功效】主治乳腺炎。

11. 天南星治急性乳腺炎

【配方】生天南星5克，葱白20克。

【制法】将上2味药共捣烂为丸，用药棉包裹，浸冷开水后填塞患者鼻前庭，乳痈发于左侧塞其右鼻，发于右侧塞其左鼻。

【用法】每天塞鼻2次，2天为1个疗程。

【功效】主治急性乳腺炎。

12. 生半夏治急性乳腺炎

【配方】生半夏15克。

【制法】生半夏晒干，研成细末，入瓶备用。

【用法】以药棉包裹生半夏粉0.5克，塞患乳对侧鼻孔。

【功效】主治急性乳腺炎。

13. 半夏治乳腺炎初期

【配方】半夏6克，葱白10克，冰片3克。

【制法】半夏研细末，葱白捣如膏，调匀，分成7份，用塑料薄膜卷成长筒状，按压健侧鼻孔，以患侧鼻孔嗅之，或装瓶嗅之。如法将7份药膏嗅完1次，需30分钟左右。

【用法】每日1次，3日为1个疗程。

【功效】主治乳腺炎初期。

14. 当归治急性乳腺炎

【配方】当归60克。

【制法】当归加水500毫升煎至

100 毫升。水煎 2 次取液 200 毫升。

【用法】每隔 6 小时服药 1 次，每次 50 毫升。

【功效】主治急性乳腺炎。

15. 紫花地丁治乳腺炎

【配方】紫花地丁 30 克，黄酒 60 毫升。

【制法】紫花地丁去皮为末。

【用法】分 3 次黄酒冲服，1 日服完。

【功效】清热解毒。治疗乳腺炎，用于乳痈初起。

16. 鲜桑叶治乳腺炎早期

【配方】鲜桑叶 10 克，醋 20 毫升。

【制法】将鲜桑叶用针刺孔，浸醋贴局部，外用纱布包扎。

【用法】每日 1 剂。

【功效】治疗乳腺炎，用于急性乳腺炎早期。

17. 鲜韭菜治乳腺炎早期

【配方】鲜韭菜 50 克。

【制法】鲜韭菜开水泡后，捣敷患处。

【用法】1 日数次。

【功效】治疗乳腺炎，用于急性乳腺炎早期。

18. 花椒叶治乳腺炎早期

【配方】花椒叶 15 克，茶叶 5 克。

【制法】将鲜花椒叶晒干研末，调浓茶敷患处，药干则换。

【用法】每日 1 剂。

【功效】治疗乳腺炎，用于急性乳腺炎早期。

19. 鲜仙人掌治急性乳腺炎

【配方】鲜仙人掌 60 ~ 100 克，白矾 5 ~ 10 克。

【制法】将仙人掌用火炭烙去毛刺，捣碎，与白矾细末混匀，加入适量清水调成泥状，敷贴患处，用纱布包好固定。

【用法】1 日更换 1 次。

【功效】用于治疗急性乳腺炎。

附睾炎

附睾炎是男科的常见病，是指附睾受病菌感染而引发炎症。附睾炎有急性和慢性之分，急性附睾炎主要表现为高热、阴囊肿痛、下腹部有牵扯痛等；慢性附睾炎主要表现为阴囊隐痛、胀坠。

1. 胡椒治急性附睾炎

【配方】胡椒7 ~ 10粒，小麦面粉适量。

【制法】胡椒研末加适量面粉调成糊状，平摊于纱布或软纸上，敷于患侧阴囊。

【用法】每日或隔日换药1次，5次为1个疗程，连用2 ~ 3个疗程。

【功效】用治急性附睾炎。

2. 酢浆草治急性附睾炎

【配方】鲜酢浆草100克。

【制法】鲜酢浆草加水1500毫升，煎至600毫升。

【用法】每日1剂，分3次服，5天为1个疗程。

【功效】用治急性附睾炎。

3. 鱼腥草治急性附睾炎

【配方】鱼腥草60克。

【制法】将鱼腥草水煎后趁热淋洗阴囊部。

【用法】每日1 ~ 2次。

【功效】用治急性睾丸炎、附睾炎。

4. 蝉蜕汤治睾丸炎

【配方】蝉蜕10克，冰片2克。

【制法】将蝉蜕加水300毫升，文火煎10分钟，下火后趁热将冰片捻碎加入药液中。

【用法】随即熏洗患处，注意水温适度，以免烫伤。

【功效】用治睾丸炎或副睾炎、鞘膜积液肿胀等。

5. 白茅根汤治附睾炎

【配方】白茅根100克，青苔30克，酸浆草50克，苦菜根30克。

【制法】将上4味加水800毫升，沸后小火煎30分钟即可。

【用法】用煎汤浸洗患部。

【功效】清热祛湿。

慢性阑尾炎

慢性阑尾炎是指阑尾的一种慢性持续性炎症，多为急性阑尾炎迁延而成，或因阑尾的粪石、寄生虫或其虫卵先天性粘连等引起。

主要症状患者常有厌食、腹胀、腹痛或便秘等消化不良症状。右下腹部可有阵发性，或持续性隐痛，或局限性压痛，并因饮食及运动不当而发作或加剧。

1. 败酱草治慢性阑尾炎

【配方】白花败酱草60克。

【制法】将上药放入药锅内，倒入800毫升清水，用文火煎至400毫升，即可服用。

【用法】每日1剂，分2次服，连服5～7天。

【功效】本方有清热解毒、消炎退肿的功效，常服治慢性阑尾炎有良效。

2. 鲜大蓟汁治慢性阑尾炎

【配方】鲜大蓟150克。

【制法】将上药洗净，沥干水分，捣烂绞汁，贮瓶冷藏，备用。

【用法】每日3次，每次2汤匙，连服5～7天。

【功效】本方有清热解毒、化瘀消肿的功效，常服治慢性阑尾炎有特效。

3. 凤仙花汤治慢性阑尾炎

【配方】凤仙花30克。

【制法】凤仙花加水600毫升煎至300毫升即可。

【用法】分数次服，每日1剂。

【功效】用治慢性阑尾炎。

4. 大田螺治慢性阑尾炎

【配方】大田螺30个，荞麦粉20克。

【制法】将田螺肉捣烂用荞麦粉拌和，再捣之，摊于布上，贴敷于阑尾部位。

【用法】每日1剂。

【功效】用治慢性阑尾炎。

5. 败酱草汤治化脓性阑尾炎

【配方】败酱草100克。

【制法】败酱草加水600毫升，沸后小火煎20分钟即可。

【用法】每日分2次服。

【功效】消炎解毒。用治化脓性阑尾炎、妇女乳痈、无名肿毒等。

6. 鲜鹅肠草治阑尾周围脓肿

【配方】鲜鹅肠草（又名繁缕）50

克，黄酒60毫升。

【制法】将鹅肠草洗净切碎，捣烂取汁10毫升。

【用法】用温黄酒冲服，每日2～3次。或取干品120～180克，水煎取汁，以甜酒少许和服。

【功效】解毒祛瘀，活血凉血。适用于急、慢性阑尾炎，阑尾周围脓肿。

7. 薏苡仁治慢性阑尾炎

【配方】薏苡仁60～100克。

【制法】按常法煮粥服食。

【用法】每日1剂。

【功效】健脾利湿，清热排脓。适用于急性阑尾炎恢复期、慢性阑尾炎。

8. 鲜马齿苋治急、慢性阑尾炎

【配方】鲜马齿苋60～120克，蜂蜜20毫升。

【制法】将马齿苋洗净，捣烂取汁，调入蜂蜜饮服。

【用法】每日2剂。

【功效】清热解毒，利湿消肿。适

用于急、慢性阑尾炎。

9. 败酱草治慢性阑尾炎

【配方】败酱草100克。

【制法】败酱草加水600毫升煎至300毫升即可。

【用法】每日1剂，分4次服用，以10天为1个疗程。症状及体征消失后，可改为适量的药泡开水饮（第1天泡开水，应烧开后饮服），以巩固疗效。

【功效】用治慢性阑尾炎。

10. 芒硝治阑尾周围脓肿

【配方】芒硝10克，冰片1克。

【制法】上2味药充分混匀研细，用时取纱布1块铺平，将药粉适量均匀撒于纱布中央，将撒药粉的一面贴敷于肿块皮肤上，胶布固定。纱布粘贴要严，以防药粉漏出。

【用法】2～3日更换1次，不宜更换过勤，否则药粉末充分溶解而影响疗效，一般外敷2～3次即可治愈。

【功效】用治阑尾周围脓肿。

破伤风

　　破伤风是一种由破伤风杆菌经伤口侵入肌体而引起的急性感染性疾病。本病是杆菌自创口而入，袭于肌腠筋脉，内传脏腑，筋脉拘挛，产生大量外毒素而作用于中枢神经系统。其症发前一般表现为乏力、多汗、头痛、嚼肌酸胀、烦躁，或伤口有紧张牵拉感觉。多是由头面开始，扩展到肌体和四肢，临床表现为牙关紧闭、语言不清、张口困难、颈项强直、面呈苦笑、角弓反张、屈肘、半握拳、屈膝等。如稍有异物刺激，皆能引起全身性、阵发性肌肉痉挛和抽搐，以致营卫失和肌腠经脉，筋脉肌肉痉挛，有的还会出现发热、头痛、畏寒等症状。严重者可因身体衰竭、窒息或并发肺炎而危及生命。

1. 蝉蜕治破伤风

　　【配方】蝉蜕50克，黄酒50毫升。

　　【制法】蝉蜕焙干研末。

　　【用法】每次以黄酒调服4~6克，每日2次。

　　【功效】用治破伤风。

2. 炒槐角治破伤风

　　【配方】炒槐角30克，黄酒60毫升。

　　【制法】炒槐角研为末。

　　【用法】用水、黄酒各半冲服，每日1剂，分2次服。

　　【功效】用治破伤风。

3. 炒九香虫治破伤风

　　【配方】炒九香虫2个，黄酒80毫升。

　　【制法】炒九香虫研为末，黄酒冲服。

　　【用法】每日1剂，分2次服用。

　　【功效】用治破伤风。

4. 蝗虫治破伤风

　　【配方】（霜降后稻田内灰色）蝗虫10只，黄酒60毫升。

　　【制法】蝗虫装入布袋内，晒干，勿令受湿，常晒为要。遇此症将蝗虫放瓦上煅存性为末。

　　【用法】用黄酒冲服。每日1剂，分3次服用。

　　【功效】用治破伤风。

5. 大河蟹治破伤风

　　【配方】大河蟹1只（约300克），黄酒80毫升。

　　【制法】大河蟹去壳、捣烂。用黄酒

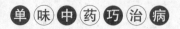

冲服，出微汗。

【用法】每日1剂，连续用5剂。

【功效】清热散风。用治破伤风。

6. 地肤子麝香末治破伤风

【配方】地肤子3克，黄酒50毫升，麝香末3克。

【制法】将地肤子焙黄研末，加入麝香末（少许），混合研匀，用黄酒送服。

【用法】每日1剂，分3次服用。

【功效】适用于破伤风的治疗。

7. 蝉蜕治破伤风

【配方】蝉蜕30克。

【制法】蝉蜕洗净焙干，共研末。

【用法】每日3次，每次3~5克，用白开水送服。

【功效】适用于破伤风、小儿惊风的治疗。

8. 鲜洋槐树干治破伤风

【配方】鲜洋槐树干（直径2~3寸）1尺。

【制法】一端放火上加热，另一端下垂，淋取树汁20毫升。

【用法】每次10毫升，趁热服下，重症者可连服2次。

【功效】用于治疗破伤风。

9. 大蜘蛛大枣治破伤风

【配方】大蜘蛛1只，大枣1个，黄酒120毫升。

【制法】把大枣核剖出，将蜘蛛包在枣内，烧焦研为末。

【用法】用黄酒冲服，出汗。

【功效】用于治疗破伤风。

10. 蛴螬治破伤风

【配方】蛴螬2只。

【制法】用手指将虫背倒放，虫自然吐出黄水，将黄水搽于伤口上，伤口麻木，身上汗出。如病重的，将虫吐的黄水滴入10毫升白酒中，把酒炖热内服，出汗。如急用可煎去尾，黄水自出，如牙关紧闭者，可用汁水搽牙。

【用法】每日1剂，每日3次。

【功效】用于治疗破伤风。

11. 鲜松树根治破伤风

【配方】鲜松树根1尺。

【制法】以火烧一端，另一端滴下的汁液，用碗或瓶盛接。

【用法】将药汁搽于患处，每日1剂，分3次用。

【功效】用于治疗破伤风。

12. 僵蚕治破伤风

【配方】僵蚕9克，葱白6克。

【制法】将僵蚕、葱白捣烂。

【用法】将药膏贴患处，每日1剂，分3次用。

【功效】用于治疗破伤风。

烧烫伤

　　烧烫伤是指火焰、开水或较热的食物等因素灼伤患者身体，造成不同程度的损伤。是由火焰、热水、热气、热油、电能、放射线、激光或化学物质（强酸、强碱）引起的损伤，中医学称"水火烫伤"。

1. 白蘑菇粉治烧烫伤

　　【配方】白蘑菇 20 克，麻油 5 毫升。

　　【制法】将白蘑菇在砂锅内煅黑存性，研为细末，以少许麻油调拌均匀。敷于伤处。

　　【用法】每日换药 2 ~ 3 次。敷药后约 30 分钟痛止。

　　【功效】温经，止痛。用于治疗烫伤、烧伤。

2. 松树皮治烧烫伤

　　【配方】松树皮 250 克，冰片 10 克。

　　【制法】取松树去其外层粗皮，用内层树皮适量，焙干研末，再取冰片研末，将两药细末按上述比例调匀，贮瓶备用。外用，取消毒液（1/5000 高锰酸钾溶液或 1% 新洁尔灭等）洗净创口，挑破水泡及坏死组织，将本散剂撒于创面上。

　　【用法】每日 2 ~ 3 次，直至痊愈。如创面上有渗液，再用消毒水清洗后，撒上药粉，一般半天后，创面渗液被药粉吸收，形成一层干燥的保护膜，患者疼痛明显好转。

　　【功效】胜湿祛瘀，敛疮生肌止痛。适用于烧烫伤。

3. 土豆汁治烧烫伤

　　【配方】土豆 150 克。

　　【制法】将土豆去皮，洗净，切碎，捣烂如泥，用纱布挤汁，以汁涂于患处。

　　【用法】每日 1 剂，分 3 次用。

　　【功效】清热，防腐。用于治疗轻度烧伤及皮肤破损。

4. 海螺壳治水火烫伤

　　【配方】海螺壳 50 克，硼酸 5 克。

　　【制法】海螺壳烧灰研成细末，放在瓷瓶中密封，存于井内水中，隔 3 日后即可使用。用前先将患部用硼酸水洗净，再将海螺灰撒于创面，然后以纱布绷带包扎。

　　【用法】每日上药 2 次。

　　【功效】清热收湿，消肿止痛。治疗水火烫伤。

5. 兔毛灰治烧伤

【配方】兔毛 15 克，麻油 5 毫升。

【制法】将兔毛烧制成灰（存性），用麻油调成油膏。

【用法】搽于患处，1～2 日换药 1 次，有水泡者应先刺破泡皮。

【功效】化腐生肌，消炎止痛。适用于治疗 I、II 度烧伤，亦可以治疗冻疮。

6. 五倍子膏治烧伤

【配方】五倍子 10 克，鸡蛋清 1 个。

【制法】将五倍子研末，与鸡蛋清调成糊状，敷患处。

【用法】每日 1 剂。

【功效】收敛解毒。治疗烧伤。

7. 大黄冰片治烫伤

【配方】生大黄 30 克，冰片 12 克，麻油 100 毫升。

【制法】大黄碾碎为细末，将麻油置小锅内，用文火烧沸，倒入大黄末，搅拌，过 5 分钟取出，加入冰片，待凉装瓶备用。

【用法】用时将创面以 1% 新洁尔灭液消毒，剪去大泡和剥脱皮肤，用生理盐水冲洗，湿棉球轻轻拭去创面水分，再用干净毛笔搅匀药液，涂抹患处。4 小时 1 次，至痂皮坚硬干燥时停药。

【功效】活血润肤生肌。适用于烫伤（初期伤面尚未感染的 I、浅 II 度或小面积深 II 度烧烫伤），感染者忌用。创面不可包扎，以利干燥。

8. 消肿生肌散治烧烫伤

【配方】生石膏 30 克，寒水石 5 克，冰片 5 克。

【制法】上药共研极细，贮瓶密封备用。外用，用麻油调成糊状，涂于创面。

【用法】每日 1～2 次，治愈为止。

【功效】清热消肿，敛疮生肌。用于治疗烧烫伤。

9. 猪毛膏治烧烫伤

【配方】猪毛 120 克，麻油 500 毫升，石蜡 120 克。

【制法】麻油入锅冒烟时，加入猪毛，不断搅拌，待猪毛全溶后，加石蜡搅匀，继续加热，至一定程度时，取 1 滴，滴于水面上，如油滴在水面上立刻形成一薄层油蜡膜且边缘整齐，即可停火，用纱布过滤，贮于容器中，冷却成膏状。

【用法】用时先将创面消毒，而后涂药膏。每日或隔日换药 1 次。

【功效】清热，解毒，去腐生肌。用于治疗水火烧烫致伤。

10. 磺胺粉治火烫伤

【配方】鸭蛋清 3 个，陈旧杉木炭 15 克，磺胺粉 10 克。

【制法】杉木炭研为细末，加入鸭蛋清及少量磺胺粉，调成糊状。

【用法】直接涂抹于创面。若创面已有感染，清洗后先敷一层消毒凡士林纱布，再厚厚地涂以本剂，不盖其他敷料。

如有水泡则应先挑破再用此药敷上。

【功效】养阴清热，消炎生肌。用于治疗火烫伤。

11. 虎杖粉治烧伤

【配方】虎杖10克，蓖麻油5毫升。

【制法】取生虎杖研末，过120目筛备用。局部先用生理盐水冲洗干净，剪开水泡，清除渗出液及破坏的表皮，使整个创面暴露，均匀撒上干虎杖粉，以敷盖创面为度。创面无渗出液或伴有感染化脓者，用蓖麻油将虎杖粉调成糊状外敷。

【用法】每日2次，不需包扎，暴露即可。

【功效】活血通络，清热利湿。适用于烧伤的治疗。

12. 紫菜治烧烫伤

【配方】紫菜20克。

【制法】将紫菜放入凉开水中浸泡，轻轻地贴在烧伤（烫伤）处。

【用法】每日换1次，敷贴至痊愈。如烧伤（烫伤）较严重，可用紫菜重叠敷贴。

【功效】紫菜的色素有吸收热量、防止烧伤（烫伤）创面产生毒素的作用，还有很好的止痛效果，能消除烧伤（烫伤）火辣辣的疼痛，并使轻度烧伤（烫伤）部分不留有疤痕。

13. 仙人掌治烧烫伤

【配方】仙人掌15克。

【制法】将仙人掌去刺、洗净，捣烂如泥，敷于患处，盖上塑料纸、纱布，外用胶布固定。

【用法】每日换2次，连敷3～5日。

【功效】本方有清热解毒、止痛消炎的功效，常敷治烧伤（烫伤）有良效。

14. 地榆治烧烫伤

【配方】地榆15克，麻油适量。

【制法】将地榆焙干，研为细末，与麻油调成糊状，敷于患处。

【用法】每日1次，连敷5～7日。

【功效】本方有清热、解毒、止痛的功效，常敷治烧伤（烫伤）有疗效。

15. 茶叶治烧烫伤

【配方】茶叶10克。

【制法】将茶叶用水煮成浓汁，冷却后浸泡烫伤部位，或将浓茶外喷洒于烧伤创面。

【用法】每日2～3次，连敷3～5日。

【功效】浓茶有止痛并防止组织液渗出、促进伤口结痂的特殊功效，常敷治烧烫伤有特效。

16. 油葵花治烧烫伤

【配方】鲜向日葵花100克，生菜籽油适量。

【制法】将鲜向日葵花洗净、晾干，放入大口瓶内，如腌咸菜一样压实，装满为止，倒入生菜籽油浸没，拧紧瓶盖

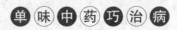

放于阴凉处，浸泡2个月，即可使用。存放时间越长越好。使用时，一般需再加点生菜籽油，油量以可调成糊状为度。

【用法】将糊状物涂搽烧烫伤处，每日2～3次，轻者涂搽3～5天，重者涂搽1周，即可见效，不留伤痕。

【功效】本方有清热润肤、消炎止痛之功效，常敷治烧烫伤有奇效。

17.石榴皮治烧烫伤

【配方】石榴皮（焙干）60克，冰片3克，麻油5毫升。

【制法】将石榴皮、冰片研为细末，用麻油调成糊状，敷于患处，盖上塑料纸、纱布，外用胶布固定。

【用法】每日2次，连敷5～7日。

【功效】本方有清热消炎、润肤止痛的功效，常敷治烧烫伤创面久不收口有显效。

第三章

肿瘤疾病

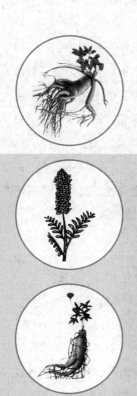

食管癌

食管癌是发生在食管黏膜的一种恶性肿瘤。多见于中年以后的男性。病因不明，可能与长期进食含有亚硝胺类化合物的食物有关。早期症状为吞咽不畅，好像有东西梗塞胸口，胸前作痛，咽部有异物感或进食后胸颈一带梗噎不适，逐渐发展为咽下困难。病初仅能稍进流质性食物，自然消瘦不堪。诊断确定主要通过 X 线造影和食管脱落细胞检查，必要时做食管镜检查和活体组织检查。绝大多数的食管癌为鳞状细胞癌，少数见于食管下端为腺癌。治疗时应根据不同情况，选用手术、放射、化疗、中草药等疗法。

1. 凤仙花治食管癌

【配方】凤仙花 120 克，白酒 150 毫升。

【制法】凤仙花用酒浸 3 日夜，晒干研细末，制酒丸如绿豆大。

【用法】每服 8 丸，温酒送服。

【功效】用治噎食（食管癌）。

2. 醋浸大蒜治食管癌

【配方】大蒜 100 克，醋 200 毫升。

【制法】大蒜放入醋中煮熟。

【用法】食蒜饮醋，每日 1 次。

【功效】散瘀，解毒，抗癌。适用于食管癌。

3. 鹅血汤治食管癌

【配方】鹅血 250 克，姜丝 10 克，葱末、麻油、食盐、味精、胡椒粉各适量。

【制法】清水 400 毫升，烧开后，将鹅血切成小块和姜丝一起放入，煮至熟透，下葱末、麻油、食盐、味精、胡椒粉调味。

【用法】分 1 ~ 2 次趁热服。

【功效】解毒降逆，抗癌。适用于食管癌、胃癌、食道痉挛。

4. 六神丸治食管癌

【配方】六神丸 10 ~ 15 粒。

【制法】空腹将六神丸温开水送服。

【用法】每日 4 次。7 天为 1 个疗程，连用 4 个疗程。

【功效】解毒散结，用于治疗食管癌。可改善病情，使肿瘤有所缩小。

5. 巴豆蒸梨治食管癌

【配方】梨 1 个（重约 250 克），

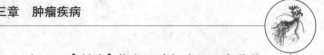

巴豆 0.3 克，红糖适量。

【制法】将梨洗净，除去皮核；巴豆去壳，捣碎，填入梨中，放于大瓷碗里，加入红糖和清水 200 毫升，盖好，隔水蒸熟。

【用法】捡出巴豆，食梨喝汤。

【功效】适用于食管癌的治疗。

6. 蒲公英根治食管贲门癌

【配方】蒲公英根 30 克。

【制法】蒲公英根加水 800 毫升，沸后小火煎 30 分钟即可。

【用法】去渣，徐徐服。

【功效】用治食管贲门癌。

7. 鲜韭汁治食管癌

【配方】鲜韭菜叶 1000 克。

【制法】鲜韭菜叶捣烂绞汁。

【用法】每日服 3 次，每次 100 毫升。

【功效】适用于食管癌食滞难咽，瘀血型慢性胃炎。

8. 三七散治食管癌

【配方】三七粉 60 克，壁虎 20 只（焙干），黄酒 60 毫升。

【制法】将上 3 味共研细末。

【用法】分 90 包，为 1 个月量，每日 3 次，每次 1 包，黄酒冲服。

【功效】解毒散结。用于治疗食管癌。

9. 半枝莲治食管癌

【配方】半枝莲 60 克，棉花根 20 克。

【制法】将上 2 味加水 600 毫升煎至 300 毫升即可。

【用法】每日 1 剂，分 2 次服。

【功效】清热解毒，祛痰抗癌。适用于食管癌，胸骨后疼痛，进食梗阻，形体消瘦，少气无力。

10. 韭菜汤治食管癌

【配方】韭菜 50 克，牛乳 100 毫升。

【制法】韭菜洗净，捣烂取汁，置锅中，加牛乳，煮开 2 分钟，分次饮用。

【用法】每日 1 剂，连续用 12 日。

【功效】养阴生津。适用于食管癌，吞咽干涩疼痛，形体消瘦，口干咽燥。

11. 鱼鳔治食管癌

【配方】鱼鳔 50 克，麻油 10 毫升。

【制法】鱼鳔用麻油炸酥，研碎为末。

【用法】每服 5 克，每日 3 次，温开水送服。

【功效】用于治疗胃癌、食管癌。

12. 黄药子酒治食管癌

【配方】黄药子 300 克，白酒 1000 毫升。

【制法】将上 2 味入瓦罐内，密封，于小火上煮 2 小时，然后将瓦罐浸入冷水中 7 天。

【用法】取药汁，小剂量早、晚服。

【功效】凉血解毒抗癌。主治食管癌。

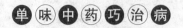

胃 癌

　　胃癌是最常见的消化道癌肿之一，其发病率及死亡率均居癌类之首位。这种胃黏膜的恶性肿瘤，其病因及发病条件目前仍未明确，可能与过咸饮食、亚硝胺与黄曲霉素等致癌因素，或与慢性细菌感染、胃切除术后某些胃部疾患（如胃溃疡、萎缩性胃炎、胃息肉、肠上皮化生）、恶性贫血、遗传等因素有关。

　　中医学将其归为"反胃""胃脘病""心腹痞"等范畴，并分为肝胃不和、脾胃虚寒、瘀毒内阻、胃热伤阴、痰湿凝结、气血虚弱等各种类型，宜辨证施治。

1. 灵芝蜜酒治胃癌

　　【配方】灵芝 50 克，蜂蜜 100 毫升，白酒 1000 毫升。

　　【制法】将前 2 味一同浸泡于酒中，密封 20 天后饮用。

　　【用法】每日 2 次，每次 15 毫升。

　　【功效】适用于胃癌的治疗。

2. 木鳖子仁治胃癌

　　【配方】木鳖子仁 30 克，牛涎、蜂蜜各 250 毫升。

　　【制法】木鳖子仁研末，与牛涎、蜂蜜共入铜器煎稠。

　　【用法】每服以 2 匙和粥共食，每日 3 服。

　　【功效】益阴养胃，散结化瘀。适用于胃癌的治疗。

3. 墓回头治胃癌

　　【配方】墓回头 30 克，生姜 5 克，红糖 10 克。

　　【制法】墓回头、生姜加水 800 毫升，沸后小火煎 30 分钟，放入红糖拌匀即可。

　　【用法】每日 1 剂，水煎代茶饮。

　　【功效】活血化瘀，消肿散结。适用于胃癌的治疗。

4. 醋炒黄豆芽治胃癌

　　【配方】黄豆芽 50 克，醋 20 毫升。

　　【制法】将黄豆芽洗净，用醋熘至熟。

　　【用法】佐餐食用。

　　【功效】解毒散瘀。适用于抵抗胃癌患者化疗期间不良反应。

5. 鲜菱角汤治胃癌

　　【配方】鲜菱角 30 个。

　　【制法】鲜菱角加水适量，大火煎成浓汤，饮服。

　　【用法】每日 1 剂，分次服用。

【功效】健脾益胃，抗癌。适宜于治疗胃癌、宫颈癌、乳腺癌、食管癌。

6. 蛇散治胃癌

【配方】乌蛇肉60克。

【制法】将上味晒干研细末。

【用法】每次5克，每日3次，开水冲服。

【功效】破瘀消积，通络止痛。治疗胃癌疼痛。

7. 莼菜汤治胃癌

【配方】莼菜叶50克。

【制法】莼菜叶洗净切片，水煎。

【用法】内服，每5小时服1次，每次服50毫升。

【功效】用治胃癌、食管癌、胃肠道癌等。

8. 核桃树枝治胃癌

【配方】核桃树枝100克，鸡蛋2个。

【制法】将核桃树枝剪为小段，煎

汤去渣，用此水将鸡蛋煮熟。

【用法】分2次将鸡蛋吃下，连续服用，直至病愈。

【功效】抗癌解毒。用于治疗胃癌。

9. 半枝莲治胃癌

【配方】鲜半枝莲50克，鲜猕猴桃100克。

【制法】将半枝莲、猕猴桃分别洗净捣碎，煎2次，每次用水400毫升，煎30分钟，两次混合，去渣取汁。

【用法】分2次服，连服10～15天。

【功效】解毒抗癌。适用于胃癌、食管癌的治疗。

10. 葵秆芯汤治胃癌

【配方】向日葵秆白芯5～6克。

【制法】向日葵白芯加水800毫升，沸后小火煎30分钟即可。

【用法】每日饮1次，应连续服用。

【功效】解毒抗癌。用于治疗胃癌。

大肠癌

　　大肠癌是发生于直肠和结肠的恶性肿瘤。其临床症状因癌瘤的类型及部位而不同，除腹部不适及腹痛外，右侧结肠癌以全身症状贫血及腹部肿块为主症；左侧结肠癌则以肠腔梗阻、排便紊乱为显著症状；直肠癌则以排便习惯改变，粪便带血及黏液为突出表现，中医学称本病为"肠癌"。其病机可能与过食肥甘、霉变食物，或因大肠慢性病变的长期刺激，日久恶变而成。

1. 海藻治直肠癌

　　【配方】海藻30克，水蛭6克，黄酒60毫升。

　　【制法】将前2味分别用微火焙干，研细混合。

　　【用法】每次3克，每日2次，黄酒冲服。

　　【功效】破瘀散结。适用于直肠癌的治疗。

2. 核桃枝治大肠癌

　　【配方】核桃枝60克，鸡蛋1个。

　　【制法】核桃仁、鸡蛋加水适量，文火煮1小时，吃蛋喝汤。

　　【用法】每日1剂。

　　【功效】治疗大肠癌。

3. 夏枯草汤治肠癌

　　【配方】夏枯草75克，红糖10克。

　　【制法】将上2味加水600毫升煎至300毫升即可。

　　【用法】每日煎浓，当茶常饮服至痊愈为止。

　　【功效】用治大肠癌。

4. 水蛭散治肠癌

　　【配方】水蛭15克，黄酒50毫升。

　　【制法】将水蛭烤干研细末，分10包。

　　【用法】每日1～2包，黄酒冲服。

　　【功效】逐瘀破血，清热解毒。治疗大肠癌。

5. 白蚁酒治直肠癌

　　【配方】白蚁100克，低度高粱酒500毫升。

　　【制法】将白蚁洗净晾干，浸酒中密封2个月后饮酒。

【用法】每日2～3次，每次15～20毫升。

【功效】适用于直肠癌、乳腺癌、子宫癌的治疗。

6. 茄子酒治肠癌

【配方】紫茄子1500克，白酒1000毫升。

【制法】茄子洗净，用湿纸包裹，在柴炭火余灰中煨熟，取出剥去纸，将茄子弄烂浸白酒中，密封三昼夜，过滤掉茄子。

【用法】每日于饭前饮酒15毫升。

【功效】适用于肠癌便血。

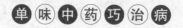

肝 癌

　　肝癌是发生于肝脏的一种恶性肿瘤。有原发性和继发性（肝内转移）两种，为我国常见病症之一，其发病率在男性肿瘤中占第3位，女性中占第5位。目前病因尚不清楚，考虑与慢性肝炎、化学致癌物、寄生虫病、营养因素、饮酒及遗传因素等有关。原发性肝癌起源于肝细胞或胆管细胞；继发性肝癌多为消化道恶性肿瘤的转移，肿瘤可局限或弥散。本病早期症状不明显，缺乏特殊征象，可有上腹或肝区疼痛、上腹胀满、肿块、胃纳减退、食欲不佳、体重减轻、发热、黄疸、肝掌、蜘蛛痣等体征。根据病史、症状、体征、肝功能检查、甲胎蛋白检查、B超、CT、同位素扫描、横膈顶部X线检查、同工酶检查等有助于诊断。

1. 龙葵治肝癌

　　【配方】龙葵60克。

　　【制法】龙葵加水800毫升，沸后小火煎30分钟即可。

　　【用法】每日1剂，分3次服用。

　　【功效】清热解毒，活血消瘀，适用于肝癌的治疗。

2. 鼠妇治肝癌剧痛

　　【配方】干燥鼠妇60克。

　　【制法】干燥鼠妇加水适量，水煎2次，混合。

　　【用法】分4次口服，每日1剂。

　　【功效】破血利水，解毒止痛。适用于肝癌剧痛。

3. 蟾蜍皮治肝癌

　　【配方】干燥蟾蜍皮10克。

　　【制法】将干燥的蟾蜍皮研末，压片。

　　【用法】每次0.5克，每日口服4～6次。

　　【功效】用治肝癌。

4. 赤鱼尾刺治肝癌

　　【配方】赤鱼干尾刺10根，砂仁5克。

　　【制法】尾刺焙黄研粉，砂仁打碎，将2味混匀，分为10包。

　　【用法】每次1包，每日2次，温开水冲服。

　　【功效】清热，化结，益胃。治疗肝癌。

5. 云南白药治肝癌

　　【配方】云南白药100克。

　　【制法】口服云南白药。

　　【用法】每次1克，每日4次。

【功效】治疗时间应长一些，可使肝癌病情好转。

6. 龙葵治肝癌腹水

【配方】龙葵 500 克（鲜品），或 200 克（干品）。

【制法】龙葵加水 800 毫升，沸后小火煎 30 分钟即可。

【用法】每日 1 剂，分 2 次服。

【功效】活血化瘀，利水消肿。适用于肝癌合并胸腔积液，腹水，喘促气短，浮肿。

7. 蟾蜍散治肝癌疼痛

【配方】活蟾蜍 1 个（重约 500 克），

雄黄 30 克。

【制法】将活蟾蜍去除内脏，加入雄黄，然后打烂成糊状。

【用法】外敷肝区，每日 1 剂。

【功效】解毒止痛。适用于肝癌疼痛，一般 15 分钟产生镇痛作用，持续 12 ～ 24 小时。

8. 蒲公英治肝癌

【配方】蒲公英 30 克。

【制法】蒲公英加水 600 毫升煎至 300 毫升即可。

【用法】每日 1 剂，分 2 次服。

【功效】理气化痰，软坚散结。适用于肝癌，胸胁胀闷。

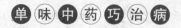

肺 癌

肺癌又称原发性支气管癌，是最常见的肺部原发性恶性肿瘤。按其解剖部位，有中央型肺癌和周围型肺癌的不同；按其组织学分类，有鳞癌、小细胞癌、大细胞未分化癌、腺癌、肺泡癌的区别。中医学也称该病为"肺癌"，主要症状是咳嗽，咯血或血痰，胸痛，发热，胸闷，气急，甚至全身疲乏、消瘦、贫血、食欲不振等。其病机有内因与外因两方面，外因与感受外邪、诸种毒气有关；内因与七情、饮食、肺脏本身病变及其他脏腑禀赋薄弱等有关，为正虚邪实之证。

1. 洋参治肺癌疼痛

【配方】西洋参9克，生牡蛎30克，荷叶60克，藕节100克。

【制法】西洋参、生牡蛎、荷叶、藕节加水800毫升煎至200毫升即可。

【用法】每日1剂，趁热服用。

【功效】用治肺癌疼痛。

2. 蟾蜍治肺癌

【配方】老母鸡1只（重约3000克），蟾蜍2只（重约500克）。

【制法】把蟾蜍切碎喂鸡，如鸡不吃就用手往鸡嘴里填食。4～5日后鸡呈嗜睡状即杀鸡，去五脏加食盐炖熟。

【用法】吃肉喝汤，分10次用。

【功效】扶正解毒。适用于肺癌的治疗。

3. 鱼腥草汤治肺癌

【配方】鲜鱼腥草100克，赤小豆50克。

【制法】将鱼腥草洗净切段，水煎2次，每次用水500毫升，煎20分钟，两次混合，去渣留汁于锅中，再将赤小豆洗净放入，用小火煮至酥烂。

【用法】食豆喝汤，分1～2次。

【功效】清热解毒。适用于肺癌和癌性胸腔积液、前列腺癌。

乳腺癌

乳腺癌是多发于绝经期前后妇女乳腺部位的恶性肿瘤，尤以独身、婚后未生育、或生育后未哺乳者较多见，也可由乳房的良性病变转化而成。临床以乳房部结块、质地坚硬、高低不平、病久肿块溃烂、脓血污秽恶臭、疼痛日增为主要表现。中医学称本病为"乳岩"。其病机主要因情志内伤，冲任失调，气滞痰结而成。

1. 覆盆子根汤治乳腺癌

【配方】覆盆子根 20 克，白酒 10 毫升。

【制法】覆盆子根用酒和水煎。

【用法】每日 1 剂，分 3 次服。

【功效】用治乳腺癌。

2. 土牛膝叶治乳房结块

【配方】土牛膝叶 7 片，黄酒 120 毫升。

【制法】用黄酒煎服土牛膝叶，饮服后，将渣贴患部。

【用法】每日 1 剂。

【功效】用治乳房结块。

3. 蟾蜍膏治乳腺癌

【配方】蟾蜍 1 只（重约 300 克），花椒 200 克，醋 1000 毫升。

【制法】将 3 味共煎成膏，取膏敷于患处，中间留出乳头。

【用法】每日 1 剂。

【功效】止痛消肿，解毒开窍。适用于乳腺癌的治疗。

4. 槐花散治乳腺癌

【配方】槐花 90 克，黄酒 50 毫升。

【制法】将槐花炒黄，研末。

【用法】每日 2 次，每次 9 克，用黄酒送服，连服 10 天为 1 个疗程。

【功效】适用于乳腺癌硬结未溃。

5. 青橘核汤治乳腺癌

【配方】青橘核 20 克，黄酒 100 毫升。

【制法】将青橘核打烂，放入锅中，加水 500 毫升，煎至 300 毫升。

【用法】每日 1 次，以温酒送下。

【功效】消坚破滞。用治乳腺癌初起。

6. 螃蟹散治乳腺癌

【配方】螃蟹 500 克，黄酒 120 毫升。

【制法】将螃蟹洗净，捣破，焙干，研成细末。

【用法】每日 3 次，每次 15 ～ 20 克，用黄酒冲服。

【功效】适用于乳腺癌的治疗。

7. 蟹壳散治乳腺癌

【配方】蟹壳120克,黄酒150毫升。

【制法】将蟹壳焙焦研末。

【用法】每次6克,每日2次,黄酒冲服,不可间断。孕妇忌用。

【功效】清热解毒,破消积,通络止痛。治疗乳腺癌。

8. 猪殃殃治乳腺癌

【配方】猪殃殃30克,河豚卵子适量。

【制法】将河豚卵子捣烂,另将猪殃殃煎煮,取汁去渣。将捣碎的河豚卵子外敷乳房患处(切勿内服,有剧毒)。另配合内服猪殃殃煎汁。

【用法】每日1剂。

【功效】解毒消肿,镇痛散结。治疗乳腺癌。

9. 理气化痰汤治乳腺癌

【配方】蒲公英30克,海藻20克。

【制法】蒲公英、海藻加水800毫升,沸后小火煎30分钟即可。

【用法】每日1剂,分2次服。

【功效】理气化痰,软坚散结。适用于乳腺癌、乳房肿块、胸胁胀闷。

10. 天花粉汤治乳腺

【配方】天花粉9克。

【制法】天花粉加水600毫升煎至300毫升即可。

【用法】每日1剂,分2次服。

【功效】清热活血,扶正托毒。用于治疗乳腺癌、乳房肿块不消、渗流血水或剧痛、精神萎靡。

11. 蟾皮散治乳腺癌

【配方】干蟾皮5克,麝香1.5克,麻油2毫升。

【制法】将上前2味药研成细末,用麻油调敷患处。

【用法】每日1剂。

【功效】理气化痰,解毒祛腐。用于治疗乳腺癌、乳房肿块坚硬、时有疼痛。

12. 南瓜蒂治乳腺癌

【配方】南瓜蒂(即瓜把)100克,白酒50毫升。

【制法】将已经熟透的南瓜长时期阴干(时间愈长愈佳,一般2年即可用),然后将蒂采下,用时入炭火中煅烧至红,立即取出,急速以瓷碗盖其上(为使其存性),晾凉,研为细末即成。

【用法】每次服2个蒂,清晨空腹以白酒冲服(不能饮酒者可酌饮,若用水服则无效),共服2~3次。

【功效】消化散结,泻热解毒。用于治疗乳腺癌。

宫颈癌

宫颈癌是女性生殖器官最常见的恶性肿瘤，病理上有糜烂型、结节型、菜花型、空洞型的不同。临床以阴道分泌物增多、出血、疼痛为主要特征。

本病中医学归属于"癥瘕"范畴，其病机可能与早婚、早育、慢性宫颈疾病，病毒感染等致胞脉及冲任脉等部位气滞血瘀或痰湿阻滞而使腹中结块，日久恶变而成。

1. 醋制莪术汤治宫颈癌

【配方】醋制莪术15克。

【制法】将上味加水300毫升，煎成200毫升，去渣取汁。

【用法】每日服1剂，早饭前、晚饭后各服100毫升。

【功效】抗癌。适用于宫颈癌。

2. 鱼鳞治子宫癌及乳房癌

【配方】鲫鱼鳞60克，黄酒50毫升。

【制法】将鱼鳞用文火稍加水煎成鱼鳞胶。

【用法】每服30克，温酒对水化服。

【功效】用治子宫癌、乳腺癌、血友病。

3. 乌头治宫颈癌

【配方】乌头30克，醋6毫升。

【制法】乌头研细末，用醋调成糊状，敷于两足涌泉穴。

【用法】每日1剂。

【功效】温经止痛。适用于宫颈癌腹痛者。

4. 酸石榴汁治宫颈癌

【配方】酸石榴150克。

【制法】将酸石榴捣汁。

【用法】顿服。每日服2次，连服7~10天。

【功效】适用于宫颈癌阴道出血、心烦口渴。

5. 红苋菜汤治宫颈癌

【配方】红苋菜200克。

【制法】红苋菜加水800毫升，沸后小火煎30分钟即可。

【用法】温服，每日2~3次。

【功效】解毒清热。用于治疗宫颈癌。

6. 甲鱼胆汁治晚期癌

【配方】甲鱼（活鳖）750克。

【制法】将甲鱼洗净，放入砂锅或铝锅的沸水中（水量以淹没甲鱼为度）煮5～10分钟，取出胆囊挤出胆汁（甲鱼肉可另外食用）。

【用法】胆汁分为2次服。一般每日1次，空腹内服。

【功效】用于治疗癌症晚期常见的顽固性和持续性剧烈疼痛，有一定的止痛效果。

白血病

白血病是一类造血干细胞恶性克隆性疾病。克隆性白血病细胞因为增殖失控、分化障碍、凋亡受阻等机制在骨髓和其他造血组织中大量增殖累积，并浸润其他非造血组织和器官，同时抑制正常造血功能。临床可见不同程度的贫血、出血、感染发热及肝、脾、淋巴结肿大和骨骼疼痛。据报道，我国各地区白血病的发病率在各种肿瘤中占第6位。

1. 花生衣治白血病

【配方】花生衣50克，大枣5个。

【制法】每次将洗净的大枣与花生衣同放锅内，加水500毫升，煮至枣熟烂即可。

【用法】每日1次，每次200毫升。

【功效】补中益气，补血。适用于白细胞减少症。

2. 马齿苋治白血病

【配方】鲜马齿苋100克。

【制法】马齿苋洗净切段，加水600毫升，煎至300毫升，去渣取汁。

【用法】趁热兑服。

【功效】养血清热。适用于急、慢性白血病，肠道感染低热。

3. 酒制鳗鱼治白血病

【配方】鳗鱼500克，黄酒500毫升，食醋15毫升，盐3克。

【制法】将鳗鱼剖腹去内脏，洗净置锅中，加入黄酒和醋，用文火炖至熟烂。

【用法】加盐少许，每日食用。

【功效】补虚损，活血止血。适用于白血病，症见便血兼消瘦、低热等。

4. 百合散治慢性白血病

【配方】野百合30克，猪脾脏100克。

【制法】将猪脾脏烘干研粉，野百合干燥研粉。

【用法】每日2次，每次6克，白开水送服。

【功效】滋阴补血。适用于慢性白血病。

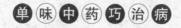

膀胱癌

膀胱癌系膀胱移行上皮细胞的恶性肿瘤，多发生于膀胱底部或侧壁，经常无病尿血、尿频，以致血块堵塞，剧痛难忍，此症多见于 40～60 岁的中老年人，男性多于女性，病因不明。可由乳头状瘤恶变而来。此病初起时血尿轻微，间歇性，多发生于小便终末时，以后血量增加成全血尿。

用 X 线膀胱造影、膀胱镜、超声显像有助于诊断。确诊后应立即进行手术切除或放、化疗，并用中草药巩固康复。

1. 金钱草治膀胱癌

【配方】金钱草 30 克。

【制法】金钱草加水 600 毫升煎至 300 毫升即可。

【用法】代茶饮。

【功效】适用于膀胱癌尿滴不畅者。

2. 无花果治膀胱癌

【配方】无花果 30 克。

【制法】无花果加水 800 毫升，沸后小火煎 30 分钟即可。

【用法】每日 1 剂，分 3 次服用。

【功效】解毒利湿。适用于膀胱癌。

3. 芫荽治膀胱癌

【配方】芫荽 12 克，白糖 6 克。

【制法】芫荽捣烂取汁兑白糖服。

【用法】每日 1 剂，分 3 次服用。

【功效】止痛止血。适用于膀胱癌尿血，疼痛。

4. 千金藤治膀胱癌

【配方】千金藤（每次鲜品 25 克或干品 10 克）。

【制法】千金藤加水 800 毫升，沸后小火煎 30 分钟即可。

【用法】每日 1 剂，连续用 12 次。

【功效】清热解毒。适用于膀胱癌。

第四章

妇科疾病

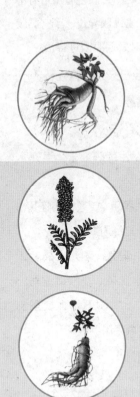

痛 经

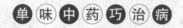

痛经是月经期和月经前后出现的周期性下腹痛，常发生在月经前和月经期，偶尔发生在月经期后数日内，下腹痛呈痉挛痛和胀痛，可放射至腰骶部、大腿内侧及肛门周围，可伴有面色苍白、恶心、呕吐、全身或下腹部畏寒、大便频数，剧痛时可发生虚脱。

痛经有两种情况：一种是指生殖器官无明显器质性病变的月经痛，称功能性痛经。这种病常发于月经初潮或初潮后一二周，多见于未婚或未孕妇女，一般在生育后可有不同程度的缓解或消失。另一种是指生殖器官有器质性病变，由子宫内膜异位、子宫黏膜下肌瘤和盆腔炎等病症引起的月经疼痛，称继发性痛经。应针对发病原因进行治疗。

1. 当归治痛经

【配方】当归 15 克。

【制法】当归加水 500 毫升煎至 200 毫升即可。

【用法】分次服下。

【功效】调经和血。适用于血瘀之痛经，下紫色血块。

2. 黑豆粥治痛经

【配方】黑豆 50 克，粳米 100 克，大枣 10 个，红糖 10 克。

【制法】黑豆、粳米、大枣一同加水，煮成粥状，放入红糖调服。

【用法】每次月经来潮前 3 天开始服用，每日 1 剂，连服 10 剂。

【功效】补肾益气，温经止痛。治疗功能性痛经。

3. 红心甘草散治痛经

【配方】红心甘草 20 克。

【制法】红心甘草研细末，温开水冲服，或水煎。

【用法】每次服用 20 毫升，连用 3 日，连续治疗 3 个月经周期。

【功效】和中缓急，理气止痛。适用于气滞血瘀、寒湿凝滞、气血虚弱、肝肾亏虚型痛经。尤其对气滞血瘀型及气血虚弱型疗效较为突出。

4. 樱桃叶汤治痛经

【配方】樱桃叶(鲜、干品均可)20～30 克，红糖 5 克。

【制法】樱桃叶水煎取液 300～500 毫升，加入红糖 20～30 克拌匀。

【用法】顿服。月经来前服 2 次，月经期内服 1 次。

【功效】温通胞脉，活血止痛。治疗痛经。

5. 金荞麦根方治功能性痛经

【配方】金荞麦根干品 50 克或鲜品 70 克。

【制法】月经来潮前 3 ~ 5 天，煎服金荞麦根。

【用法】每日 1 剂，每剂煎取药液约 500 毫升，分 2 次服。连服 2 个月经周期为 1 个疗程。

【功效】活血，散瘀，通经。治疗功能性痛经。

6. 大黄治痛经

【配方】大黄 100 克，醋 100 毫升。

【制法】大黄炒焦，用醋喷，研粉。

【用法】经前 10 日服，每日 3 次，每次 9 克。

【功效】用治痛经。

7. 棉花籽治痛经

【配方】棉花籽 250 克。

【制法】上药炒焦，研为细末，分 14 包。

【用法】经前 10 日开始服，每日早、晚各 1 包，用红糖水送服。

【功效】用治痛经。

8. 丝瓜汤治痛经

【配方】干丝瓜 50 克。

【制法】将干丝瓜加水 600 毫升煎至 300 毫升即可。

【用法】每日 1 次，连服 3 ~ 4 天。

【功效】用治痛经。

9. 艾叶治疗寒性痛经

【配方】炒艾叶 9 克，红糖 10 克。

【制法】炒艾叶加红糖，用开水煎煮数沸。

【用法】每日 1 剂，温服。

【功效】温经散寒。治疗小腹冷痛的痛经。

10. 鸡血藤治青春期痛经

【配方】鸡血藤 30 克，茄子根 15 克。

【制法】鸡血藤、茄子根一同加水 800 毫升，沸后小火煎 30 分钟即可。

【用法】每日 1 剂，分 3 次服用。

【功效】用治青春期痛经。

11. 玫瑰花治痛经

【配方】初开玫瑰花 50 克，红糖 6 克。

【制法】玫瑰花去蒂，洗净，加清水 500 毫升，煎取浓汁，去渣后加入红糖，煎制成膏。

【用法】每日 2 ~ 3 次，每次 1 ~ 2 匙，用温开水送服。

【功效】适用于月经不调、痛经。

12. 红花饮治痛经

【配方】红花 5 克。

【制法】上药放入杯内，冲入开水 300 毫升，盖上杯盖。

【用法】20～30分钟后服下。一般在经来前1天或经值时服2剂。

【功效】用治痛经。

13. 红花汤治痛经

【配方】红花5克，南瓜蒂1枚，红糖32克。

【制法】前2味先煎2次，去渣，加入红糖溶化。

【用法】于经前分2天服用。

【功效】用治痛经。

14. 当归汤治痛经

【配方】当归15克，山楂30克，红糖30克。

【制法】将前2味水煎2次，每次用水300毫升，煎30分钟，2次混合，去渣，下红糖，继续煎至糖溶。

【用法】分2次服，连服7天。

【功效】活血行气。适用于气滞血瘀、寒湿凝滞型痛经，月经量少，色暗紫，或有瘀块。

15. 肉桂治虚寒性痛经

【配方】肉桂5克，红糖20克。

【制法】将肉桂研细末，红糖用开水溶化。

【用法】每次取药粉3克，每日2次，用红糖水冲服。3～5日为1个疗程。

【功效】温经补阳，散寒止痛。治疗虚寒性痛经。本方适用于湿热下注所致之痛经。

16. 山楂向日葵籽治血瘀性痛经

【配方】山楂30克，向日葵籽15克，红糖30克。

【制法】先将山楂、向日葵籽一同放在锅内炒，以葵花籽炒香熟为度。再加水，煎成浓汁后，将红糖放入煎化即成。

【用法】每次于经前1～2天，连服2～3剂，痛时亦可服用。

【功效】本方适用于血瘀为主的痛经。

17. 红花生姜治寒湿凝滞型痛经

【配方】红花9克，生姜10克。

【制法】红花、生姜2味加水500毫升煎至300毫升即可。

【用法】每日1剂，分2次服。

【功效】用治寒湿凝滞型痛经。

18. 丹参治痛经

【配方】丹参30克，葱白50克。

【制法】将上2味放入锅内，加入600毫升清水，煎至200毫升，2次水煎，合并2次药液，即可服用。

【用法】每日1剂，分2次服用，连服3～5剂。寒痛加红糖15克，热痛加地骨皮10克。

【功效】本方有活血化瘀、调经止痛的功效，常服治痛经有良效。

19. 益母草治痛经

【配方】益母草45克，红糖50克，生姜5片。

【制法】将以上 3 味放入锅内，加入 600 毫升清水，煎至 150 毫升，2 次水煎，合并 2 次药液，即可服用。

【用法】每日 1 剂，分早、晚 2 次服用。

每月经前温服，连服数日。

【功效】本方有清热解毒、凉血消肿的功效，常服治月经量不畅、痛经有显效。

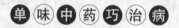

月经不调

　　月经不调是指月经周期,经量、色、质发生异常及伴随月经不调出现的全身性病变,是女性的一种多发病。月经不调多见于青春期的青年或绝经期妇女。临床上月经不调主要包括月经先期、后期、先后无定期及月经过多或过少等, 其特征：①经期提前或错后 7 天以上为月经先期或后期；②月经周期或前或后没有规律为月经先后不定期；③月经量或多或少为月经过多或过少；④色、质改变异常与经期、经量异常同时发生。

1. 西瓜藤治月经不调

　　【配方】西瓜藤 30 克,红糖 30 克。

　　【制法】西瓜藤加水 800 毫升, 沸后小火煎 30 分钟, 放入红糖搅匀即可。

　　【用法】每日 1 剂, 分 3 次服用。

　　【功效】主治月经不调。

2. 赤小豆治月经不调

　　【配方】赤小豆 30 克, 荷叶 10 克。

　　【制法】赤小豆、荷叶一同加水 600 毫升煎至 300 毫升即可。

　　【用法】每日 1 剂, 连续服用 5 剂。

　　【功效】主治月经不调。

3. 棉花籽治月经不调

　　【配方】棉花籽 50 克, 黄酒 120 毫升。

　　【制法】棉花籽炒香研成细末。

　　【用法】饭前用酒送服, 每次服 10 克。

　　【功效】主治月经不调。

4. 金针菜治月经不调

　　【配方】金针菜 (黄花菜)25 克。

　　【制法】金针菜用水 500 毫升, 煮至 200 毫升。

　　【用法】趁热饮服, 每日 1 剂。

　　【功效】主治月经不调。

5. 玫瑰花蕊治月经不调

　　【配方】初开玫瑰花 300 朵, 红糖 200 克。

　　【制法】玫瑰花去心蒂, 放入锅内煎成浓汁, 去渣后加入红糖, 煎成膏服用。

　　【用法】每日 1 剂。

　　【功效】主治月经不调。

6. 益母草治经血不调

　　【配方】益母草 10 克, 猪瘦肉 50 克。

【制法】将益母草、猪瘦肉煲汤。

【用法】每日1剂，日饮2次。

【功效】活血调经，利尿消肿。用治月经不调如经血过多、经期不准。

7. 艾叶治月经不净

【配方】艾叶25克，老母鸡1只（重约2000克），白酒125毫升。

【制法】先将鸡开膛去肠及杂物，切块，锅内加水1000毫升，下鸡块、艾叶和酒共炖，烧开后改用文火煨熟。

【用法】食肉饮汤，日用2次。

【功效】补中益气，温经散寒，止痛止血。用治月经来时点滴不断，日久身体虚弱。

8. 红糖木耳治血崩

【配方】黑木耳120克，红糖60克。

【制法】将木耳洗净，用水煮熟，加红糖拌食。

【用法】一次吃完，血渐止，再以木耳、红糖各60克拌食即愈。

【功效】益气，凉血，止血。用治崩中漏下、血崩不止。

9. 丹参治月经不调

【配方】丹参120克，黄酒150毫升。

【制法】丹参研末。

【用法】每次服6克，温酒冲服。

【功效】用治妇人经脉不调，或前或后，或多或少，产前胎不安、产后恶血不下。

10. 藕节散治月经不调

【配方】藕节500克，39度白酒60毫升。

【制法】将藕节焙干研末。

【用法】每日3次，每次3克，用白酒送服。

【功效】用治月经不调。

11. 苏木汤养阴调经

【配方】苏木20克，黑豆50克，红糖5克。

【制法】黑豆炒熟研末，与苏木加水共煎，加红糖调服。

【用法】每日1剂，分3次服用。

【功效】行血祛瘀，利水消肿。用治月经不调。

12. 雄鸡冠煮食调经养血

【配方】公鸡（未经阉割）冠2个，食盐3克。

【制法】将鸡冠煮熟（不宜过烂），蘸盐吃。

【用法】每月吃3～5次。

【功效】养血调经。用治月经不调。

13. 川芎甜酒养阴调经

【配方】川芎25克，甜酒50毫升。

【制法】川芎煎水配甜酒食用。

【用法】每日3次，连服1周。

【功效】活血行血，调经止痛。治疗月经不调。

14. 鸡血藤方调经养血

【配方】鸡血藤 50 克。

【制法】鸡血藤加水 800 毫升，沸后小火煎 30 分钟即可。

【用法】每日 1 剂，分 3 次服用。

【功效】行血补血，舒筋活络。治疗血虚，心脉失养之月经不调。

15. 当归方养阴调经

【配方】当归 9 克。

【制法】当归加水 600 毫升煎至 200 毫升取汁，再加水 500 毫升煎至 200 毫升，两汁合并，去渣温服。

【用法】每日 1 剂，分 3 次服用。

【功效】活血调经。治疗月经不调。

16. 桃仁调经养血

【配方】桃仁 6 克，墨鱼 30 克，葱、姜、椒、盐各适量。

【制法】墨鱼泡软后，去骨、皮，洗净，桃仁洗净，同放锅中，加清水、葱、姜、椒、盐等，用大火煮沸后，文火炖至墨鱼熟透，即可食用。

【用法】每日 1 剂。

【功效】通经活血。治疗经血量少，色暗有块，腹痛拒按等。

17. 紫茉莉根治月经不调

【配方】红花、紫茉莉根各 20 克。

【制法】红花、紫茉莉根加水 600 毫升煎至 180 毫升即可。

【用法】每日 1 剂，每日煎 3 次，每次 180 毫升，3 日为 1 个疗程。

【功效】活血调经。治疗月经不调。

18. 月季花治月经过少

【配方】月季花 15～20 克。

【制法】将上药放入保温杯内，倒入沸水，加盖浸泡 15 分钟，当茶服用。

【用法】每日 1 剂，多次冲泡服，连服 3～5 剂。

【功效】本方有活血、通经、活络的功效，常服治血虚型月经过少患者有疗效。血虚型月经过少：症见面色萎黄，头晕心慌，经量由正常逐渐减少，甚至点滴即净，颜色淡红，常伴周期延后，舌淡苔薄白，脉细弱。

19. 丹参治月经过少

【配方】丹参 500 克，陈年黄酒 50 毫升。

【制法】将丹参晒干，研为细末，贮瓶备用。

【用法】每日 1 次，每次服 10 克，用黄酒送下，连服 2 个月。

【功效】本方有养血、活血、调经的功效，常服治经量过少有良效。

20. 益母草治经量过少

【配方】益母草 60 克，生姜 6 克，红糖 50 克。

【制法】将 3 味放入药锅，倒入

1000 毫升清水，煎至 500 毫升即可服用。

【用法】每日 1 剂，分 2 次温煎服，服后用热水袋温暖腹部，连服 3 ~ 5 天。

【功效】本方有调经、行血、化瘀的功效，常服治血滞型经量少且有血块、腹痛者有特效。

21. 当归粥治月经过多或过少

【配方】当归 15 克，大枣 5 个，粳米 50 克，红糖 8 克。

【制法】将当归煎取浓汁约 100 毫升，过滤取汁。药汁与大枣、粳米加水煮成稀粥，加入红糖即可服用。

【用法】每日 1 剂，早、晚空腹温热顿服，连服 5 ~ 10 天。

【功效】本方有补血、通经、活络的功效。常服治血虚型月经过少有疗效。

22. 乌梅治月经过多

【配方】乌梅肉 15 克，红糖 10 克。

【制法】先将乌梅加水 500 毫升煎至 300 毫升，调入红糖，过滤去渣，即可服用。

【用法】每日 1 剂，分 2 次温服，连服数日。

【功效】本方有收敛生津、益气止血的功效，常服治气虚型月经过多有显效。气虚型月经过多：症见神疲乏力，面色淡白，心慌不宁，动则汗出，月经量多，色淡红，质稀薄，小腹有空坠感，舌质淡红，舌苔薄白，脉细弱。

闭　经

　　闭经是指超过青春期年满 18 岁以上者，月经仍未来潮，或月经周期建立之后非因怀孕、哺乳，又未到绝经期，月经突然停止而超过 3 个月以上仍未来潮的症状。闭经分原发性和继发性或生理性和假性等类别。女子年龄超过 18 周岁尚未初潮者为原发性闭经；月经来潮之后又连续停经 3 个月以上者为继发性闭经。

　　中医学称闭经为女子不月、月事不来或经水断绝，也有称为经闭。本病在中医学中分为虚、实两类。虚为阴亏血虚，无经可下；或肝肾亏损，精血不足；多因先天不足，后天缺乏补养，大量失血，房劳过度等造成。实者皆为气滞血瘀，经脉不畅，血不运行，由经期冒雨涉水，感受风邪，或饮食失节，过食寒物所致。

1. 血竭治闭经

　　【配方】血竭 3 克，白鸽子 750 克，黄酒 500 毫升。

　　【制法】鸽子去毛去肠杂，血竭研极细面装入鸽子肚内，然后缝合，酒、水各半将之煮熟，去血竭即成。

　　【用法】吃肉，1 次吃完。

　　【功效】用治闭经。

2. 公鸡香附治闭经

　　【配方】公鸡 1 只（重约 750 克），香附（研末）30 克，绍酒 50 毫升，童便、姜汁、陈醋各 10 毫升。

　　【制法】将公鸡宰杀洗净，煮熟，去肉取全骨，即嘴爪俱要不遗，将鸡骨入砂锅，或置新瓦上，微火焙炒，陆续将童便、姜汁、陈醋三汁，渐渐洒在骨上，仍留三汁一小半，看鸡骨焙松，即打碎加香附末，同上再焙，仍将所留之三汁一小半，陆续洒在骨上焙之，待鸡骨酥脆，捡去香附不用，将骨碎成细末待用。

　　【用法】药分作 3 服，用绍酒调服，每日 1 服。1 服汗出，3 服经行，此系神效方也。

　　【功效】用治闭经。

3. 当归治闭经

　　【配方】当归（切碎）90 克，黄酒 1000 毫升。

　　【制法】当归用纱布袋包好浸于黄酒中，6～7 日可用。

　　【用法】始饮 30 毫升，渐增至 60 毫升，每日 2 次。

　　【功效】用治闭经。

4. 川芎鸡蛋治闭经

【配方】川芎 12 克，鸡蛋 2 个，红糖 8 克。

【制法】将川芎、鸡蛋加水同煮，鸡蛋熟后去壳再煮片刻，去渣，加红糖调味即成。

【用法】每日分 2 次服，每月连服 5 ~ 7 剂。吃蛋饮汤。

【功效】用治闭经。

5. 益母草治闭经

【配方】益母草 30 克，黑豆 50 克，红糖 30 ~ 50 克，米酒 10 毫升。

【制法】将益母草洗净，切成段，入瓦煲加水 500 ~ 800 毫升，煎沸 30 分钟以上，去渣留汤。再将黑豆淘洗干净，倒入益母草汁中，继续煎煮至乌豆熟烂时，调入红糖和米酒即可。

【用法】每日 1 剂，食黑豆，饮汤。

【功效】用治闭经。

6. 泽兰末治闭经

【配方】泽兰末 25 克，甲鱼 1 只（重约 500 克），米酒 10 毫升。

【制法】将甲鱼放锅内，注入清水加盖，慢慢热至水滚；待甲鱼排尽尿液，捞出去肠杂，洗干净切块，放米酒、泽兰末，加清水，隔水炖 2 小时至甲鱼熟烂即可。

【用法】每日 1 剂，吃鱼肉，饮汤。

【功效】用治闭经。

7. 红花治闭经

【配方】红花 5 克，黑豆 50 克，红糖适量。

【制法】将红花、黑豆同加水适量炖汤，至黑豆熟透，放红糖溶化即成。

【用法】每日 1 剂，每日 2 次，食豆饮汤。

【功效】用治闭经。

8. 月季花治闭经

【配方】月季花 3 ~ 5 朵，黄酒 10 毫升，冰糖 10 克。

【制法】将月季花洗净，放入锅中，加水 150 毫升，以文火煎至 100 毫升，去渣。加入冰糖及黄酒混匀即成。

【用法】温服，每日 1 次。

【功效】用治闭经。

9. 泽兰粳米治闭经

【配方】泽兰 30 克，粳米 50 克。

【制法】先煎泽兰，去渣取汁，入粳米煮成粥。

【用法】空腹食用，每日 2 次。

【功效】用治闭经。

10. 鸡内金治血虚经闭

【配方】鸡内金 15 克，乌鸡肉 150 克，丝瓜 100 克，食盐 6 克。

【制法】将上前 3 味共煮至烂，服时加盐调味。

【用法】每日 1 剂，分 3 次服用。

【功效】健脾消食，养阴补血。用

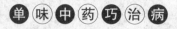

治因体弱血虚引起的经闭、月经量少。

11. 当归治闭经

【配方】当归 50 克,老母鸡 1 只(重约 2000 克),大枣 10 个。

【制法】老母鸡去毛及内脏,与当归、大枣,加水煮烂吃。

【用法】每 2 日 1 剂,分 6 次服用。

【功效】用治体虚闭经。

12. 桃仁治妇女血滞

【配方】桃仁 10 克,墨鱼 200 克,麻油、盐各适量。

【制法】墨鱼洗净切片,加水与桃仁共煮,以麻油、盐调味。

【用法】每日 1 剂,食鱼饮汤。

【功效】滋阴养血,活血祛瘀。用治血滞经闭。

13. 葵梗治气滞血瘀型闭经

【配方】向日葵梗 20 克,猪爪 250 克。

【制法】先将猪爪(猪蹄壳)洗净,刮去污垢,用河沙在锅中炒起泡,再淘洗干净后放入砂锅内,用文火煨炖至烂熟。猪爪煨烂后,加入向日葵梗,煮几沸煎成浓汁,去渣,饮汁。

【用法】每日 2 ~ 3 次,每次 20 ~ 30 毫升。

【功效】本方适用于气滞血瘀之闭经。

子宫脱垂

　　子宫脱垂，指子宫从正常位置沿阴道下降，宫颈外口达坐骨棘水平以下，甚至子宫全部脱出于阴道口以外，称为子宫脱垂。子宫脱垂常合并有阴道前壁和后壁膨出。据脱垂的程度可分为三度：如果子宫下移，子宫颈外口虽已低于坐骨棘水平但仍在阴道内，为Ⅰ度；若子宫颈已脱于阴道口外，子宫体仍在阴道内，属Ⅱ度；若整个子宫都脱出阴道口外，则为Ⅲ度。中医学称为"阴挺"，主要病机是气虚下陷与肾虚不固所致。

1. 蓖麻子治子宫脱垂

　　【配方】蓖麻子 20 克。

　　【制法】蓖麻子焙干研末撒于宫颈送子宫回纳阴道。

　　【用法】每 3 日 1 剂，分 3 次用。

　　【功效】消肿拔毒，泻下通滞。治疗子宫脱垂。

2. 升麻治子宫脱垂

　　【配方】升麻 4 克，鸡蛋 1 个。

　　【制法】升麻研末，再将鸡蛋顶端钻一黄豆大圆孔，把药末从圆孔放入蛋内搅匀，取白纸一块蘸水将孔盖严，口向上平放于蒸笼内蒸熟，去壳吃蛋。

　　【用法】早、晚各 1 次，10 天为 1 个疗程。1 个疗程结束后，停药 2 天再服第 2 个疗程，服完 3 个疗程判定疗效。服药期间忌重体力劳动及房事。

　　【功效】升举中气，滋阴养血。用治子宫脱垂。

3. 鲜荔枝泡酒治子宫脱垂

　　【配方】去壳鲜荔枝 1000 克，陈米酒 1000 毫升。

　　【制法】将荔枝去壳连核一同浸于酒内。

　　【用法】1 周后饮用，按酒量不同选择酌饮多少。每日早、晚各 1 次。

　　【功效】适用于子宫脱垂。

4. 黄鳝治子宫脱垂

　　【配方】黄鳝 1 条（重约 200 克），酱油、盐、味精各适量。

　　【制法】将黄鳝去内脏，切段，水沸后同盐、酱油共煮，待鱼熟后放入味精调味。

　　【用法】每日 1 次。

【功效】补气养血。用治体质虚弱伴有子宫脱垂、脱肛。

5. 蓖麻叶治子宫脱垂

【配方】新鲜蓖麻叶2张，生白矾末5克。

【制法】用清水冲去上面浮尘。待干后，将其叶拍打出汁，在叶面加入生白矾末，对准子宫脱出部位敷上，用卫生带固定。

【用法】每日1剂，分3次用。患者用此方期间需卧床休息。

【功效】治疗子宫脱垂。轻症2小时内子宫逐渐收缩，一贴可痊愈。1天1贴，2贴无效者不可再用，需到医院进行综合医治。

6. 金樱子治子宫脱垂

【配方】金樱子50克。

【制法】将金樱子剖开，刮除带毛刺种子，洗净，加水600毫升，烧开后，加入冰糖，小火炖1小时，去渣取汁。

【用法】每日1剂，分2～3次服。

【功效】适用于子宫脱垂。

7. 黄芪固肾提升

【配方】黄芪1000克。

【制法】黄芪水煎3次，每次用水800毫升，煎30分钟，3次混合，去渣，用小火浓缩成膏。

【用法】每日3次，每次30～50克。用温开水送服。

【功效】补中益气，固肾提升。适用于妇女子宫脱垂。

8. 五倍子粉治子宫脱垂

【配方】五倍子粉10克，麻油10毫升。

【制法】五倍子粉以麻油调后，用消毒棉蘸药，堵塞阴道穹隆处。

【用法】每日1剂。

【功效】治疗子宫脱垂。

9. 茶籽治子宫脱垂

【配方】茶籽（又名茶麸）150克，醋250毫升。

【制法】将醋煮沸后加茶籽末，待出味时，盛盆中熏阴部。

【用法】每日1剂，每日3次。

【功效】治疗子宫脱垂。

10. 醋治子宫脱垂

【配方】醋250毫升。

【制法】痰盂内加醋250毫升，将小铁块或小铁器烧红放入盂内，醋即沸腾，患者坐痰盂上熏15分钟。

【用法】每日1次。治疗期间注意营养、休息，忌房事。

【功效】收敛破痕。治疗子宫脱垂。

11. 黄芪治肝肾不足型子宫脱垂

【配方】黄芪50克，甲鱼1只（重约500克），姜片、食盐、味精、麻油各适量。

【制法】甲鱼剖净，砍成4块，黄芪洗净同放于砂锅中，注入清水600毫升，大火烧开后，加入姜片、食盐，小火炖至酥烂，捡出黄芪，下味精，淋麻油。

【用法】每日1剂，分2～3日服完，趁热食肉喝汤。

【功效】适用于肝肾不足、气虚体弱所致的子宫脱垂。

12. 五味子治子宫脱垂

【配方】五味子50克，活甲鱼（剖净，切块）1只（重约500克），猪肚（切块）300克。

【制法】将上3味一同放于砂锅中，注入清水800毫升，不放盐或少放盐，烧开后，撇去浮沫，小火炖至糊状。

【用法】每3日1剂，早、晚各服1次，趁热食肉喝汤。

【功效】适用于子宫脱垂、胃下垂、小儿遗尿。

13. 金樱子根治子宫脱垂

【配方】金樱子根（鲜的用120克，干的用60克），糯米酒120毫升。

【制法】金樱子根以净水600毫升煎取150毫升，用糯米酒冲服。

【用法】1日1次，重症可连服3～4次。

【功效】补肾涩精，升提。治疗子宫脱垂。

14. 枳壳治子宫脱垂

【配方】枳壳120克，白糖12克。

【制法】枳壳每日用500毫升水煎，取汁200毫升，加白糖服。另用30毫升煎水熏洗患处。

【用法】每日1剂，分2次服用。

【功效】使子宫收缩力增强，治疗子宫脱垂。

15. 棉花籽治子宫脱垂

【配方】棉花籽20克，白醋10毫升，黄酒60毫升。

【制法】棉花籽用醋炒，去壳研末。

【用法】加酒冲服，每服3克。

【功效】治疗子宫脱垂。

16. 老丝瓜通络解毒

【配方】老丝瓜（连壳丝瓜络）30克，米酒50毫升。

【制法】将老丝瓜烧存性，趁热研成细末，盛于杯中，冲米酒，密盖勿泄气。

【用法】分2次早、晚服，每月1剂。

【功效】通络解毒。治疗子宫脱垂。

17. 烧甲鱼头灰治子宫脱垂

【配方】甲鱼头60克，黄酒30毫升。

【制法】将甲鱼头置火上烧炭存性，研末。

【用法】每次6克，每日3次，黄酒送服。

【功效】益气补虚。用于治疗子宫脱垂、脱肛。

宫颈炎

宫颈炎是指妇女子宫颈局部发炎的一种妇科疾病。多由分娩、流产手术后子宫颈损伤，或产褥期、经期等不注意卫生，为病原体所侵袭而引起。宫颈炎可分为急性和慢性，急性宫颈炎临床上较少见，多发生于产褥感染等，慢性宫颈炎是妇科中最常见的疾病。由于慢性炎症的长期刺激，少数患者可能诱发宫颈癌。因此，患者要积极防治本病。宫颈炎在临床上常表现为宫颈糜烂、宫颈肥大、宫颈息肉、宫颈腺体囊肿、宫颈内膜炎等。

1. 蛇莓治宫颈炎

【配方】蛇莓 60 克。

【制法】将上药放入锅内，加入 600 毫升清水，煎至 300 毫升，即可服用。

【用法】每日 1 剂，早、晚 2 次服，连服 15 ～ 30 日。

【功效】本方有清热解毒、利湿止带的功效，常服治宫颈炎、子宫内膜炎有良效。

2. 鱼腥草治慢性宫颈炎

【配方】鱼腥草 30 克。

【制法】鱼腥草加水 800 毫升，沸后小火煎 30 分钟即可。

【用法】每日 1 剂，分 2 次服，连服 7 剂为 1 个疗程。

【功效】用治慢性宫颈炎。

3. 薏苡仁治慢性宫颈炎

【配方】薏苡仁 60 克，红糖 30 克。

【制法】按常法煮粥食用。

【用法】每日 1 剂。

【功效】主治慢性宫颈炎。

4. 冬瓜子治宫颈炎

【配方】冬瓜子 90 克。

【制法】将冬瓜子捣烂加等量冰糖和水煎。

【用法】早、晚各服 1 次。

【功效】用治宫颈炎。

5. 艾叶治宫颈炎

【配方】鸡蛋 2 个，艾叶 15 克。

【制法】艾叶煎汤，去渣，放鸡蛋同煮。

【用法】服食，每日 1 剂，每日服 2 次。

【功效】用治宫颈炎。

6. 白扁豆治宫颈炎

【配方】白扁豆 250 克。

【制法】将白扁豆炒后研末。

【用法】每日 2 次，每次 16 克，米汤送服。

【功效】用治宫颈炎。

7. 益母草治宫颈炎

【配方】益母草 12 克，鲜猪胆 1 个。

【制法】将益母草研末，猪胆阴干或烘干，研末，过箩极细。

【用法】2 味末掺匀，每日 6 克，分 2 次冲服。一般轻者用药 5 次即愈，重者用药 10 次。

【功效】清热，解毒，防腐。用治慢性宫颈炎。

8. 仙人掌治宫颈炎

【配方】仙人掌肉质茎块连同果实鲜品 80 克，猪瘦肉 90 克。

【制法】将上 2 味加烹调佐料入钵中，隔水炖服。另以仙人掌鲜品全草每

次 100 克，捣碎，加食盐少许煎液，先熏后洗。

【用法】每日 1 剂，10 天为 1 个疗程，经期停用。

【功效】用治宫颈炎。

9. 冬瓜皮治宫颈炎

【配方】冬瓜皮 120 克。

【制法】冬瓜皮焙黄研面。

【用法】每次 15 克，用冬瓜汤送服。

【功效】用治宫颈炎。

10. 天花粉治宫颈炎

【配方】天花粉 10 克。

【制法】常规冲洗阴道后，用消毒棉签蘸天花粉涂于患处。

【用法】每日 1 ~ 2 次，5 ~ 7 天为 1 个疗程。

【功效】润肺祛痰，滑肠散结。治疗宫颈炎。

白带增多症

　　白带是指妇女在青春期、月经前期或妊娠期，从阴道中排泄出的少量无臭异气味的白色或淡黄色分泌物。如果妇女在经前期或妊娠期、青春期带下量多，颜色深黄或淡黄，或混有血液，质黏稠如脓或清稀如水，气味腥臭，称为白带增多症，是妇女生殖器官炎症或肿瘤疾病的先导。

1. 黄荆子治白带增多

　　【配方】黄荆子35克，黄酒60毫升。

　　【制法】黄荆子炒焦研为末。

　　【用法】空腹用黄酒冲服6克。

　　【功效】用治白带增多。

2. 荞麦治白带过多

　　【配方】荞麦50克，鸡蛋清2个。

　　【制法】荞麦炒焦，注入清水200毫升，烧开后，打入鸡蛋清2个，煮熟。

　　【用法】趁热服，每日2次。

　　【功效】适用于妇女带下过多，白带黄浊。

3. 白毛藤治白带增多

　　【配方】白毛藤15克。

　　【制法】白毛藤加水600毫升煎至300毫升即可。

　　【用法】每日1剂，分3次服用。

　　【功效】用治白带增多。

4. 冬瓜子治赤白带下

　　【配方】冬瓜子20克，米汤60毫升。

　　【制法】冬瓜子炒熟，研末。

　　【用法】米汤调服，每次6克。

　　【功效】用治赤白带下。

5. 黑木耳治赤白带下

　　【配方】黑木耳30克。

　　【制法】黑木耳焙干，研末用红糖水冲服。

　　【用法】每日3~6克，每日2次。

　　【功效】用治赤白带下。

6. 金银花治白带过多

　　【配方】金银花20克，苦菜50克。

　　【制法】将上2味水煎2次，每次加水500毫升，煎30分钟，两次混合，去渣取汁。

　　【用法】每日1剂，分2~3次服。

　　【功效】适用于妇女子宫内膜炎、宫颈炎、宫颈糜烂、白带腥臭。

7. 向日葵治白带过多

　　【配方】向日葵茎或根12克，红糖适量。

【制法】以水 800 毫升，煎向日葵茎或根至 150 毫升，加红糖溶化或煎化成糖浆即成。

【用法】每日 2 次，饭前空腹饮下。

【功效】适用于湿热之黄带过多。

8. 棉花籽治赤白带下

【配方】棉花籽 30 克，红糖 10 克。

【制法】棉花籽炒黑去壳，研末，米糊为丸。

【用法】每服 9 克，红糖水送下。

【功效】治疗赤白带下。

9. 槐枝治赤白带下

【配方】槐枝 150 克，黄酒 60 毫升。

【制法】槐枝烧灰，饭前用黄酒冲服。

【用法】每日 2 次，每次 5 克。

【功效】凉血燥湿。治疗白带过多、赤白带下。

10. 芹菜籽治白带过多

【配方】芹菜籽 30 克，黄酒 10 毫升。

【制法】芹菜籽用水 500 毫升，煎至 200 毫升，加入黄酒即可。

【用法】每次 25 毫升，每日 3 次。

【功效】治疗白带过多。

11. 金樱花治虚寒白带

【配方】金樱花 60 克。

【制法】金樱花焙干研末。

【用法】每晚临睡前服 6 ~ 9 克，开水送服，或加糖送服。

【功效】治疗白带过多而稀、味腥。

12. 凤仙花梗治白带过多

【配方】干白凤仙花梗 60 克，黄酒 120 毫升。

【制法】凤仙花梗去叶、花、子、根，切碎，用水 500 毫升，加入黄酒，煎至 200 毫升即可。

【用法】每日 1 剂，每次服 50 毫升。

【功效】治疗白带过多。

13. 小丝瓜治赤白带下

【配方】经霜打的 3 指长小丝瓜 5 根。

【制法】将小丝瓜置新瓦焙焦黄，研末。

【用法】每服 6 克，临睡时开水送服。

【功效】清热凉血，止带浊。用治年久不愈的赤白带下。

14. 蜂蜜硼砂治黄白带

【配方】蜂蜜 10 毫升，硼砂 1 克。

【制法】先将硼砂以水溶化，加入蜂蜜调匀。

【用法】以棉球系线蘸药塞入阴道，每日更换 1 次。

【功效】消炎杀菌。用于滴虫阴道炎、黄白带过多、阴部瘙痒。

15. 墨鱼治白带过多

【配方】墨鱼 1 条（重约 750 克），猪瘦肉 200 克，食盐 15 克。

【制法】将猪肉洗净切块，墨鱼开膛洗净，两者加盐煮食。

【用法】每日 1 次，连吃 5 日。

【功效】补虚损，止带下。用于治疗妇女白带过多。

阴道炎

本病主要有滴虫阴道炎及真菌性阴道炎两种，二者均为妇科常见病之一。滴虫是通过接触进行传染的，如使用公共厕所（如坐式便池、马桶、便盆等）、浴池、擦脚布、游泳，或通过性交及医疗器械消毒不严而直接传染，症见分泌物增多、腥臭味，伴外阴、阴道瘙痒，阴道壁可见草莓状突起或出血点。真菌性阴道炎的传染方式同滴虫阴道炎，孕妇患者、糖尿病患者较多见，症见外阴瘙痒，白带呈豆渣样或水样，阴道壁上有白色片状假膜，拭去后黏膜充血。

1.六神丸治滴虫阴道炎

【配方】六神丸90粒。

【制法】患者临睡前用洁净温开水清洗阴道，上床后仰卧位，取六神丸15粒塞入阴道。

【用法】每晚1次，经期停用。6天为1个疗程。

【功效】主治滴虫阴道炎。

2.虎杖治真菌性阴道炎

【配方】虎杖100克。

【制法】虎杖加水1500毫升，煎取1000毫升，过滤待温，坐浴10～15分钟。

【用法】每日1次，7日为1个疗程。

【功效】主治真菌性阴道炎。

3.苦楝根皮治滴虫阴道炎

【配方】苦楝根皮100克。

【制法】苦楝根皮水煎成浓汁，浸灌阴道内，用纱布堵塞片刻。

【用法】每晚1次，至病愈为止。

【功效】主治滴虫阴道炎。

4.白鸡冠花治滴虫阴道炎

【配方】白鸡冠花60克。

【制法】将鸡冠花晒干，研为细末。

【用法】每次服6～10克，每日3次，空腹以米汤送服。

【功效】主治滴虫阴道炎。

5.乌梅治滴虫阴道炎

【配方】乌梅30克。

【制法】乌梅加水800毫升，沸后小火煎30分钟即可。

【用法】每日1剂，熏洗患处。

【功效】主治滴虫阴道炎。

6.火炭母治真菌性阴道炎

【配方】火炭母30克。

【制法】将上药放入药盆内，倒入适量清水，煎沸 20 分钟，过滤取药汁。

【用法】待温热时坐浴。浸洗阴道和外阴，每 2 日 1 次。另将火炭母研为细粉，局部清洗后喷洒阴道和外阴处，每 2 日 1 次。以上两者交替使用，各 3～5 次为 1 个疗程。

【功效】本方有清热解毒、杀虫止痒的功效，常用治真菌性阴道炎有显效。经期禁止使用冲洗治真菌性阴道炎。

7. 十大功劳根治真菌性阴道炎

【配方】鲜十大功劳根 250 克。

【制法】将上药洗净，切成小片，放入药盆内，倒入适量清水，煎沸 30 分钟，过滤取药汁。

【用法】待温热时坐浴 10～15 分钟，并冲洗阴道和外阴，每日 1 次，7 天为 1 个疗程。

【功效】本方有清热解毒、杀虫止痒的功效，常用治真菌性阴道炎及各种阴道炎有疗效。经期禁止使用。

8. 桃仁治滴虫阴道炎

【配方】桃仁 10 克。

【制法】将桃仁捣泥，用带线纱布包裹，塞入阴道，线头留在阴道外。

【用法】每日换 1 次。连用 5～7 次。

【功效】本方有解毒、杀虫、止痒的功效，常用治滴虫阴道炎有疗效。经期禁止使用。

9. 桃叶治滴虫阴道炎

【配方】桃树叶 500 克。

【制法】将上药放入药盆内，倒入750 毫升清水，煎沸 15 分钟，过滤取汁，待温热时坐浴，浸洗 15～20 分钟，同时用棉球（用线扎好）蘸桃叶水塞入阴道内，线头留在阴道外。

【用法】每晚换 1 次，连用 15 日。

【功效】本方有解毒、杀虫、止痒的功效，常用治滴虫阴道炎有良效。经期禁止使用。

10. 鸦胆子治滴虫阴道炎

【配方】鸦胆子（去皮）20 个。

【制法】将鸦胆子用水 300 毫升煎至 100 毫升，将药汁倒入消毒碗内。

【用法】用消过毒的大注射器（不要针头）将药注入阴道，每次注 20～40 毫升。轻者 1 次，重者 2～3 次。

【功效】杀虫祛湿。治疗滴虫阴道炎。

11. 苦参汤治阴道滴虫

【配方】苦参 30 克。

【制法】苦参加水 600 毫升煎至 300 毫升即可。

【用法】冲洗阴道，每日 1 剂。

【功效】用治阴道滴虫。

12. 苍耳子治阴道炎

【配方】苍耳子 30 克。

【制法】苍耳子加水 600 毫升煎至 300 毫升即可。

【用法】煎汤频洗，每日3~4次。

【功效】用治阴道炎。

13. 萝卜汁醋治阴道炎

【配方】白萝卜汁、醋各100毫升。

【制法】用醋冲洗阴道，再用白萝卜汁擦洗及填塞阴道。

【用法】每日1剂。一般10次为1个疗程。

【功效】清热解毒，杀虫。适用于滴虫阴道炎。

14. 鸡冠花治阴道炎

【配方】鸡冠花30克，蚌肉200克。

【制法】先把鸡冠花加水煎至400毫升，去渣，加入鲜蚌肉煮沸至熟，再加调料，饮汤食蚌肉。

【用法】每日1次，连饮3~5天。

【功效】治疗阴道炎，带下较多，日久不止，或黄或白，下腹不适，精神疲乏。

15. 山药治阴道炎

【配方】山药30克，白扁豆15克，粳米15克，白糖10克。

【制法】先把山药洗净切片，白扁豆和粳米一同放入锅中，加水适量，用大火烧开，改小火煮至八成熟时，再加入山药片、白糖，继续煮熟，即可食用。

【用法】每日1剂，分2次服用。

【功效】治疗阴道炎，症见带下清稀如水，量多，纳食不香，大便稀溏，全身无力，腰腿沉重等。

16. 狼牙治真菌性阴道炎

【配方】狼牙(即仙鹤草根芽)30克。

【制法】狼牙洗净，晒干，剪碎，加水煎煮，浓缩为每毫升含生药1克的汤剂，装瓶高温消毒备用。

【用法】用时擦净白带，用浸泡过上药的带线消毒棉球塞于阴道内，保留12小时，每日1次，7天为1个疗程。

【功效】治疗滴虫阴道炎、真菌性阴道炎，症见阴痒，带下量多，色黄黏稠，腥臭难闻等。

盆腔炎

盆腔炎是指女性盆腔内脏器与组织发生炎性的一种病变，多由细菌引起，在月经期间可加重。此病多见于已婚妇女，多由分娩、流产、经期盆浴等引起。盆腔炎可以分为急性盆腔炎和慢性盆腔炎两种。急性盆腔炎的治疗应以药物治疗为主，慢性盆腔炎则可以结合按摩、针灸等提高疗效，减少不良反应。

1. 荔枝饮治慢性盆腔炎

【配方】荔枝核30克，蜂蜜20毫升。

【制法】先将荔枝核弄碎放入锅中，加水浸泡片刻，再煎煮30分钟，去渣取汁，调入蜂蜜饮用。

【用法】每日1剂，分3次服用。

【功效】荔枝核有温中、理气、止痛的功效，可用于胃脘痛和妇女寒凝瘀滞腹痛等症。

2. 大青盐热敷治盆腔炎

【配方】大青盐500克。

【制法】将炒热的大青盐用布包好，然后将布包放入下腹部热敷。

【用法】每日1剂。

【功效】大青盐性味咸寒，无毒，取其咸能散结，以除五脏症瘕、心腹积聚，加热后外敷更能促进局部血液循环，有利于炎症的吸收。

3. 土枇杷治盆腔炎

【配方】土枇杷25克。

【制法】土枇杷加水800毫升，沸后小火煎30分钟即可。

【用法】每日1剂，服3次。

【功效】用治盆腔炎或尿道炎等症。

4. 毛茛鲜草治盆腔炎

【配方】毛茛鲜草25克，龙胆紫5毫升。

【制法】毛茛鲜草捣烂外敷。

【用法】每日1次。局部起泡即取去，外涂龙胆紫，勿用针刺破。

【功效】用治盆腔炎。

5. 白芍治慢性盆腔炎

【配方】白芍30克，干姜9克。

【制法】白芍、干姜加水600毫升煎至300毫升即可。

【用法】每日1剂，分3次服用。

【功效】消炎柔阴，祛寒止带。主治慢性盆腔炎。

6. 马齿苋治盆腔炎

【配方】鲜马齿苋100克，鸡蛋清

（取 2 个鸡蛋的蛋清）。

【制法】将马齿苋洗净切碎，捣烂取汁。

【用法】加入鸡蛋清调匀，蒸熟后 1 次服下。每日 1～2 剂。

【功效】清热解毒，利湿止带。主治慢性盆腔炎。

7. 泽泻治脾虚型盆腔炎

【配方】泽泻 10 克，粳米 60 克。

【制法】将泽泻研为细末，调入煮熟的粳米粥内，再煮数沸即成。

【用法】每日 1 剂，2 次分服。

【功效】健脾渗湿，利水止带。适用于脾虚型盆腔炎，症见带下色白或淡黄，质黏稠，无味，绵绵不断，面色萎黄或白，四肢不湿，精神疲倦，纳少便溏，足肿等。

8. 马鞭草治肾阳虚型盆腔炎

【配方】马鞭草 60 克。

【制法】马鞭草加水 600 毫升，沸后小火煎 30 分钟即可。

【用法】每日 1 剂，分 3 次服用。

【功效】清热解毒，消炎祛肿。适用于肾阳虚型盆腔炎，症见白带清冷，量多，质稀薄，终日淋漓不断，腰酸如折，小腹冷感，小便频数清长，大便溏薄等。

9. 金樱子治肾阳虚型盆腔炎

【配方】金樱子 15 克，粳米 100 克。

【制法】将金樱子加水煎取浓汁，兑入煮熟的粳米粥内，再煮沸即成。

【用法】每日 1 剂，2 次分服。

【功效】补肾，固精，止带。适用于肾阳虚型盆腔炎。

10. 穿心莲治盆腔炎白带过多

【配方】穿心莲 15 克，冰糖 30 克。

【制法】将穿心莲用清水泡发，去杂洗净，与冰糖一同放入锅内。

【用法】水煎服，每日 1 剂。

【功效】滋阴益肾，清热解毒。适用于肾阴虚型盆腔炎，症见带下赤白，质稍黏无臭，阴部灼热，头昏目眩，或面部烘热，五心烦热，失眠多梦，便艰尿黄等。

11. 熟地黄治盆腔炎

【配方】熟地黄 30 克，粳米 50 克，陈皮末 5 克。

【制法】将地黄切片，加水煎取浓汁，兑入煮熟的粳米粥内，加入陈皮末，再煮二三沸即成。

【用法】每日 1 剂，连服 10 日为 1 个疗程。

【功效】滋肾养肝，补血益精。适用于肾阴虚型盆腔炎。

12. 白果仁治盆腔炎

【配方】白果仁 9 克，大米 60 克。

【制法】按常法煮粥服食。

【用法】每日 1 剂。

【功效】清热解毒，利湿止带。适用于湿热型盆腔炎，症见带下量多，或黄或白，或赤白相间，或五色杂下，质黏腻有臭气，胸闷口腻，食欲缺乏，或小腹作痛，阴痒等。

13. 绿豆芽清热解毒

【配方】绿豆芽500克，白糖10～50克。

【制法】将绿豆芽洗净切碎，捣烂取汁，兑入白糖调匀。

【用法】代茶饮用。每日1剂。

【功效】清热解毒，利尿消肿。适用于湿热型盆腔炎。

14. 佛手治肾阳虚型盆腔炎

【配方】佛手15克，苦苣菜60克。

【制法】佛手、苦苣菜加水600毫升煎至300毫升即可。

【用法】每日1剂，2次分服，连服7～8日。

【功效】清热解毒，理气破瘀。适用于湿热型盆腔炎。

15. 白果治湿热型盆腔炎

【配方】白果10枚，豆浆300毫升，白糖适量。

【制法】将白果去壳、芯，捣烂，加入豆浆内，煮沸后调入白糖即成。

【用法】每日1剂，连服10～15日。

【功效】清热利湿，凉血解毒。适用于湿热型盆腔炎。

16. 益母草治肾阳虚型盆腔炎

【配方】益母草20克，粳米100克，白糖30克。

【制法】益母草煎水煮粥，粥熟放白糖。

【用法】服食。每日1剂。

【功效】补益肝肾，收敛止带。适用于肾阳虚型盆腔炎。

宫颈糜烂

宫颈糜烂是指宫颈外口处的宫颈阴道部分，因分娩、流产或手术损伤宫颈后，细菌侵入引发感染所致的一种妇科常见疾病。临床主要表现为宫颈部表面的鳞状上皮因炎症而丧失，很快被颈管的柱状上皮所覆盖，使这部分组织呈细微颗粒状的红色区。这是宫颈糜烂最常见的病变。且常伴有白带增多，有时为淡黄色脓性白带，腰痛，盆腔下部坠痛，每月经前、排便及性交时加重等特性。根据病变糜烂的深浅程度，可分为单纯型、乳突型、颗烂型三种。根据糜烂面的大小，一般又可分三度：轻度，指糜烂面小于整个宫颈面的 1/3；中度，指糜烂面占整个宫颈面积的 1/3 ~ 1/2；重度，指糜烂面占整个宫颈面积的 2/3 以上。

1. 鸡蛋清治宫颈糜烂

【配方】鸡蛋 1 个，高锰酸钾溶液 150 毫升。

【制法】将鸡蛋用消毒水洗净，打破，取蛋清。阴道用高锰酸钾溶液冲洗后，将带线纱布棉球蘸上鸡蛋清后填入子宫颈口，过 5 小时后取出。

【用法】每日换 1 ~ 2 次。

【功效】清热，解毒，消肿。用治宫颈糜烂。

2. 石榴皮治宫颈糜烂

【配方】石榴皮 60 克，猪苦胆 5~10 个（阴干后约 30 克），花生油 10 毫升。

【制法】将石榴皮、猪苦胆共研成细粉，用适量花生油调成糊状，装瓶备用。

用前先以温开水清洗患部，擦干宫颈分泌物，再将扎线的棉球蘸药塞入宫颈糜烂处。

【用法】每日 1 次，连用多次。

【功效】解毒杀虫，生肌，有较强的抗菌作用。主治宫颈糜烂。

3. 五倍子治宫颈糜烂

【配方】五倍子 60 克。

【制法】将五倍子研极细粉末，加水适量，放器皿中炖热搅成糊状。

【用法】涂患处。

【功效】治疗宫颈糜烂。

4. 紫草治宫颈糜烂

【配方】紫草 20 克，麻油 50 毫升。

【制法】将紫草放入麻油中，浸渍 7

天。或将麻油煮沸，将紫草泡入沸油中，呈玫瑰色即可。

【用法】每日1次，涂于子宫颈，外用带线棉球塞于阴道内，第二天取出。

【功效】治疗宫颈糜烂。

5. 生半夏治宫颈炎

【配方】生半夏25克。

【制法】生半夏洗净烘干，研成细粉，过筛备用。用带线棉球蘸上生半夏粉适量，紧贴于子宫颈糜烂处，24小时后取出。

【用法】每周上药1～2次，8次为1个疗程。

【功效】治疗宫颈炎、宫颈癌，性交疼痛或性交后出血，带下黄白，量多。

6. 乌梅治各型宫颈糜烂

【配方】乌梅15个，卤水500毫升。

【制法】将上2味煮沸30分钟，装瓶备用。用时清洁阴道，用带线棉球蘸药液紧贴宫颈糜烂面，8小时后取出。

【用法】每2天用药1次，10次为1个疗程。

【功效】治疗各型宫颈糜烂，伤口久不收口，带下黄白或挟有血液。

7. 紫草麻油治宫颈糜烂

【配方】紫草200克，麻油750毫升。

【制法】把紫草筛除杂质后，入麻油炸枯过滤，成油浸剂，装瓶密封备用。先冲洗外阴、阴道，再将紫草油棉球涂搽宫颈及阴道上端。

【用法】隔日1次，10次为1个疗程。

【功效】治疗单纯性轻度宫颈糜烂，带下量多，黄白相间，或挟有血液，或有性交后出血。

8. 马齿苋治宫颈糜烂

【配方】马齿苋1000克，淀粉2000克。

【制法】马齿苋加水煎，去渣，药液浓缩至300毫升后，加淀粉制成颗粒。

【用法】口服，每次50克，每日服2次。

【功效】用治宫颈糜烂。

9. 五倍子治宫颈糜烂

【配方】五倍子60克。

【制法】五倍子研极细粉末，加水适量，放器皿中炖热搅成糊状，涂患处。

【用法】每日1剂，分3次用。

【功效】主治宫颈糜烂。

产后恶露

产后恶露是指产后由阴道内排出的血性恶露超过3周以上仍淋漓不断的妇产科疾病。导致产后恶露不绝的原因是由于产后感染，胎盘、胎膜残留或其他原因如子宫黏膜下肌瘤，产后子宫滋养细胞瘤等致使子宫复旧不全等。本病症主要是由冲任失调、气血运行失常所致。它有虚、实之分，虚即恶露色淡、质稀、无臭味、小腹软而喜按；实即恶露紫黑暗，有块或有臭味，小腹胀而拒按。

1. 鹿角霜治产后恶露不绝

【配方】鹿角霜末30克，黄酒150毫升。

【制法】将鹿角霜末放入锅内，加入300毫升清水和黄酒，煎至200毫升。水煎2次，合并2次药液，即可服用。

【用法】每日1剂，分2次服用，连服2～3剂。

【功效】本方有补肾温阳、理气止痛的功效，常服治产后恶露不尽，对小腹疼痛也有疗效。

2. 脱力草治产后恶露

【配方】脱力草30克，鸡蛋10个，红糖30克。

【制法】将脱力草（若无，可用党参30克代替）先煎水，去渣，再用滤液、红糖与鸡蛋同煮，以蛋熟为度。

【用法】每天吃鸡蛋2～3个，吃

完可再制。

【功效】本方适用于产后之气虚所致恶露不尽。

3. 人参治产后恶露

【配方】人参10克，净乌骨鸡1只（重约750克），食盐3克。

【制法】将人参浸软切片，装入鸡腹，放入砂锅内，加盐、隔水炖至鸡烂熟。

【用法】食肉饮汤，每日2～3次。

【功效】本方适用于产后气虚之恶露不尽。

4. 藕汁治产后恶露

【配方】藕汁100克，白糖20克。

【制法】先将鲜白嫩藕榨取藕汁，冷藏备用，再将白糖兑入藕汁中，冷饮之。

【用法】每日1剂，分2次服用。

【功效】本方适用于血热所致产后恶露不尽。

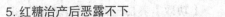

5. 红糖治产后恶露不下

【配方】红糖 3 克，茶叶 5 克，黄酒 60 毫升。

【制法】将上前 2 味用热黄酒冲服。

【用法】每日 1 剂，3 次冲服。

【功效】用于产后恶露不下、腹痛。

6. 生蒲黄治恶露不绝

【配方】生蒲黄 60 克，醋 10 毫升。

【制法】把醋煮沸，放入蒲黄调为糊状服下。

【用法】每日 1 剂。

【功效】用治恶露不绝。

7. 红曲治恶露

【配方】红曲 9 ~ 12 克，黄酒 60 毫升。

【制法】将上 2 味煎汁。

【用法】乘温服下，每日 2 剂。

【功效】活血化瘀，散寒通经。适用于血瘀型产后恶露不尽，症见恶露淋漓不止，量少，色紫黑或夹血块，少腹疼痛，拒按，胸腹胀痛等。

8. 百草霜治产后出血不止

【配方】百草霜 15 克，白酒 5 毫升。

【制法】百草霜用热白酒调匀，敷脐，外用纱布和胶布固定。

【用法】每日 1 次。

【功效】用于产后出血不止，淋漓不净。

9. 吴茱萸治产后恶露不净

【配方】吴茱萸 60 克，食盐 100 克。

【制法】将上 2 味一同炒热后，装入白布袋内，熨敷小腹部，冷则再炒再熨。

【用法】每次 30 次，每日 2 次。

【功效】治疗产后恶露不净，发热，烦躁，或小腹有包块疼痛。

10. 香附活血化瘀治恶露

【配方】香附 15 克，红糖 15 克。

【制法】将前 1 味制粗末，与红糖一同放入杯中，用沸水冲泡。

【用法】代茶饮用，每日 1 剂。

【功效】活血化瘀，理气止痛。适用于血瘀型产后恶露不尽。

11. 当归治产后恶露不尽

【配方】当归 15 克，红糖 20 克。

【制法】将前 1 味制粗末，与红糖一同放入杯中，用沸水冲泡。

【用法】代茶饮用。每日 1 剂。

【功效】活血化瘀，行气止痛。适用于血瘀型产后恶露不尽。

12. 生地黄治恶露日久

【配方】生地黄 60 克，生姜 3 克。

【制法】将上 2 味共制粗末，放入杯中，用沸水冲泡。

【用法】代茶饮用，每日 1 剂。

【功效】养阴清热，凉血止血。适用于血热型产后恶露不尽，症见恶露日久不止，色红，质稠而臭，面色红，口干咽燥等。

13. 荷叶末治恶露不尽

【配方】干荷叶 250 克。

【制法】荷叶洗净切碎,炒香研末。

【用法】每日服 2 次,每次 15 克,用糯米泔水送服,连服 6 ~ 7 天。

【功效】清热凉血。主治妇女产后恶露不尽。

14. 桃仁治恶露不净

【配方】桃仁 10 克,莲藕 250 克,盐 3 克。

【制法】桃仁、莲藕洗净切碎,加水煮,以盐调味。

【用法】饮汤食藕,每日 1 剂。

【功效】活血破瘀。用于治疗妇女产后恶露排出不畅及闭经等。

15. 赤小豆治产后恶露不绝

【配方】赤小豆 30 克,红糖 20 克。

【制法】将赤小豆放入锅内,加水 1000 毫升,煮至豆熟,再加入红糖即可。

【用法】每日 3 次,每次 200 毫升。

【功效】养血止血。主治产后恶露不绝。

16. 鸡冠花治产后恶露

【配方】红鸡冠花 3 克,鸡蛋 2 个。

【制法】将鸡冠花煎水冲生鸡蛋饮服。

【用法】每日 1 剂,分 2 次服用。

【功效】凉血止血,清热收敛。主治产后恶露、腹痛。

17. 益母草治产后恶露

【配方】益母草 30 克,鸡蛋 2 个。

【制法】将益母草、鸡蛋洗净,加水共煮,鸡蛋熟后去壳再入锅煮 20 分钟,吃蛋饮汤。

【用法】每日 1 剂,连服 3 日。

【功效】养血活血。用于治疗产后恶露不绝。

产后缺乳

产后缺乳是指妇女产后乳汁量少，不够喂养婴儿。正常的产妇在分娩后 24 小时内就有乳汁分泌，一般情况下在 1 周内即可分泌出足量的乳汁供婴儿饮用。但是若分娩 1 周以后，乳汁分泌不足或排乳困难，挤压乳房疼痛或乳汁难以挤出，则认为是缺乳的症状。

中医学认为，此病多由气血不足、肝气郁结、乳络阻滞所致，应对症治疗。

1. 花生炖猪蹄治缺乳

【配方】花生米 60 克，猪蹄 2 个，黄豆 60 克，食盐少许。

【制法】先将猪蹄炖煮 30 分钟，去除油污沫后再加入花生和黄豆，煮到猪蹄烂软时加入盐调味。

【用法】每日食 2 次。

【功效】猪蹄是产后催乳的常用材料，对治疗产后气血不足、乳汁缺乏有很好的疗效。

2. 干豌豆治产妇缺乳

【配方】干豌豆 50 克，红糖 30 克。

【制法】将干豌豆放入锅中，加适量水，水烧开后，小火炖至酥烂，调入红糖，待糖溶化时服用。

【用法】每日 2 次。

【功效】豌豆有利小便、益中气、解乳石毒之功效，对治疗产后缺乳有很好的疗效。

3. 黄芪治产后缺乳

【配方】黄芪 60 克，猪肝 500 克。

【制法】把猪肝洗净，黄芪用纱布包好，同放锅中，加水适量，炖熟后食肝饮汤。

【用法】每日 1 剂，分 3 次服用。

【功效】治疗产后缺乳，乳房柔软，饮食不香，大便不实，倦怠乏力等症。

4. 橘叶治产后缺乳

【配方】橘叶 20 克，水牛鼻 1 个。

【制法】先把水牛鼻洗净去毛，与橘叶同煮 30 分钟，至肉熟。

【用法】吃肉饮汤，每日 1 剂。

【功效】治疗产后缺乳，乳汁甚少且浓稠，乳房胀硬或疼痛，胸胁胀痛等症。

5. 核桃通乳治乳汁不通

【配方】核桃 5 个，黄酒 100 毫升。

【制法】核桃去壳取仁，捣烂，黄酒冲服。

【用法】每日1剂，连续用10剂。

【功效】通乳。适用于乳汁不通畅所致乳胀、乳少。

6. 鸡爪治乳汁不足

【配方】鸡爪10个，花生米50克，米酒6毫升，姜片5克，食盐2克，味精3克，葱花4克，麻油5毫升。

【制法】将鸡爪剪去爪尖，洗净，下锅，加水、米酒、姜片，煮30分钟后，再入花生米、食盐、味精，用文火焖煮1.5～2小时，撒上葱花，淋入麻油。

【用法】每日1剂，分3次服用。

【功效】适用于产后血虚，乳汁不足。

7. 米酒治哺乳期乳汁排出不畅

【配方】鲜橙汁150毫升，米酒15毫升。

【制法】将米酒冲入鲜橙汁内。

【用法】每日1剂，分2次服用。

【功效】适用于妇女哺乳期乳汁排出不畅、乳房红肿、结硬疼痛等症。

8. 菊花叶散结通乳

【配方】菊花叶50克，酒酿50毫升。

【制法】将酒酿炖熟，菊花叶洗净、捣烂，绞取20毫升汁液，冲入酒酿服之。并以上2味之余渣搅和匀，敷于乳房处。

【用法】每日2次。

【功效】散结通乳。主治产妇乳腺阻塞胀痛、乳水不通。

9. 猪前蹄治产后失血性缺乳

【配方】猪前蹄（洗净砍块）2个，生姜（拍裂）50克，醋800毫升。

【制法】将上3味同放于砂锅中，大火烧开后，去浮沫，小火炖至酥烂，下食盐，调匀。

【用法】分1～2次趁热食肉喝汤。

【功效】适用于产妇失血过多，气血两虚，产后缺乳。

10. 生麦芽治缺乳

【配方】生麦芽100克，红糖10克。

【制法】将生麦芽水煎2次，每次用水300毫升，煎30分钟，2次混合，去渣留汁，加入红糖，煎溶。

【用法】分2次服，连服3天。

【功效】和中下气。适用于产妇肝郁气滞、气血运行不畅致缺乳。

11. 黄芪治产后乳少

【配方】黄芪30克，猪瘦肉250克，鲜虾仁120克，大枣4个，食盐、味精、麻油各适量。

【制法】将猪肉洗净切块，虾仁、黄芪、大枣洗净，共入砂锅内，加水炖2小时，去黄芪，放入食盐、味精、麻油调味食用。

【用法】每日1剂，2次分服。

【功效】补气通乳。用于治疗产后体虚所致的乳汁不足，症见产后羸瘦，面色苍白，饮食减少，乳汁过少或不通等。

12. 莲藕治产后乳少

【配方】猪瘦肉250克，莲藕500克，赤小豆30克，食盐、味精、麻油各适量。

【制法】猪肉洗净切块，莲藕去节、皮，洗净切块，赤小豆洗净，共入锅内，加水炖烂，放入食盐、味精、麻油调味食用。

【用法】每日1剂。

【功效】补血催乳。用于治疗产后血虚所致的乳汁不足，症见产后失血过多，面色苍白，眩晕心悸，肢体麻木，乳汁不足等。

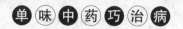
回 乳

妇女产后气血旺盛，奶多奶胀或无小儿吃奶，或因其他原因需要断乳，称回乳。回乳也称"断乳"，是指妇女分娩后，婴儿不需要哺乳奶汁时，采取针灸、药物等方法阻断乳汁分泌的一种方法。一般多见于产后妇女，在回乳过程中可伴有回乳胀痛症状。

1. 莱菔子回乳

【配方】炒莱菔子 30 克。

【制法】将上药研末，加水 500 毫升，沸后小火煎 30 分钟即可。

【用法】分 2 次温服。若效果不明显时，可服第二剂。

【功效】用以回乳。

2. 蒲公英回乳

【配方】蒲公英 30 克。

【制法】将蒲公英开水浸泡 10 分钟。

【用法】1 日内分 2 次服下。

【功效】用治妇女泌乳过多或因其他原因不能哺乳，需要回乳者。

3. 黄花菜回乳

【配方】黄花菜 20 根。

【制法】将上药放入锅内，加入 500 毫升清水，煎至 300 毫升，即可服用。

【用法】每日 1 剂，1 次服完，连服 2 ～ 3 剂。

【功效】本方有断奶回乳的功效，常服对回乳有显效。

4. 芒硝回乳

【配方】芒硝 200 ～ 300 克。

【制法】将芒硝装入 2 个布袋中，外敷双侧乳房，胸带固定。24 小时后取下（天热 12 小时取下）。如 1 次取效不明显，可连用几天。

【用法】每日 1 剂。

【功效】用以回乳。

5. 炒麦芽断奶回乳

【配方】炒麦芽 30 克，红糖 10 克。

【制法】将上 2 味研细末。

【用法】分 2 次用红糖水冲服。

【功效】用以断奶回乳，治乳房胀痛。

6. 麸子红糖回乳

【配方】小麦麸子 50 克，红糖 30 克。

【制法】先将麸子炒黄后，再入红糖混合炒匀放碗内吃。

【用法】每日 1 剂，3 剂吃完乳汁即回。

【功效】用以回乳。

7. 番泻叶回乳

【配方】番泻叶 4 克。

【制法】番泻叶加水 200 ～ 300 毫升，浸泡 10 分钟，水煎服。

【用法】以上为 1 日量，分 2 ～ 3 次口服。

【功效】用以回乳。

8. 麦芽治产后退乳

【配方】麦芽 120 克。

【制法】麦芽用微火炒黄，以水 400 毫升，煎至 200 毫升。

【用法】分 1 ～ 2 次服。

【功效】适用于产后退乳，或断乳时乳房肿痛或发热恶寒等全身症状。

9. 豆豉治断奶后乳房胀痛

【配方】豆豉 60 克，花生油、熟米饭适量。

【制法】锅内放入花生油待热，先炒豆豉后下米饭。

【用法】每日 1 剂。

【功效】用以断奶后乳房胀痛，服后奶水即回。

10. 花椒红糖断奶

【配方】花椒 20 克，红糖 80 克。

【制法】花椒加水 400 毫升，浸泡 4 小时后煎至 250 毫升，捞去花椒不用，加入红糖。

【用法】于断奶当天 1 次服下，可连服 3 天。

【功效】用以断奶。

产后诸症

产后诸症是孕妇产子后出现的一系列综合性疾病。包括胞衣不下、产后血晕、产后血不下、产后虚弱、产后无乳、乳汁自出、产后阴脱、产后风湿痛、冒虚汗等症，常因气血亏虚、气虚血脱、表虚不固等所致，如不及时调护将诱发其他疾患。

1. 锦纹大黄治产后恶血冲心

【配方】锦纹大黄末50克，醋10毫升。

【制法】大黄末用水煎如膏，制丸如梧桐子大。

【用法】患者用醋化5～7丸服之，须臾血下即愈。

【功效】用治产后恶血冲心，胎衣不下，腹中血块。

2. 黑豆治产后风

【配方】黑豆60克，棉籽120克，槐籽（炒）15克。

【制法】将上3味水煎。

【用法】顿服。

【功效】用于治疗产后风，症见角弓反张、牙关紧闭、手足抽搐等。

3. 益母草治产后发热

【配方】益母草15克。

【制法】将上味放入杯中，用沸水冲泡，代茶饮用。

【用法】每日1剂。

【功效】清热解毒。主治感染所致的产后发热，症见产后发热，寒战，头身痛，恶露不净，色紫暗腥臭，小腹疼痛等。

4. 谷子治产后感冒发热

【配方】谷子（未去皮的小米）1把（约50克）。

【制法】将谷子炒黄，加水500毫升煎至200毫升。

【用法】趁热1次服下，盖上被子出汗即愈。

【功效】祛风解表。用于治疗产后感冒风寒、发热恶寒。对一般感冒也有良效。

5. 大枣治产后贫血

【配方】大枣10个，鸡蛋1个，红糖20克。

【制法】先将大枣洗净，加水煮20分钟，打入鸡蛋搅匀，加入红糖，稍煮

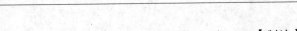

即成。

【用法】每日1剂。

【功效】补气养血。用于治疗产后气血不足所致的贫血。

6. 鲤鱼鳞治产后血瘀腹痛

【配方】鲤鱼鳞200克，黄酒60毫升。

【制法】将鲤鱼鳞洗净，放入砂锅内，加水适量，大火烧沸，改用文火煎成胶冻状。

【用法】每服60克，热黄酒冲服，每日2次。

【功效】活血化瘀。用于治疗产后血瘀腹痛。

7. 泽兰治产后腹痛

【配方】泽兰30克，粳米60克。

【制法】先将泽兰水煎去渣，再入粳米煮粥食用。

【用法】每日1剂。

【功效】化瘀行滞止痛。用于治疗产后瘀滞腹痛。

8. 山楂治血瘀腹痛

【配方】山楂30克，红糖15克。

【制法】山楂加水800毫升，沸后小火煎30分钟，放入红糖调匀即可。

【用法】1次服下，每日1剂。

【功效】活血化瘀，行气止痛。用于治疗血瘀型产后腹痛。

9. 益母草粥治腹痛

【配方】益母草30克，粳米60克。

【制法】先将山楂、益母草水煎去渣，再入粳米煮粥食用。

【用法】每日1剂，2次分服。

【功效】活血补血，化瘀止痛。用于治疗产后腹痛。

10. 枇杷叶粽子止汗补虚

【配方】枇杷叶、糯米各50克。

【制法】糯米用清水浸泡一夜，新鲜枇杷叶去毛洗净，水浸软，以叶包糯米为粽，蒸熟食用。

【用法】每日1次，每日1剂，连食3日。

【功效】补中益气，清肺，降气，止汗。用于治疗产后气血双亏，多汗。

11. 蜂蜜治产后便秘

【配方】蜂蜜50毫升，芝麻30克，粳米100克。

【制法】将芝麻研碎，与粳米一同加水煮为稀粥，候温，调入蜂蜜服食。

【用法】每日1剂。连服7~10日。

【功效】益气补血，润燥滑肠。适用于气血亏虚所致的产后便秘，症见产后大便艰涩难下，或数日不通，面色萎黄，皮肤干燥，腹不胀，饮食如常等。

12. 麦冬润肠治便秘

【配方】麦冬15克，鸡蛋2个，蜂蜜30毫升。

【制法】将麦冬加水煎汤，去渣，打入鸡蛋搅匀，再煮数沸，离火、候温，调入蜂蜜即成。

【用法】每日1剂，2次分服，连服7～10日。

【功效】滋阴清热，润肠通便。适用于阴虚内热所致的产后便秘，症见产后大便干结，排便困难，口干，手足心热等。

13. 甘蔗汁治产后便秘

【配方】甘蔗汁50毫升，蜂蜜30毫升，梨300克。

【制法】将甘蔗汁、蜂蜜调匀后饮服，同时食梨。

【用法】每日2剂。

【功效】滋阴消热，润肠通便。适用于阴虚内热所致的产后便秘。

14. 生大黄泻热通便

【配方】生大黄粉10克，蜂蜜20毫升。

【制法】将大黄粉用开水调匀，兑入蜂蜜即成。

【用法】每日清晨空腹1剂，连服5日。

【功效】泻热通便。适用于实热肠燥所致之产后便秘。

15. 凉粉果散治产后腰痛

【配方】凉粉果（又称木馒头）3个，黄酒50毫升。

【制法】将凉粉果去皮切碎，加黄酒及水适量煎汤服用。

【用法】每日1剂，2次分服。

【功效】散瘀消肿，固精暖腰。适用于产后腰痛，劳伤，扭伤等。

16. 杜仲治产后腰痛

【配方】杜仲30克，大枣12克。

【制法】杜仲、大枣加水600毫升煎至300毫升即可。

【用法】每日1剂，分2次服用。

【功效】补肝益肾，强腰。适用于产后腰痛，肢体关节痛。

17. 桑枝治产后腰痛

【配方】桑枝50克，母鸡1只，食盐、味精、麻油各适量。

【制法】将母鸡宰杀，去毛及内脏，洗净切块，与桑枝共置锅内，加水炖至烂熟，捡出桑枝，用食盐、味精、麻油调味，吃鸡喝汤。

【用法】每2～3日1剂。

【功效】祛风除湿，通络利节，强腰健骨。适用于产后腰痛，肢体关节痛。

18. 杜仲猪肾治产后腰痛

【配方】杜仲10克，猪肾1个，食盐、味精、麻油各适量。

【制法】将猪肾剖开，剔去筋膜腺腺，洗净，与杜仲共置砂锅内，加水炖熟，用食盐、味精、麻油调味。

【用法】吃肉喝汤，每日1剂。

【功效】补肾益肝，强腰。适用于产后腰痛。

不孕症

不孕症是指女子结婚后，夫妻同房 3 年以上而未怀孕，或曾孕育过，又间隔 3 年以上未再次怀孕。不孕症的原因有先天性缺陷和后天病理性两种。先天性生殖器官发育不良及畸形则治疗困难。后天性不孕多是由一些妇科病导致的不孕，如阴道炎、宫颈炎、子宫肌瘤、子宫内膜异位症、盆腔炎等所致。

1. 茴香子治不孕症

【配方】茴香子120克，黄酒60毫升。

【制法】将茴香子用锅炒至黄香，研成细末，贮瓶备用。

【用法】每日早、晚空腹各服 1 次，每次9克，用温黄酒送服，连服30天以上。

【功效】本方有温肾散寒、调中理气的功效，常服治肾阳不足型不孕症有特效。

2. 玉兰花治痛经不孕

【配方】玉兰花将开、未放者10朵。

【制法】玉兰花加水 300 毫升煎至100毫升即可。

【用法】每日 1 剂，连续用 5 剂。

【功效】用治痛经不孕。

3. 菟丝子粥治不孕

【配方】菟丝子60克，粳米100克，白糖20克。

【制法】先将菟丝子水煎去渣，再入粳米煮为稀粥，加糖服食。

【用法】每日 1 剂，2 次分服。

【功效】补肾固精，养肝明目。用于治疗肾虚型不孕，症见经行后期经血量少、色淡、质稀，腰膝酸软，畏寒肢冷，夜尿频，舌质淡、苔白滑，脉沉细无力。

4. 肉苁蓉粥治肾虚型不孕

【配方】肉苁蓉 15 克，羊肉 100 克，粳米 100 克，盐 5 克，葱白 15 克，姜片10 克。

【制法】先分别将肉苁蓉、羊肉、葱白洗净切碎。砂锅内加水适量，放入肉苁蓉煎汤去渣，再入羊肉、粳米、葱白、姜片煮为稀粥，加盐调服。

【用法】每日 1 剂，2 次分服。

【功效】温肾壮阳。用于治疗肾虚型不孕。

5. 鹿茸治不孕

【配方】鹿茸 10 克，乌鸡 250 克，食盐、味精、麻油各适量。

【制法】将乌鸡洗净切块，与鹿茸一同放入炖盅内，加水适量，上笼蒸至熟烂，用食盐、味精、麻油调味，吃肉喝汤。

【用法】每日1剂，2次分服。

【功效】补肾壮阳，生精益血。用于治疗肾阳虚型不孕症。

6. 陈皮治不孕症

【配方】陈皮20克，鸡肉100克，粳米100克，盐适量。

【制法】先将陈皮水煎取汁，备用。鸡肉洗净，切成小块，与洗净的粳米同煮为粥，兑入药汁，再煮一二沸，加入食盐即成。

【用法】每日1剂。

【功效】理气健脾，补肾填精。用于治疗肝郁型不孕症。

7. 南瓜蒂治久不受孕

【配方】南瓜蒂50克。

【制法】将上药研成细末。

【用法】每日2次，每次6克。

【功效】补肾益精。适用于妇女久不受孕。

8. 红花孕育蛋

【配方】藏红花1.5克，鸡蛋1个。

【制法】将鸡蛋打1个口，放入藏红花，搅匀，蒸熟即成。本方名曰红花孕育蛋。

【用法】月经来潮后的第3天开始服红花孕育蛋，1天吃1个，连吃9个。然后等下个月月经来临的第3天再开始服，持续服用3～4个月经周期。

【功效】益气养血，调经活血。主治不孕症。

9. 海马治宫寒不孕

【配方】海马4对，黄酒50毫升。

【制法】炙海马研极细末。

【用法】每服1.5克，每日2次，热黄酒送下。

【功效】主治宫寒不孕。

10. 芝麻酒治宫冷不孕

【配方】芝麻50克，米酒50毫升。

【制法】将芝麻炒熟，每晚睡前与米酒同服。

【用法】每月月经来前服用3次。

【功效】芝麻常用于肝肾虚损、精血不足、须发早白、眩晕耳鸣、产后血虚、乳汁不足、血虚津亏、肠燥便秘等病症的治疗。

第**五**章

儿科疾病

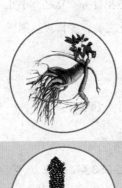

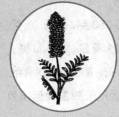

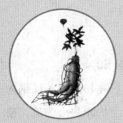

小儿厌食

　　小儿厌食是指小儿较长时间食欲减退，甚至拒绝进食的一种病症。好发于3～5岁的幼童，常并发于其他疾病的病程中或疾病之后，是儿童时期的多发病。病儿以厌食为主要症状，食量明显少于同龄儿童，且病程较长，一般超过2个月以上，可伴有恶心呕吐、食后腹胀、体弱消瘦、大便偏干或偏稀等症状。

　　本病相当于中医古籍中的"不思食""不嗜食""恶食""纳呆"等。发病原因主要有小儿先天不足，或大病后导致脾胃虚弱；过食生冷，伤及脾胃；乳食不节，喂养不当，损伤脾胃；或精神紧张，情绪波动，致肝气郁结，横逆犯胃等。总之，小儿厌食症的基本病机为脾胃功能失调。脾胃为后天之本，气血生化之源，脾胃失运则气血亏损，面色萎黄，体弱消瘦。病久可影响患儿的生长发育。

1. 鲜白萝卜蜂蜜治小儿厌食

　　【配方】鲜白萝卜500克，蜂蜜150毫升。

　　【制法】将萝卜洗净，切成块，放沸水中煮沸后捞出，晾晒数小时，再放入锅中，加入蜂蜜调匀，用小火煮沸，待冷装瓶备用。

　　【用法】餐后食用数块，连食数日。

　　【功效】用治小儿厌食。

2. 鸡内金治小儿厌食症

　　【配方】鸡内金30克。

　　【制法】鸡内金焙黄研末。

　　【用法】每日3次，每次2克，温开水送服。

　　【功效】用治小儿厌食症。

3. 南瓜治小儿厌食症

　　【配方】嫩南瓜250克，红糖20克。

　　【制法】南瓜慢火蒸熟，加入红糖。

　　【用法】每日1剂，随餐分3次食用。

　　【功效】本方适用于脾失健运所致的厌食症。

4. 皂荚治小儿厌食

　　【配方】嫩皂荚50克。

　　【制法】皂荚洗净切段放入铁锅内先武火、后文火炒至内无生心为度，研细末备用。

　　【用法】每次1克，每日2次，用糖拌匀吞服。

【功效】用治小儿厌食。

5. 槟榔治小儿厌食

　　【配方】槟榔2克。

　　【制法】槟榔研细末，填入脐中，纱布盖，胶布固定。

　　【用法】每日1剂。

　　【功效】用治小儿厌食。

6. 鲜麦冬治小儿厌食

　　【配方】鲜麦冬500克，白蜜20毫升。

　　【制法】将鲜麦冬捣汁入白蜜，隔水加热至饴糖状。

　　【用法】每次服20毫升，用白开水冲服。

　　【功效】适用于小儿因体虚所致的厌食。

7. 韭菜籽治小儿厌食

　　【配方】韭菜籽9克，小麦面粉50克。

　　【制法】将韭菜籽研末，调入面粉和匀，制成饼，蒸熟。

　　【用法】每日1剂，分3次服用，连服3～5日。

　　【功效】适用于兼见自汗、面白等症的小儿食欲缺乏。

8. 西红柿汁治小儿厌食

　　【配方】西红柿500克。

　　【制法】西红柿洗净，用开水泡过去皮，去籽，用干净纱布挤汁。

　　【用法】每次服用50～100毫升，每日2～3次，汁中不要放糖。

　　【功效】健脾开胃。治小儿厌食。

9. 神曲粳米粥治厌食症

　　【配方】神曲10～15克，粳米适量。

　　【制法】先将神曲捣碎，煎取药汁后，去渣，入粳米，一同煮为稀粥。

　　【用法】每日2剂，分2次服用。

　　【功效】本方适用于脾失健运所致之厌食症。

10. 蚕豆治消化不良

　　【配方】蚕豆500克，红糖30克。

　　【制法】将蚕豆用水浸泡后，去壳晒干，磨粉（或磨浆过滤后，晒干），即成。

　　【用法】每服30～60克，加红糖适量，冲入热水调匀食。

　　【功效】本方适用于脾胃不健、消化不良、饮食不下等所致的厌食症。

小儿惊厥

　　惊厥又称抽风、惊风，是小儿时期较常见的危急病症。各年龄小儿均可发生，尤以6岁以下儿童多见，特别多见于婴幼儿，多由高热、脑膜炎、脑炎、癫痫、中毒等所致。惊厥反复发作或持续时间过长，可引起脑缺氧性损害、脑水肿，甚至引起呼吸衰竭而死亡。本病初发的表现是意识突然丧失，同时有全身的或局限于某一肢体的抽动，还多伴有双眼上翻、凝视或斜视，也可伴有吐白沫和大、小便失禁。而新生儿期可表现为轻微的全身性或局限性抽搐，如凝视、面肌抽搐、呼吸不规则等。中医学认为惊厥是惊风发作时的征兆。

1. 牛黄治小儿急性惊风

　　【配方】牛黄5克，梨汁20毫升。

　　【制法】将上2味搅匀内服。

　　【用法】每日1剂。

　　【功效】用治小儿急性惊风。

2. 桃白皮治小儿急性惊风

　　【配方】桃树二层白皮120克，葱白200克。

　　【制法】上2味共捣烂，敷两手、两脚心处。

　　【用法】每日1剂。

　　【功效】用治小儿急性惊风。

3. 地龙治小儿急性惊风

　　【配方】地龙6条（去泥杂洗净）。

　　【制法】地龙加水300毫升，沸后小火煎20分钟即可。

　　【用法】分数次灌服。每日1剂。

　　【功效】用治小儿急性惊风。

4. 山羊角汤治小儿惊风

　　【配方】山羊角60克。

　　【制法】山羊角加水600毫升煎至300毫升即可。

　　【用法】3岁以内服100毫升，3～6岁服150毫升，6～10岁服200毫升，10岁以上服300毫升。

　　【功效】用治小儿惊风。

5. 金银花治小儿惊风

　　【配方】金银花9克，猪胆1.5克。

　　【制法】金银花、猪胆加水800毫升，沸后小火煎30分钟即可。

　　【用法】每日1剂，分3次服用。

　　【功效】用治小儿惊风。

6. 一枝黄花治小儿急性惊风

【配方】一枝黄花30克，生姜10克。

【制法】将上2味共捣烂取汁，开水冲服。

【用法】每日1剂。

【功效】用治小儿急惊风。

7. 燕窝治小儿惊风

【配方】燕窝20克，鸭蛋半个。

【制法】燕窝、鸭蛋共捣成糊状。敷于患儿脐中，固牢，干则易之。

【用法】每日1剂。

【功效】用治小儿慢、急惊风。

8. 钩藤叶息风定惊

【配方】钩藤叶9克。

【制法】将钩藤叶加水500毫升煎至200毫升即可。

【用法】每日1剂，趁热服用。

【功效】钩藤为常用中药，具有清热、平肝、息风、定惊等功能。主治头晕、高血压及小儿惊风等。

9. 独头蒜治小儿脐风

【配方】独头蒜15克。

【制法】将独头蒜切成片，贴在脐上，用艾灸至口中有蒜味为止。

【用法】每日1剂。

【功效】独头蒜有温中消食、稳定血压、改善血液循环、抑制血小板聚集、防止血栓形成、调整糖代谢等功效，是人们日常生活过程中防治病的重要食材。

10. 艾蓬头治小儿急、慢惊风

【配方】艾蓬头、葱白、丁香各10克。

【制法】将上3味捣烂调匀敷在小儿脐上，外用布固定。

【用法】每日1剂。

【功效】有发汗解表、通阳利尿、解毒杀虫的功效，用于感冒头痛、鼻塞、小便不利、痈疖肿毒等症的治疗。

11. 鱼鳔治急惊风

【配方】鱼鳔15克，黄酒120毫升。

【制法】将鱼鳔、黄酒同入锅中煎煮，取液汁于抽搐间隙灌服。

【用法】1日数次。

【功效】本方对急惊风有效。

12. 青梅治小儿高热抽搐

【配方】青梅2500克，白糖20克。

【制法】取青梅洗净，去核，捣烂绞汁，过滤后放于日光下晒稠，即为青梅浸膏。

【用法】每次服0.8克，与白糖水调匀服之，2~3天即愈。

【功效】本方用于小儿高热抽搐。

小儿咳嗽

小儿咳嗽是小儿肺部疾患中的一种常见症候。有声无痰为咳，有痰无声为嗽，有声有痰则称咳嗽。一年四季均可发病，但以冬春为多，外界气候冷热的变化常能直接影响肺脏，加之小儿体质虚弱，很容易患病。按照中医学理论可分为湿热咳嗽、寒喘咳嗽、发热咳嗽、伤风咳嗽等。要针对上述这些病症加以对症治疗。

1. 藕汁治小儿咳嗽

【配方】鲜藕汁 250 毫升，蜂蜜 50 毫升。

【制法】将鲜藕适量洗净，捣烂榨汁，加蜂蜜调匀。

【用法】分 5 次服，连用数日。

【功效】清热润燥，凉血，止咳祛痰。用治小儿肺热咳嗽、咽干咽痛、血热鼻衄。

2. 梨粥治肺热咳嗽

【配方】鸭梨 500 克，大米 50 克。

【制法】将鸭梨洗净去皮去核切块，加水适量煎煮 30 分钟，捞去梨渣不用，再加入米粥，趁热食用。

【用法】每日 1 剂，分 3 次服用。

【功效】润肺清心，消痰降火。用治小儿肺热咳嗽。

3. 柿饼罗汉果汤治咳嗽

【配方】柿饼 50 克，罗汉果 20 克，冰糖 10 克。

【制法】将柿饼和罗汉果放入锅中，加入清水适量煎煮，加入冰糖调味。

【用法】每日 1 剂，分 2 次服用。

【功效】罗汉果味甘，性凉，归肺、大肠经，有润肺止咳、生津止渴的功效，适用于肺热或肺燥咳嗽，百日咳及暑热伤津口渴等，此外还有润肠通便的功效。

4. 枇杷叶粥清肺化痰

【配方】枇杷叶 15 克，粳米 100 克，冰糖适量。

【制法】将枇杷叶洗干净，放入锅中加水煎熬，去渣取汁，将汁液与粳米、冰糖一同煮成粥食用。

【用法】每日 2 次。

【功效】清肺化痰。

5. 菊花汤宣肺止咳

【配方】菊花、杏仁各 15 克，白糖 10 克。

【制法】将上 2 味放入锅中，加入

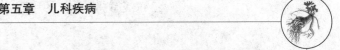

适量清水煎熬，加入白糖调味。

【用法】每日1剂，分2次服用。

【功效】菊花具有杀菌消炎的功效，多喝菊花茶能够帮助人体对抗多重病毒、细菌。

6. 大蒜汁治小儿久咳不止

【配方】大蒜20克，蜂蜜15毫升。

【制法】将大蒜去皮捣烂，用开水300毫升浸泡，晾凉后再小火炖10分钟。

【用法】取汁调蜂蜜引服。

【功效】清热润燥，杀菌消炎。用于治疗小儿久咳不止、夜不能寐。

7. 葱白头治小儿咳嗽

【配方】葱白头100克。

【制法】捣烂，炒热(以不会烫伤皮肤为度)敷胸部。

【用法】每日1次，连敷2～3次。

【功效】疏风散邪。治疗小儿咳嗽。

8. 鹌鹑蛋治久咳不愈

【配方】鹌鹑蛋60克。

【制法】将鹌鹑蛋打入碗内，搅匀，用沸水冲服。

【用法】每日1剂。

【功效】清肺润燥。主治小儿支气管炎、久咳不愈。

9. 柿霜治风热咳嗽

【配方】柿霜(柿饼表面的白霜)3克，白砂糖10克。

【制法】将柿霜、白砂糖放入锅内，加水少许，以文火煎炼均匀，离火，趁热倒在表面涂过食用油的平底大搪瓷盘中，待稍冷，将糖压平，用刀划成小块，冷却后即成白色砂板糖。

【用法】每日3剂，随意食用。

【功效】清热润燥化痰。用于治疗小儿风热咳嗽，症见咳嗽频剧，气粗或咳声嘎哑，喉燥咽痛，咳痰不爽，痰黏稠或稠黄，咳时汗出，伴有鼻流黄涕、口渴、头痛、肢体酸痛，舌苔薄黄，脉浮数。

10. 藕汁治风热咳嗽

【配方】鲜藕汁250毫升，蜂蜜50毫升。

【制法】将鲜藕汁、蜂蜜混匀，分5次服下。

【用法】每日1剂，连服3～5剂。

【功效】清热润燥，止咳祛痰。用于治疗小儿风热咳嗽。

11. 板蓝根治久咳

【配方】板蓝根100克，鸭蛋(取蛋清)1个，冰糖20克。

【制法】先将板蓝根洗净切碎，加水炖汁去渣。打入鸭蛋清搅匀，再入冰糖令溶即成。

【用法】每日1剂。

【功效】清热润肺，止咳化痰。用于治疗小儿阴虚久咳。

12. 柚肉膏治痰湿咳嗽

【配方】鲜柚肉 500 克，蜂蜜 250 毫升，白酒 60 毫升。

【制法】将柚肉去核切块，放入瓶中，加入白酒，封闭一夜后倒入锅中，煎煮至余液将干时，加入蜂蜜拌匀，离火，候冷，装瓶备用。

【用法】每服 2 汤匙，每日 2 次，开水冲服。

【功效】健脾祛湿，止咳化痰。用于治疗小儿痰湿咳嗽，症见咳嗽反复发作，咳声重浊，痰多，因痰而嗽，痰除咳平，痰黏腻或稠厚成块，色白或灰白，每于早晨或食后咳重痰多，进甜腻食物则加重，伴胸闷脘痞、食少倦怠等。

13. 萝卜治小儿肺虚咳嗽

【配方】白萝卜 60 克，猪肺 200 克，杏仁 10 克，食盐、味精、麻油各适量。

【制法】将猪肺切块挤洗干净，杏仁去皮、尖，用纱布包好，白萝卜洗净切块，一同放入砂锅内，加水炖至烂熟，捡出药袋，用食盐、味精、麻油调味食用。

【用法】每日 1 剂，2 次分服。

【功效】补肺，止咳。用于治疗小儿肺虚咳嗽。

14. 梨汁治小儿久咳

【配方】梨 150 克，核桃仁（不去紫衣）30 克，冰糖 30 克。

【制法】梨洗净，去核，同核桃仁、冰糖共捣烂，加水煮成浓汁。

【用法】每服 1 汤匙，每日 3 次。

【功效】清热止嗽。用于治疗小儿久咳。

15. 鸡苦胆汁治久咳不愈

【配方】鸡苦胆 1 个，白糖 30 克。

【制法】取鸡胆汁烘干，研粉，拌入白糖。

【用法】1 周岁以下 3 天服 1 个，2 岁以下 2 天服 1 个，2 周岁以上 1 天服 1 个，每天可分次服用。

【功效】清热，润肺，止咳。用于治疗百日咳及久咳不愈。

小儿感冒发热

感冒发热是由外部风邪袭侵导致，可伴有呕吐、惊风等风寒、风热症状。小儿感冒后多会出现发热症状。这是因为儿童对外界环境适应力差，当受到外邪袭扰时，身体就会发出强烈信号。正常小儿的基础体温为 36.9 ~ 37.5℃。一般当体温超过基础体温 1℃以上时，可认为发热。其中，低热是指体温波动于 38℃左右，高热时体温在 39℃以上。若高热 38.5℃以上，请立即让医生确诊，不要急于退热，热只是表象，要把病因找出来。

中医学根据病因，将小儿感冒发热分为表、里、虚、实及表里俱热或半表半里热等各种病症，要根据具体情况辨证治疗。

1. 桑叶治小儿热病

【配方】桑叶50克，生蜜100毫升。

【制法】用生蜜涂桑叶，线串阴干，搓碎。

【用法】水煎内服。每日1剂，分2次服用。

【功效】用治小儿热病、烦渴。

2. 葱头治婴儿感冒发热

【配方】葱头15克，生姜3克。

【制法】将上2味共捣烂，蒸热，摊在敷料上，待温度适宜时贴于婴儿囟门上，再用热水袋加温片刻。

【用法】每日1剂，分3次用。

【功效】用治婴儿感冒发热，贴药后便可出汗退热。

3. 瓜皮白茅根退热

【配方】白茅根30克，西瓜皮100克。

【制法】白茅根、西瓜皮加水800毫升，沸后小火煎30分钟即可。

【用法】每日1剂，分3次服用。

【功效】清热凉血。用于小儿发热。

4. 柴胡退热

【配方】柴胡12克。

【制法】柴胡加水600毫升煎至300毫升即可。

【用法】每日1剂，分3次服用。

【功效】用于小儿发热。

5. 芦根退高热

【配方】芦根100克。

【制法】将芦根加水500毫升煎至

200毫升即可。

【用法】每日1剂，趁热服用。

【功效】用治高热不退。

6. 黄连粉敷肚脐退热

【配方】黄连粉、牛黄粉各10克。

【制法】用黄连粉、牛黄粉敷在肚脐上。

【用法】每日1剂。

【功效】用治退热。

7. 绿豆治小儿高热

【配方】绿豆125克，鸡蛋3个。

【制法】绿豆研粉，炒热，加蛋清调和，捏成小饼贴胸部。

【用法】3岁左右患儿敷30分钟，不满周岁的敷15分钟。

【功效】用于治疗小儿发热。

8. 荸荠治发热

【配方】荸荠500克，空心菜500克。

【制法】荸荠加水500毫升煎至300毫升即可。

【用法】每日1剂，代茶饮。

【功效】用于小儿发热。

9. 竹沥退热

【配方】竹沥50毫升。

【制法】将竹沥煎煮数沸。

【用法】1次服下，每天2～3次。

【功效】用于小儿发热。

10. 白矾治小儿感冒

【配方】生白矾30克，米醋5毫升。

【制法】将生白矾研成细末，加入米醋调成糊状，用其敷贴脚心。

【用法】每日1剂。

【功效】白矾味涩，性凉，入肺、脾、胃、大肠经。有消痰、燥湿、止泻、止血、解毒、杀虫的功效，主治喉痹、肝炎、黄疸、胃、十二指肠溃疡、口舌生疮、疥痔疥癣等症。

11. 芥末治小儿感冒发热

【配方】芥末面20克。

【制法】将芥末面用开水冲调，然后取一张宣纸，对折，将调好的芥末面糊摊在其中一半宣纸上，然后对折宣纸。

【用法】在纸微温的情况下，将其敷在喉部、胸背处，当患者背部有很热而且刺痒的感觉时即可揭下，每日临睡前做1次。

【功效】此方具有很好的止咳、祛痰、散寒的功效。

12. 黄瓜叶退热方

【配方】鲜黄瓜叶1000克，白糖500克。

【制法】将黄瓜叶洗干净，放入锅中加清水适量，煎煮1小时后去渣取汁，再将汁液文火煮至水垫锅底，待其冷却后加入白糖调匀，晒干，弄碎装入瓶中备用。

【用法】每日3次，每次用开水冲服10克左右。

【功效】黄瓜叶具有清热、利水、除湿、滑肠、镇痛等作用。

13.野菊花舒肝退热

【配方】野菊花10克。

【制法】菊花加水800毫升，沸后小火煎30分钟即可。

【用法】每日1剂，分2次服用。

【功效】菊花味苦，性微寒，归肝、胆经，有较佳的退热功效，常用于感冒发热、疟疾、胸胁胀痛、月经不调、子宫脱垂、脱肛等症。

14.紫苏叶治风寒感冒

【配方】紫苏叶6克，生姜6克，红糖10克。

【制法】紫苏叶、生姜加水600毫升煎至300毫升，加入红糖拌匀即可。

【用法】每日1剂，分3次服用。

【功效】辛温解表。用于小儿风寒型感冒。症状表现为发热，怕风怕冷，无汗，头痛，鼻塞，涕清稀，咳嗽，四肢无力，精神萎弱，舌苔薄白，脉浮紧。

15.白萝卜治小儿流感

【配方】白萝卜250克，鲜橄榄30克。

【制法】白萝卜洗净，切片，共水煎，去渣。

【用法】每日1剂，代茶饮。

【功效】清热解毒。用于治疗小儿流行性感冒。

小儿痢疾

　　小儿痢疾是夏、秋季常见的肠道传染病，病原体是痢疾杆菌。由病人的粪便及由粪便污染了的食物、用具、水等传播，苍蝇常是重要的传播媒介。该病潜伏期短，数小时即起病，但也可长达7天，一般为2～3天。

1. 生大黄灌肠方

　　【配方】生大黄30克。

　　【制法】生大黄加水500毫升，武火急煎15分钟，取过滤液200～300毫升。

　　【用法】每次30～50毫升灌肠，保留1个小时。

　　【功效】清热解毒，凉血止痢。用治细菌性痢疾。

2. 儿茶末治痢疾

　　【配方】儿茶10克。

　　【制法】将儿茶研为细末。

　　【用法】白开水送服。每日3次，每次用量按每岁0.2克计算，疗程不限。

　　【功效】清热解毒。主治婴幼儿慢性痢疾。

3. 葵花子治小儿血痢

　　【配方】葵花子50克，冰糖20克。

　　【制法】将葵花子用开水冲烫后，煮1小时，加冰糖。

　　【用法】服汤，每日2～3次，可连续服用。

　　【功效】清热利湿。用治小儿血痢之腹痛下坠、恶心。

4. 绿豆治小儿痢疾

　　【配方】绿豆3粒，胡椒3粒，大枣2个。

　　【制法】先将大枣洗净，去核，与绿豆、胡椒共捣烂，敷于脐上。

　　【用法】每日1剂。

　　【功效】清热解毒，祛寒湿。用治小儿红、白痢疾。

5. 苦瓜汁治小儿红白痢

　　【配方】鲜苦瓜50克。

　　【制法】将瓜洗净榨汁，过滤。

　　【用法】每日服1～2次。

　　【功效】清热解毒，祛湿。用治小儿红、白痢疾。

6. 马齿苋治小儿痢疾

　　【配方】马齿苋300克。

【制法】马齿苋加水 600 毫升煎至 300 毫升即可。

【用法】每日1剂。可酌加白糖矫味。

【功效】主治小儿痢疾。

7. 花椒汤治小儿痢疾

【配方】花椒 10 克。

【制法】花椒加水 800 毫升,沸后小火熬 30 分钟即可。

【用法】每日 1 剂,分 3 次服用。

【功效】主治小儿痢疾。

8. 高粱根汤治小儿痢疾

【配方】高粱根 20 克,红糖 120 克。

【制法】高粱根加水 600 毫升煎至 300 毫升,加入红糖即可。

【用法】每日 1 剂,分 3 次服用。

【功效】主治小儿痢疾。

9. 黄连治小儿痢疾

【配方】黄连去须 150 克,阿胶 75 克。

【制法】将黄连研为末,水煎阿胶膏拌和,丸如绿豆大。

【用法】每服 20 ~ 30 丸,空腹温水饮送下。

【功效】主治小儿痢疾。症见下痢赤白,里急后重,脐腹疼痛,口燥烦渴,小便不利。

10. 满天星治小儿细菌性痢疾

【配方】满天星 50 克。

【制法】洗净晒干,为细末。

【用法】每日 3 次,每次 1.5 克,用糖开水冲服。

【功效】用治小儿细菌性痢疾。

小儿夜啼

小儿夜啼俗称"闹夜"，指白天如常，入夜则高声啼哭，呈间歇发作，甚至通宵达旦啼哭不休，或每夜定时啼哭。本病多见于10个月以内的婴儿。患儿一般全身情况良好，该病与季节无明显关系。小儿夜啼在生理上多与饥饿、口渴、太热、太闷、尿布潮湿、白天过度兴奋等有关；至于疾病，则多见于发热、佝偻病、蛲虫病、骨和关节结核，或经常鼻塞，扁桃体过大妨碍呼吸等。中医学认为，小儿夜啼多为脾胃虚寒，心火内盛，或惊骇或积滞所为，应当以温脾散寒、清心导滞、镇惊安神为治疗原则。

1. 艾叶治小儿夜啼

【配方】艾叶500克。

【制法】艾叶炒热，用纱布包裹。

【用法】熨患儿小腹部，从上至下，反复多次。

【功效】温脾散寒，行气止痛。主治脾寒气滞型夜啼。

2. 灯芯草治小儿夜啼

【配方】灯芯草20克。

【制法】灯芯草烧成灰，取适量涂抹于乳上，让婴儿吮乳时吮吸。

【用法】每日1剂。

【功效】清心导赤，泻火安神。用治心经积热型夜啼。

3. 黄连治小儿夜啼不安

【配方】黄连3克，乳汁100毫升，白糖10克。

【制法】将黄连加水煎汁30毫升，将汁液和白糖加入乳汁中调匀食用。

【用法】每日1剂，分3次服用。

【功效】乳汁味甘，性平，具有补血、充液、填精、化气生肌、安神益智、壮胃养脾、聪耳明目的功效。

4. 桃树嫩枝治小儿夜啼

【配方】桃树嫩枝50克。

【制法】将桃树嫩枝加水煎熬服用。

【用法】每日1剂。

【功效】桃树枝味苦，性平，归心、胃经，具有活血通络、解毒、杀虫的功效，主治心腹痛、腰痛、风湿关节痛、小儿夜哭、跌打损伤、疮癣等。

5. 葛根粉益胃安神

【配方】葛根粉8克，蜂蜜10毫升。

【制法】将葛根粉放在开水中调匀，

加入蜂蜜调味。

【用法】每日1剂，分3次服用。

【功效】葛根粉是从藤本植物葛根中提取出来的一种纯天然营养佳品，它具有清热解毒、生津止渴、补肾健脾、益胃安神、清心明目、润肠通便及醒酒等功能。其淀粉内含葛根素等黄酮类化合物有效成分，有发汗解表、升阳散火之功。

6. 野菊花镇静安神方

【配方】野菊花、绿豆、杏仁各12克。

【制法】将上3味加清水煎熬服用。

【用法】每日1剂，分2次服用。

【功效】此方对治疗肺热型夜哭有很好的疗效，症见面色潮红，鼻呈青色，夜卧不安，哭啼不休。

7. 五味子治小儿夜啼

【配方】五味子1～2个。

【制法】将上药炒干，研为细末，用津液调为糊状，每晚临睡前敷于肚脐内，次晨揭去。

【用法】每日1次，连敷5～7天。

【功效】本方有镇静安神、养心止啼的功效，常用治小儿夜啼。

8. 黄连散治小儿夜啼

【配方】黄连6克。

【制法】将上药共研为细末，贮瓶备用。

【用法】每次取药末0.5克，用温开水送服，每日2次，连敷5～7天。

【功效】本方中黄连具有清心泻火、定惊安神的功效。适用于肝经郁热或心火亢盛，但无急腹症症状者。

9. 牵牛子治小儿夜啼

【配方】牵牛子7粒。

【制法】将牵牛子研为细末，用温水调成糊状，每晚临睡前敷于患儿肚脐上，盖上纱布，外用胶布固定。

【用法】每日1次，连敷5～7天。

【功效】本方有镇静安神、健脾和胃的功效，常用治小儿夜啼有特效。

10. 五倍子治小儿夜啼

【配方】五倍子2克。

【制法】将五倍子研为细末，用水调成糊状，敷于患儿肚脐上，盖上纱布，外用胶布固定。

【用法】每日1次，连敷5～7天。

【功效】本方有健脾养心、安眠止啼的功效，常用治小儿夜啼。

11. 莲子芯治小儿夜啼

【配方】莲子芯2克。

【配方】莲子芯用开水冲泡，每日数次。

【用法】每日1剂。

【功效】本方适用于心火炽盛所致小儿夜啼。

12. 淡竹叶治小儿夜啼

【配方】淡竹叶30克，北粳米50克，冰糖20克。

【制法】将淡竹叶加水煎汤，去渣后入粳米，冰糖，煮粥。

【用法】早、晚各1次，稍温顿服。

【功效】本方适用于心火炽盛之小儿夜啼。

13. 钩藤治小儿惊骇啼哭

【配方】钩藤6克，乳汁100毫升。

【制法】将钩藤水煎15分钟取汁50毫升，入乳汁中。

【用法】食药乳，每次20～30毫升。

【功效】本方适用于小儿惊骇啼哭。

14. 蝉蜕治小儿夜惊啼哭

【配方】蝉蜕9克。

【制法】将蝉蜕微火焙脆研成极细末。

【用法】每次1克，每日3次。

【功效】本方适用于小儿夜惊啼哭。

15. 葛根蜂蜜治小儿夜啼

【配方】葛根5克，蜂蜜10毫升。

【制法】葛根研粉，开水冲泡，加入蜂蜜饮服。

【用法】每日1剂，分3次服用。

【功效】本方适用于小儿夜啼，有助于小儿安睡。

16. 苏叶治小儿夜啼

【配方】紫苏叶3克，白糖15克。

【制法】将紫苏叶水煎取汁，加入白糖，代茶喂服。

【用法】每日1剂。

【功效】理气清热。用于治疗小儿夜啼。

17. 干姜粥治小儿夜啼

【配方】干姜5克，粳米30克，乳汁100毫升。

【制法】将干姜、粳米洗净，加水煮粥，熟后兑入乳汁，再稍煮即成。

【用法】每日1剂，3～4次分服。

【功效】温中散寒。用于治疗小儿脾虚夜啼，症见夜夜啼哭，啼声低弱，哭啼时喜四肢蜷曲。

小儿腹泻

婴幼儿腹泻是一种胃肠功能紊乱综合征。根据病因不同可分为感染性和非感染性两大类。2岁以下婴儿，消化功能尚不成熟，抵抗疾病的能力差，尤其容易发生腹泻。夏、秋季节是病菌多发期，多种细菌、病毒、真菌或原虫，可随食物或通过污染的手、玩具、用品等进入消化道，很容易引起肠道感染性腹泻。表现为每日排便5～10次不等，大便稀薄，呈黄色或黄绿色稀水样，似蛋花汤，或夹杂未消化食物，或含少量黏液，有酸臭味，偶有呕吐或溢乳、食欲减退。患儿体温正常偶或有低热。重者血压下降，心音低钝，可发生休克或昏迷。

1. 胡萝卜汁治婴儿腹泻

【配方】胡萝卜100克，红糖5克。

【制法】将胡萝卜煮熟后，捣碎挤汁，加水10毫升，再加入红糖。

【用法】按日常奶量喂，1～2小勺即可。

【功效】用治婴儿腹泻。

2. 山楂炭治婴儿腹泻

【配方】山楂炭12克，红糖5克。

【制法】山楂炭研细末。以水160毫升调成水状，加红糖适量，隔水蒸20分钟。

【用法】每日4次，每次1茶匙，1剂分3日服完。

【功效】用治小儿腹泻。

3. 胡萝卜汤治小儿腹泻

【配方】鲜胡萝卜250克，食盐3克。

【制法】胡萝卜洗净，连皮切成块状，放入锅内，加水适量和食盐，煮烂。

【用法】去渣取汁，一天分2～3次服完。

【功效】用治小儿腹泻。

4. 焦米汤治婴儿腹泻

【配方】粳米20克。

【制法】将粳米放在锅内炒黄、微糊，再加入适量水煮开，给婴儿饮用。

【用法】每日1剂。

【功效】用治婴儿腹泻。

5. 烧大蒜治婴儿腹泻

【配方】大蒜（未去皮）1个。

【制法】将大蒜用小火烧烤并不时翻动，使大蒜外皮烧糊，里面烧软、烧熟，然后将烧熟的蒜肉碾碎，再喂给婴儿。

【用法】每日 1 剂。

【功效】用治婴儿腹泻。

6. 炮姜炭治婴儿腹泻

【配方】炮姜炭 50 克。

【制法】炮姜炭研细末冲服。

【用法】每日 3 次，每次 1 ~ 2 克。

【功效】温中止泻，健脾消积。用治婴幼儿腹泻。

7. 嫩高粱霉治小儿腹泻

【配方】嫩高粱霉 4 ~ 5 个。在高粱吐穗时，剪取其刚生长出来的嫩乌霉（未黑者）。

【制法】嫩高粱霉用水洗净吃。

【用法】每日 4 个，分 2 次用。

【功效】固胃涩肠。用治小儿腹泻。

8. 薏苡仁治各种腹泻

【配方】薏苡仁 30 克，冰糖 10 克。

【制法】薏苡仁、冰糖一起加水同煎，至米烂，食用。

【用法】每日 1 次。

【功效】适用于各种腹泻。

9. 山药治婴儿腹泻

【配方】山药 500 克，白糖 50 克。

【制法】先将山药轧成细末，过细箩。每次取 30 克，加适量水，煮成糊状，加少许白糖，频频食之。

【用法】每日 1 剂，连续用 5 剂。

【功效】适用于婴儿腹泻而见面黄肌瘦、哭声微弱者。

10. 大蒜治泄泻

【配方】大蒜 1 头。

【制法】大蒜捣烂，外敷足心，敷前先涂一层凡士林软膏，以免灼伤皮肤。

【用法】每日 1 剂。

【功效】适用于泄泻重、伴呕吐不止者。

11. 柞树皮治小儿泄泻

【配方】柞树皮 150 克。

【制法】柞树皮加水 4000 毫升，煎成 1000 毫升。

【用法】泡脚，每次 30 分钟。

【功效】据报道，此方治疗小儿泄泻有较好的效果。

12. 青苹果治伤食泄泻

【配方】青苹果 1 个。

【制法】将苹果洗净，置瓷缸中（不加水），隔水煮至熟烂，或置笼中蒸熟。熟后去果皮，饮其自然汁。能食者，并食果肉，量不拘。

【用法】每日早、晚各 1 次。

【功效】主治小儿伤食泄泻，食欲不振。

13. 枯矾治小儿水泻不止

【配方】枯矾 30 克，生姜、葱白各 10 克。

【制法】将枯矾研细末。

【用法】每次取 6 克，用生姜、葱白适量捣如泥，调药成膏，敷于脐部，外用纸护住，加布带固定，以干为度，以愈为止。

【功效】用治小儿水泻不止。

14. 山楂散治小儿腹泻

【配方】干山楂 20 克。

【制法】上药研极细末，放置瓶内勿受潮。

【用法】口服，1 岁以下，每次 2 克；2～3 岁，每次 3 克。每日 4 次，糖水温服。

【功效】主治小儿腹泻。

15. 苦参散治湿热泄泻

【配方】苦参 60 克。

【制法】苦参研细末。

【用法】外用，每次用 1～2 克，温水调糊敷于肚脐上，用伤湿止痛膏或胶布固定。对胶布过敏者，可用纱布包裹，每日一换。

【功效】主治小儿湿热泻泄及湿热痢疾。

16. 川贝散治小儿腹泻

【配方】川贝母 15 克。

【制法】川贝母研末，过 80～100 目筛备用。

【用法】内服，每日每千克体重 0.1 克，分 3 次服用。

【功效】主治婴幼儿单纯性消化不良性腹泻。

17. 糯米粉治小儿腹泻

【配方】糯米 50 克。

【制法】糯米淘洗后，置铁锅内，慢火炒至焦黄，研粉过筛。

【用法】口服，每次 2 汤匙（婴儿每次喂几口即可）。加水适量，调成稠浆状，每日 2～3 次。

【功效】主治婴幼儿单纯性消化不良。

18. 麦麸治小儿腹泻

【配方】麦麸 500 克，食盐 90 克。

【制法】先将麦麸、食盐置锅内炒黄，趁热装入长 25 厘米、宽 15 厘米布袋中。

【用法】热敷脐腹部。待不热时，重炒再敷，1 日 5～7 次。

【功效】主治婴幼儿腹泻，日久不愈，泻下不消化乳瓣或清冷稀便。

19. 蛋黄油治小儿腹泻

【配方】鸡蛋 2 个。

【制法】将鸡蛋煮熟，取出蛋黄放入锅（最好用铜锅）内压碎，以文火加热，煎取蛋黄油（一般煎至蛋黄变成黑色，油已出尽），取出油装 4 毫升瓶中备用。

【用法】1 岁以内每次口服 1～1.5 毫升，1 岁以上每次口服 2 毫升，早、晚各服 1 次，连服 2 天。

【功效】主治婴幼儿单纯性消化不良腹泻。

20. 绿茶治婴幼儿腹泻

【配方】云南绿茶 6 克。

【制法】将云南绿茶研为细末，温开水或乳汁调服。

【用法】每日分3次服。

【功效】云南绿茶是茶叶品种之一，现代研究证明，茶叶中除含有大量鞣质外，还含有咖啡因、茶碱、维生素C等成分。因而具有强心利尿、收敛止泻、消炎抑菌等多种作用，对婴幼儿腹泻具有一定的作用。药虽一味，实寓扶正祛邪之意，因而能迅速有效地调整已紊乱的消化系统，收到满意的疗效。

小儿遗尿

小儿遗尿是指 3 周岁以上的儿童晚上睡眠中小便自遗，醒后方觉的一种病症。小儿遗尿在临床上可分为功能性和器质性。功能性遗尿多与受过惊吓、过度疲劳，以及自幼缺乏教育，没有养成夜间起床排尿的习惯有关；而器质性遗尿常有癫痫、脑发育不全、隐性脊柱裂等病史。轻者数日 1 次，重者每夜遗尿 1 ~ 2 次以上，且不易叫醒。

1. 覆盆子治小儿遗尿

【配方】覆盆子 30 克，猪瘦肉 100 ~ 150 克。

【制法】先将覆盆子放入锅内，加入 600 毫升清水，用文火煎至 200 毫升，去渣取汁。再将药液煮猪瘦肉，不加调料，以文火煮熟，喝汤吃肉。

【用法】每日 1 剂，连服 7 ~ 10 天（药液味不苦，小儿易接受）。

【功效】本方有滋肝补肾、固精缩尿的功效，常服能治好小儿遗尿。

2. 双肾草治小儿遗尿

【配方】鲜双肾草 65 克，猪肉 50 克（或猪膀胱 1 个）。

【制法】将双肾草、猪肉（或猪膀胱）洗净，一同放入碗内，用文火炖至熟烂。

【用法】每剂分 2 ~ 3 天服食，每日 2 次，连服 3 ~ 5 剂。

【功效】方中双肾草为兰科植物，以全草入药，性温，味淡，有滋阴益肾、固精缩尿的功效，常服治小儿遗尿症有良效。

3. 珍珠草治小儿遗尿

【配方】珍珠草 15 克，公鸡肠（剪开、洗净）1 ~ 2 具。

【制法】将上 2 味放入药锅内，倒入 600 毫升清水，用文火煎至 200 毫升，过滤，去渣取汁，即可服用。

【用法】每日 1 剂，分 2 次服用，连服 7 ~ 10 天。

【功效】本方具有清热疏肝、固涩小便的功效，常服治肝经郁热型小儿遗尿有良效。肝经郁热型小儿遗尿症见睡中遗尿，尿量不多，气味腥臊，尿色较黄，性情急躁，夜间梦语，唇红口干，舌红苔黄。

4. 鸡内金治遗尿

【配方】鸡内金 1 个，鸡肠 1 具，

猪膀胱 1 个，黄酒 100 毫升。

【制法】将上 3 味剖开焙干，研细面。

【用法】每次服 3 克，黄酒送下。

【功效】用治遗尿。

5. 白胡椒治遗尿

【配方】白胡椒 5 粒，鲜鸡蛋 1 个。

【制法】在大头钻一小孔，纳入白胡椒，然后封住小孔将蛋蒸熟。

【用法】每晚睡前吃 1 个，连用 7 日。

【功效】用治遗尿。

6. 蚕茧治遗尿

【配方】蚕茧 20 克，白糖 10 克。

【制法】将蚕茧煎煮数沸，加入白糖调溶。

【用法】分 2 次食茧喝汤。

【功效】用治遗尿。

7. 核桃肉治小儿遗尿

【配方】核桃肉 100 克，蜂蜜 15 毫升。

【制法】将核桃肉放入锅内干炒至发焦，取出自然晾干，加入蜂蜜食用。

【用法】每日 1 剂，分 2 次服用。

【功效】此方具有定喘润肠、补肾温肺的功效。

8. 柿蒂治小儿习惯性尿床

【配方】柿蒂 12 克。

【制法】将柿蒂加水 600 毫升，沸后小火煎 20 分钟即可。

【用法】每日 1 剂，趁热服用。

【功效】柿蒂味苦，性温，入肺、胃经，对呃逆、恶心、百日咳及夜尿症等有较好疗效。

9. 玉竹治小儿遗尿

【配方】玉竹 60 克。

【制法】将玉竹洗干净切成片，加水 500 毫升煎至 200 毫升即可。

【用法】每日 1 剂。每次在饭前服用。

【功效】玉竹具有养阴、润燥、除烦、止渴的功效。主治热病阴伤、咳嗽烦渴、虚劳发热、小便频数、头昏眩晕、内热消渴等症。

10. 陈皮治肾阳虚之遗尿

【配方】陈皮 50 克，带骨狗肉 500 克，鸡汤 800 毫升，豆瓣酱、蒜泥、蒜苗、料酒、辣椒、姜片、花生油、味精、食盐、酱油、红糖各适量。

【制法】将狗肉切块，蒜苗切段，辣椒切细丝。锅热后，下狗肉烘干水分，取出。旺火烧热锅，下花生油，入蒜泥、豆瓣酱各适量爆炒，再下姜片、蒜苗、狗肉，边炒边加花生油，炒约 5 分钟，入料酒、辣椒、鸡汤、食盐、陈皮、酱油、红糖，烧沸后转入砂锅里，焖 90 分钟，食前入味精。

【用法】每日 1 剂，佐餐食用。

【功效】本方适用于肾阳虚之遗尿。

11. 黄芪治肾阳虚所致遗尿

【配方】羊肉 150 ～ 250 克，鱼鳔

50 克，黄芪 30 克，桂皮、姜、盐各适量。

【制法】将羊肉洗净切片，同鱼鳔、黄芪一起加水煎煮，放入适量桂皮、姜、盐煮熟。

【用法】饮汤食肉及鱼鳔。每日 1 剂，连续用 5 剂。

【功效】本方适用于肾阳虚所致遗尿。

12. 白果治脾肺气虚所致遗尿

【配方】白果（去壳及芯）10 克，豆腐皮 50 克，糯米适量。

【制法】因白果仁的毒素经煮沸较长时间就可挥发破坏，煮时最好用盖子上有孔透气的炊具（或将盖移开一条缝隙，勿盖紧），毒素则更易挥发散失。将白果、豆腐皮、糯米同煮成稠粥，作餐食。

【用法】每日 1 剂，趁热服用。

【功效】本方适用于脾肺气虚所致遗尿。

13. 珍珠草治小儿遗尿

【配方】珍珠草 15 克，鸡肠 1~2 具。

【制法】将鸡肠剪开洗净与珍珠草加水共煮熟，去药渣服用。

【用法】每日 1 剂，趁热服用。

【功效】本方适用于因肝经湿热所致遗尿。

14. 车前子治尿频

【配方】车前子 25 克，猪膀胱 1 个。

【制法】将上 2 味加水共煮熟，去药服食。

【用法】每日 1 剂。

【功效】清热利尿。用于治疗梦中遗尿，尿频、尿急。

15. 胎盘散治小儿遗尿

【配方】胎盘（即胎衣、胞衣）1 具。

【制法】胎盘洗净，置于新瓦上，以文火焙干，研细。

【用法】每次服 3 克，温开水送下。

【功效】温肾散寒。用于治疗小儿经常尿床、小便清长、神疲乏力、面色苍白、肢冷畏寒。

鹅口疮

鹅口疮，是白念珠菌感染所致的婴幼儿常见口腔疾病。是指小儿舌上、口腔黏膜上出现状如鹅口的白色点状或片状白屑。因其色白如雪片，故又称雪口。其白屑，状如凝乳，不易拭去，若强揩之，其下面的黏膜则见潮红、粗糙，不久又复生，常伴有哭闹不安，拒乳等症。本病可因先天胎热内蕴，或口腔不洁，感受秽毒之邪而致。产妇患念珠菌阴道炎时，易使新生儿因吞食或肺部吸入而发病。另外，婴幼儿患麻疹、肺炎等病或胃肠道手术后，身体抵抗力下降，对念珠菌的易感性增高。长期给婴幼儿应用广谱抗生素或激素，也可刺激念珠菌生长。

1. 红糖治鹅口疮

【配方】红糖 3 克。

【制法】以手指蘸糖，轻轻涂搽口腔患处数次。

【用法】每日 1 剂，连续用 5 剂。

【功效】用治鹅口疮。

2. 桑树汁治鹅口疮

【配方】桑树汁、蜂蜜各 10 毫升。

【制法】在桑树上用刀砍取汁，与蜂蜜调匀后涂抹于患处。

【用法】每日 3 ~ 4 次。

【功效】用治鹅口疮。

3. 鹅不食草治鹅口疮

【配方】鹅不食草 50 克，菜籽油 50 毫升。

【制法】鹅不食草用菜籽油浸泡

1 ~ 2 周，过滤。外搽患处，使局部发热。

【用法】每日用 2 ~ 4 次。

【功效】用治鹅口疮。

4. 枯矾治鹅口疮

【配方】枯矾 6 克，蜂蜜 10 毫升。

【制法】枯矾加蜂蜜，调膏，涂患处。

【用法】每日 1 剂。

【功效】用治鹅口疮。

5. 吴茱萸治鹅口疮

【配方】吴茱萸 50 克，米醋 10 毫升。

【制法】米醋加温，与吴茱萸调匀。

【用法】每日睡前布包敷足底涌泉穴 1 次。连续 3 次痊愈。如有起泡者停药。

【功效】用治鹅口疮。

6. 细辛治鹅口疮

【配方】细辛 3 克。

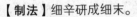

【制法】细辛研成细末。

【用法】将药末放肚脐内，以装平肚脐为度，然后用胶布覆盖固定，2 日后方可去掉，一般用 1 ~ 2 次可痊愈。

【功效】用治鹅口疮。

7. 桂枝末治鹅口疮

【配方】桂枝末 10 克，姜汁 5 毫升。

【制法】桂枝末和姜汁调匀，涂患处，即效。

【用法】每日 1 剂。

【功效】用治鹅口疮。

8. 地龙白糖浸液治鹅口疮

【配方】取大的活地龙 10 ~ 15 条，白糖 50 克。

【制法】地龙用清水洗净后置于杯中 (注意不要弄断)，撒上白糖，然后轻轻搅拌，使其与白糖溶化在一起呈黄色黏液，将此浸液盛于消毒瓶内备用。

【用法】用时将此液涂布在创面上，涂布范围要较创面略大，3 ~ 5 分钟后用蘸有生理盐水的棉球擦掉即可。每日 3 ~ 4 次，夜晚疼痛时可再加涂 1 次。3 ~ 5天可愈。

【功效】清热平肝，解毒。主治各种类型鹅口疮。胃呆纳少者不宜多用。

9. 鲜凤尾草方治鹅口疮

【配方】鲜凤尾草 20 ~ 40 克，花生油 10 毫升，蜂蜜 5 毫升。

【制法】凤尾草加入花生油中煎约 1分钟，去渣，加适量蜂蜜搅拌均匀成糊状。

【用法】每次取适量涂于患处，每日 3 ~ 4 次。

【功效】清热去腐生肌。用治各种类型鹅口疮。

10. 梅冰散治鹅口疮

【配方】干腊梅花 10 克，冰片 0.5 克。

【制法】腊梅花焙黄，与冰片共研细末。

【用法】用棉签蘸药物搽敷患处，1日 1 ~ 2 次。

【功效】清热凉血止痛。用治鹅口疮。

11. 巴豆仁末治鹅口疮

【配方】巴豆仁 1 克，西瓜子仁 0.5 克，麻油 10 毫升。

【制法】将前 2 味共研碎出油，加少许麻油调匀，揉成团块。

【用法】将团块敷于印堂穴，15 秒钟即取下。每日 1 次，连用 2 次。

【功效】清热解毒，敛疮生肌。用治鹅口疮。

12. 青黛治鹅口疮

【配方】青黛 0.5 克。

【制法】青黛加沸水浸泡，待温即可使用。

【用法】新生儿出生后即用消毒棉签蘸药液擦涂于口腔内。每日 2 ~ 3 次，连用 7 ~ 10 天。

【功效】清热解毒。预防新生儿鹅

口疮。

13. 板蓝根治鹅口疮

【配方】板蓝根9克。

【制法】板蓝根煎汁。

【用法】反复涂搽患处。每日1剂。
1日5～6次，可佐以内服。

【功效】主治婴儿鹅口疮 (雪口病)。

14. 决明子治鹅口疮

【配方】决明子25克。

【制法】将决明子研成细末，加水
500毫升，煎成糊状，冷却后放无菌瓶内
备用。

【用法】用棉棒蘸药液对口腔进行
清洗，每日数次。

【功效】用治口腔溃疡及口腔常规
护理。

小儿流涎症

　　小儿流涎是指唾液经常流出口外的一种现象。主要表现为涎液过多，经常流出渍于唇外。3～4个月时的婴儿因为唾液分泌增加，还不会及时吞下，引起流涎，属于正常的生理现象。小儿出牙、口腔炎、舌炎等也可以引起流涎。此外，神经系统疾病发生吞咽障碍及某些药物中毒，也可引起流涎，应查明原因进行治疗。如果孩子超过6个月时还是流涎，就应考虑是病理现象。中医学认为这是脾胃虚弱不能摄纳精液所致，治疗应以健脾益气、燥湿和胃、补肾摄涎为主。

1. 滑石治小儿流涎

【配方】滑石5克，白糖5克。

【制法】将上2味混合即可。

【用法】每服3～5克，开水调服。

【功效】用治小儿流涎，无休止时，甚则7～8岁不愈者。

2. 生白术治小儿流涎

【配方】生白术10克。

【制法】生白术切细，放碗中加水150毫升，蒸后常饮。

【用法】每日1剂，趁热服用。

【功效】小儿流涎。

3. 天南星治小儿流涎

【配方】天南星30克，醋5毫升。

【制法】天南星研细末，用醋调。

【用法】于晚间将药末敷于两足心涌泉穴，外用纱布包扎，每次敷12个小时。

【功效】小儿流涎。

4. 莲子芯治心火盛型夜啼

【配方】莲子芯5克。

【制法】莲子芯加水500毫升煎至200毫升即可。

【用法】每日1剂，趁热服用。

【功效】用于心火盛型夜啼。

5. 牵牛子治小儿流涎

【配方】牵牛子50克。

【制法】牵牛子研为细末过筛，分5包。

【用法】每次用1包，加水调成糊状，敷脐部，胶布固定。

【功效】用治小儿流涎。

6. 白矾治脾虚流涎

【配方】白矾20克。

【制法】将白矾研成细末，放入开

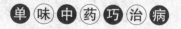

水中使其溶化，然后将白矾水倒入浴盆中，加入适量温水浴足。

【用法】每日 1 次，每次 20 分钟。

【功效】此方具有收敛健脾的功效。

7. 肉桂醋饼治小儿流涎

【配方】肉桂 10 克，醋 3 毫升。

【制法】将肉桂研为细末，与醋调成糊饼状。

【用法】在小儿睡前将药饼贴在两足心处，用纱布固定，次晨取下，连敷 3 ~ 5 日。

【功效】温中补阳，散寒止痛。适用于小儿流涎。

8. 白术治小儿流涎

【配方】白术 10 克，蜂蜜 5 毫升。

【制法】将白术水煎取汁，兑入蜂蜜饮用。

【用法】每日 1 剂，3 ~ 4 次分服，连服 1 周。

【功效】清热运脾。适用于小儿流涎，证脾胃积热者，且伴有口舌疼痛，口腔黏膜溃烂，大便干，舌红。

9. 吴茱萸治小儿流涎

【配方】吴茱萸 3 克，梨 200 克。

【制法】梨去皮去核切块，与吴茱萸一同水煮。

【用法】每日 1 剂，3 次分服，连服 7 ~ 10 天。

【功效】温中健脾。适用于小儿流涎，证属脾胃虚寒者，且伴四肢不温，唇舌色淡。

10. 石榴汁治小儿流涎

【配方】鲜石榴 300 克。

【制法】将石榴洗净，连皮一同切碎捣烂，加水少许，绞取石榴汁，频频涂口内、两颊及舌。

【用法】每日 1 剂，用 5 次。

【功效】收敛固涩。主治小儿流涎。

11. 泥鳅治小儿流涎

【配方】泥鳅 50 克，黄酒 60 毫升。

【制法】泥鳅去内脏，焙干研末。用黄酒送服，每日 2 次，共服 2 日。

【功效】用治小儿流涎（流口水）。

12. 白茯苓治小儿流涎

【配方】白茯苓 10 克。

【制法】白茯苓加水煎沸 15 分钟，滤出药液，再加水煎 20 分钟，去渣。

【用法】2 煎所得药液兑匀，分服，每日 1 ~ 2 剂。

【功效】主治小儿流涎。

佝偻病

佝偻病俗称软骨病，是指婴幼儿时期由于维生素 D 不足、钙和磷吸收不良，引起骨骼生长障碍，以致影响其他器官发育的一种慢性营养不良性疾病。患儿开始主要以精神改变为主，烦躁不安、易激惹、睡眠不安、夜间惊叫、多汗及因头汗出而致头皮发痒，摩擦枕头，使脑后头发脱落而形成"枕秃"。若不及时治疗，将进一步发展为全身肌肉松弛无力，腹部膨隆如蛙状，并可逐渐出现骨骼系统的改变，6 个月以内婴儿形成颅骨软化，出现"乒乓头"方颅、前囟过大和闭合过晚、出牙延迟，6 ~ 8 个月可出现方头、肋外翻、肚子大，严重者可形成鸡胸或漏斗胸，O 形或 X 形腿、驼背，甚至出现脊柱和骨盆变形等，且体质弱，易染其他疾病。

1. 黄连治佝偻病

【配方】黄连 3 克，牛奶 200 毫升，白糖 20 克。

【制法】黄连水煎，取 30 毫升，加入牛奶、白糖即可。

【用法】每次 100 毫升，每日 3 次。

【功效】用治佝偻病患儿夜间啼哭，白天吃奶正常者。

2. 干香蕈（香菇）治佝偻病

【配方】干香蕈 9 克。

【制法】先用开水泡发，发透后再将香蕈洗净，放入锅内，加水适量，并将泡发香蕈的开水去掉沉淀物后，一同倒入锅内煎煮。

【用法】每日 3 次温服。

【功效】预防佝偻病。

3. 钩藤治佝偻病

【配方】钩藤 6 克，牛奶 100 毫升。

【制法】钩藤水煎 15 分钟，取液 50 毫升，加入牛奶。

【用法】口服，每次 20 毫升，每日 3 次。

【功效】用治佝偻病，夜惊夜闹甚者。

4. 鸡肝治佝偻病

【配方】鸡肝 1 具，粳米 20 克。

【制法】将上 2 味煮粥，常吃。

【用法】每日 1 剂，趁热服用。

【功效】用治有明显软骨表现者。

5. 田螺治佝偻病

【配方】田螺 200 克，食盐 3 克。

【制法】田螺放清水中，24 小时后加清水炖熟，食盐调味，喝汤，经常煮食。

【用法】每日 1 剂，连续用 5 剂。

【功效】用治佝偻病。

6. 半夏治佝偻病

【配方】半夏 15 克，麻油 5 毫升。

【制法】半夏研细末，麻油调拌，外敷贴足心。

【用法】每日 1 剂。

【功效】用治佝偻病。

7. 杜仲治小儿佝偻病

【配方】杜仲 10 克，羊骨 50 克。

【制法】将羊骨洗净捣碎，与杜仲一同放入砂锅内，加水炖 1 小时，弃渣饮汤。

【用法】每日 1 剂，2 次分服，连服 15 日为 1 个疗程。

【功效】益筋壮骨，活血通络。用治小儿佝偻病。

8. 蛋壳治小儿佝偻病

【配方】鸡蛋壳 50 克，莲子 30 克。

【制法】将上 2 味共研细末。

【用法】每服 2 克，每日 2 次，温开水或粳米汤送服，10 ~ 15 日为 1 个疗程，连服 2 ~ 3 个疗程。

【功效】壮筋骨，活血通络清心。用于治疗小儿佝偻病。

9. 海蛤壳散治小儿佝偻病

【配方】海蛤壳 20 克。

【制法】将上味研粉。

【用法】每次 3 ~ 5 克，每日 2 ~ 3 次。开水冲服。

【功效】健脾壮骨。治疗小儿佝偻病。

10. 黄精治小儿下肢无力

【配方】干黄精 100 克，蜂蜜 200 毫升。

【制法】干黄精洗净放在铝锅内，加水浸泡透发，再以小火煎煮至熟烂，液干，加入蜂蜜煮沸，调匀即成。待冷，装瓶备用。

【用法】每次 20 毫升，开水冲服。

【功效】补益精气，强筋壮骨。用治小儿下肢萎软无力。

11. 板栗治小儿佝偻病

【配方】生板栗 500 克，白糖 250 克。

【制法】先将板栗加水煮 30 分钟，待凉，剥去皮，放在碗内再蒸 40 分钟，趁热用刀将板栗压拌成碎泥，加入白糖搅匀，再把栗泥填平成饼状，摆在盘中即成色味俱佳的食品。

【用法】供患儿经常食用。

【功效】本方常吃对治疗小儿佝偻病有效。

12. 黄芪治小儿佝偻病

【配方】黄芪 30 克，猪肝 50 克，猪腿骨（连骨髓）500 克。

【制法】先将猪骨髓敲碎，与黄芪一同加水煮沸，改用文火煮 1 小时，滤

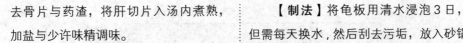

去骨片与药渣，将肝切片入汤内煮熟，加盐与少许味精调味。

【用法】吃肝喝汤。1剂可分1顿服完，宜常服，直至病愈。

【功效】本方适用于以脾肾虚弱为主要症状的小儿佝偻病。

13.鹿茸治小儿骨软行迟

【配方】鹿茸100克，猪蹄2个。

【制法】将鹿茸切薄片，猪蹄洗净，2味同入锅，微火煮数沸，调味食用。

【用法】每日1剂，分5次服用。

【功效】本方适用于小儿发育不良，骨软行迟，囟门不合等症。

14.龟板治小儿佝偻病

【配方】龟板（即乌龟的腹部甲壳）50克。

【制法】将龟板用清水浸泡3日，但需每天换水，然后刮去污垢，放入砂锅内，加多量的水用文火煮，每天煮8～10小时，连煮3天，取出晒干，碾为细末。

【用法】每次1克，每日2～3次，开水吞服。

【功效】本方能有效地防治小儿佝偻病。

15.田螺治小儿佝偻病

【配方】田螺150克，酱油、醋各10毫升。

【制法】将田螺漂洗干净，放水锅中煮沸，挑取螺肉蘸调料吃，可以常煮食。

【用法】每日1剂，趁热服用。

【功效】本方可治因钙代谢失调而引起的小儿佝偻病。

儿童多动症

儿童多动症，又称脑功能轻微失调或轻微脑功能障碍综合征。表现为注意力不集中、上课说话、做小动作等，所以学习成绩可能较差，难与他人相处，易激惹，动作不协调。本病男孩多于女孩，尤其早产儿多见。多在学龄期发病，其病因有人认为与难产、早产、脑外伤、颅内出血、某些传染病、中毒等有关，也有人认为与环境污染、遗传等有关。中医学认为心脾两虚、肝阳上亢、湿热内蕴是其主要病因病理。

1. 百合治小儿多动症

【配方】百合60克，大枣4个，鸡蛋2个。

【制法】将百合、大枣加水400毫升，大火烧开，打入鸡蛋，煮至熟，下白糖，调匀。

【用法】分2次服。

【功效】治疗小儿多动症。

2. 咖啡治小儿多动症

【配方】咖啡5克。

【制法】按普通浓度冲好1杯咖啡，适当加糖或奶，给患儿饮用。

【用法】每日2～3次。

【功效】治疗小儿多动症。

3. 猪心包朱砂治小儿多动症

【配方】朱砂1.5克，猪心1个，食盐、味精各3克。

【制法】将猪心剖开洗净，纳入朱砂，外用细线捆好，放入锅内，加水炖熟，调入食盐、味精。

【用法】吃肉喝汤。每日1剂。

【功效】养心安神，宁心定惊。主治小儿多动症。

新生儿黄疸

新生儿黄疸是新生儿期常见的临床症状，分为生理性和病理性两大类。生理性黄疸一般在出生后2～3日出现，7日左右消退，婴儿情况一般良好。病理性黄疸则原因较多，在出生后36小时内出现者，多为母子血型不合的溶血症；出生后数日至数周内出现的，多为新生儿肝炎综合征、败血症、胆汁淤积综合征或先天性胆道闭锁等疾病。病理性黄疸的主要并发症为脑红素脑病，表现为嗜睡、拒乳、呕吐、尖叫，重则双目凝视，两手握拳，肌肉强直，呼吸不规则，抽搐。其死亡率高达50%～75%，幸存者往往有神经系统后遗症。中医学称为脂黄、胎疸。

1. 糯稻根治新生儿黄疸

【配方】稻草根10克。

【制法】稻草根洗净，加水600毫升，沸后小火煎20分钟即可。

【用法】每次服1～2匙，随时服用，每日1剂，连服数日至痊愈。

【功效】用于治疗新生儿黄疸。

2. 茵陈治新生儿黄疸

【配方】茵陈6克，大枣5个。

【制法】茵陈、大枣一同加水500毫升煎至200毫升即可。

【用法】随时服用，每日1剂，连服1周左右，直至黄疸消退。

【功效】治疗新生儿黄疸。

3. 黄檗浴治黄疸

【配方】黄檗30克。

【制法】黄檗煎水去渣，水温适宜时，让患儿浸浴。

【用法】用药液反复擦洗10分钟，

每日1～2次。

【功效】清热利湿退黄。用治湿热郁蒸型黄疸。

4. 牛黄膏治黄疸

【配方】牛黄0.3克，蜂蜜、乳汁各5毫升。

【制法】牛黄以蜂蜜适量调成膏，用乳汁化开，频频点入患儿口中。

【用法】每日1剂，连续用5剂。

【功效】清热解毒退黄。新生儿黄疸热象明显者。

5. 生大黄汤治黄疸

【配方】生大黄25～30克。

【制法】生大黄加水500毫升煎至200毫升即可。

【用法】煎成汤200毫升左右，每日顿服，连服6天停1天为1个疗程。

【功效】清热解毒，利湿退黄。治疗新生儿黄疸。

消化不良

　　消化不良主要是指食物进入体内不能完全消化，而无法吸收的一种病症。轻者可没有痛苦，仅仅表现为腹部不适；重者可出现大便次数增多，便下稀水呈蛋花样，食欲减退，腹胀等，并且因食物未完全消化、吸收，身体长期得不到充足的营养就会体形消瘦。

1. 山楂汤治小儿厌食症

　　【配方】山楂片20克，大枣10个，白糖10克。

　　【制法】山楂片及大枣烤焦呈黑黄色，加白糖煮水。

　　【用法】频频温服，每日2～3次，连服2天。

　　【功效】健脾止泻，消食化滞。用治小儿不思饮食、腹胀、手足心热、头发干枯、大便干燥或稀溏。

2. 牛肚粥治小儿病后伤食

　　【配方】牛肚250克，大米70克，盐15克。

　　【制法】用盐将牛肚搓洗净，切小丁，与大米煮做烂粥，加盐调味。

　　【用法】每日1剂，分2次服用。

　　【功效】健脾养胃。用治小儿病后虚弱、食欲不振、四肢乏力。

3. 刺海参治小儿消化不良

　　【配方】刺海参内脏15克。

　　【制法】将海参内脏焙干研末。

　　【用法】每次3克，每日3次，开水冲服。

　　【功效】健脾止泻。用治小儿消化不良。

4. 鹧鸪菜治小儿消化不良

　　【配方】鹧鸪菜干品、鸡内金各15克。

　　【制法】鹧鸪菜干品、鸡内金共研细末备用。

　　【用法】每次3克，每日2次，开水冲服。

　　【功效】消食化积。治疗食欲不振、消化不良。

5. 高粱花治小儿消化不良

　　【配方】高粱花6克。

　　【制法】高粱花加水300毫升，煎成100毫升汁液。

　　【用法】每日1剂，分2次服用。

　　【功效】用治小儿消化不良。

6. 苹果治小儿消化不良

【配方】苹果 750 克。

【制法】将苹果洗净，连皮切碎，加水 300 毫升和少许盐共煮。煮好后取汤代茶饭。1 岁以内小儿可以加糖后再饮，1 岁以上小儿可吃苹果泥（将煮熟的苹果去皮去核，捣烂如泥，即为苹果泥）。

【用法】每次 30 克，每日 3 次。

【功效】用治小儿消化不良。

7. 莲子治小儿消化不良

【配方】莲子 30 克，糯米 100 克。

【制法】莲子开水泡，去皮去芯，放锅内煮熟烂，研成糊，取糯米洗净与莲子肉拌匀，再放在盆内入锅中蒸熟，压平切片。

【用法】3 岁以下每次服用 1 片，3 岁以上每次服用 2 片，每日 2 ~ 3 次。

【功效】用治小儿消化不良。

8. 栗子膏养肝健脾

【配方】栗子 10 枚，白糖 25 克。

【制法】将栗子洗干净去皮，加入适量水煮成糊膏状，加入白糖调味。

【用法】每日 2 次。

【功效】栗子性温，味甘平，入脾、胃、肾经。栗子中含有丰富的胡萝卜素、氨基酸及铁、钙等微量元素，具有养胃健脾、补肾强筋、活血止血的功效，长期食用可达到养胃、健脾、补肾、养颜等保健功效。栗子中还含有柔软的膳食纤维，对于消化系统有很大的好处。

9. 山楂治小儿消化不良

【配方】山楂、白糖各 15 克。

【制法】将山楂洗干净去核蒸熟，待冷却后加入白糖搅拌均匀，制成薄饼食用。

【用法】每日 1 剂，分 2 次用。

【功效】山楂自古以来就是健脾开胃、消食化滞、活血化痰的良药。山楂含糖类、蛋白质、脂肪、维生素 C、胡萝卜素、淀粉、苹果酸、枸橼酸、钙和铁等物质，还具有降血脂、降血压、强心和抗心律不齐等作用。

10. 陈皮治小儿消化不良

【配方】陈皮 15 克，大枣 10 个。

【制法】将陈皮洗干净晾干，然后将其炒焦，与大枣一同用开水冲泡服用。

【用法】每日 1 剂，分 2 次服用。

【功效】陈皮味辛、苦，性温，入脾、肺经，具有理气、调中、燥湿、化痰的功效，主治胸腹胀满、不思饮食、呕吐哕逆、咳嗽痰多等症。

11. 胡萝卜健胃消食方

【配方】鲜胡萝卜 250 克，盐 3 克。

【制法】将胡萝卜洗干净切成小块，放入锅中，加入适量水和盐煎煮，去渣取汁。

【用法】每日 1 剂，趁热服用。

【功效】胡萝卜可以补中气、健胃消食、壮元阳、安五脏，对治疗消化不良、久痢、咳嗽、夜盲症等有较好效果，被誉为"东方小人参"。

12. 玄明粉治小儿积滞

【配方】玄明粉3克。

【制法】将上药放入脐中，外敷消毒塑料布或油纸，也可外敷消毒纱布，胶布固定。

【用法】每日换药1次。

【功效】主治小儿积滞。

13. 鸡内金治小儿消化不良

【配方】鸡内金2个，蜂蜜6毫升。

【制法】将鸡内金用镊子或筷子夹住，直接伸进炭火，或柴草火中或酒精灯上烤至变成焦黑色(勿使变成灰白色)。随即用一张白纸托住，放在地上冷却，以去火毒。几分钟后，将烧焦鸡内金研成粉末，倒入蜂蜜，搅拌均匀后给患儿服下。

【用法】每日1剂，连续用5剂。

【功效】主治小儿消化不良。

第
六
章

五官科疾病

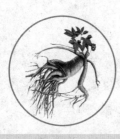

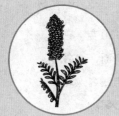

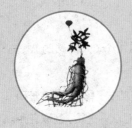

沙 眼

沙眼是一种慢性结膜炎症，具有传染性。因病变的结膜面有细胞浸润，乳头增生和滤泡形成而变粗糙，故称沙眼。是致盲的主要眼病之一。其临床特点：初起时可无症状或有痒感，烧灼、干燥、异物感和视物模糊等症，病程长，易伴发急性结膜炎和角膜溃疡。属中医学"椒疮""粟疮"范畴。

1. 鲜石榴叶治沙眼

【配方】鲜石榴叶 90 克。

【制法】鲜石榴叶浓煎，使热气熏蒸患眼。

【用法】每日 2 ~ 3 次。或熏洗患眼亦可。

【功效】主治沙眼、眼睑赤烂。

2. 霜桑叶治沙眼

【配方】霜桑叶 10 克。

【制法】霜桑叶加水煮沸 5 分钟后，去渣，澄清过滤，取汁备用。

【用法】每日洗眼 2 次。

【功效】主治浸润进行期沙眼。

3. 黄檗治沙眼

【配方】黄檗 30 克。

【制法】黄檗加水 300 毫升，煮沸 30 分钟，过滤。

【用法】用药汁每日点眼 3 ~ 4 次，每次 1 ~ 2 滴。

【功效】主治沙眼疼痛、眼痒。

4. 白矾治沙眼

【配方】白矾 1 克。

【制法】白矾煎水澄清。

【用法】点眼内 2 滴。

【功效】主治沙眼，眼痒、流泪。

5. 莴苣白汁治沙眼

【配方】莴苣 150 克。

【制法】莴苣折断，取白汁。

【用法】每日点眼 3 次。

【功效】用治沙眼。

6. 苦瓜霜治沙眼

【配方】苦瓜 1 个（大而熟的），芒硝 15 克。

【制法】将苦瓜去子留瓤，装入芒硝，悬于通风处，数月后瓜外透霜，刮取备用。

【用法】每次用少许点眼，早、晚各点 1 次。

【功效】用治沙眼。

7. 秦皮汤洗眼方

【配方】秦皮12克。

【制法】将秦皮放入锅中，加水适量煎熬，去渣取汁，待水温适宜时用汁液洗眼。

【用法】每日2次。

【功效】秦皮具有清肝明目、清热燥湿的功效，对治疗沙眼、目赤肿痛等症有很好的疗效。

8. 桑叶治沙眼

【配方】桑叶15克，青盐6克。

【制法】将桑叶洗净，加水、青盐浸泡，带水澄清后，用其洗眼。

【用法】每日2次。

【功效】桑叶具有疏散风热、清肺润燥、清肝明目的功效。主治风热感冒、肺热燥咳、头晕头痛、目赤昏花等。桑叶不仅可用于风热引起的目赤畏光，且可清肝火，对治疗肝火上炎的目赤肿痛有很好的疗效。

9. 蒲公英治沙眼

【配方】蒲公英100克。

【制法】蒲公英洗净，折茎取白汁，煮沸30分钟，过滤。

【用法】每日点眼3～4次，每次1～2滴。

【功效】用治沙眼。

10. 菊花汤治沙眼

【配方】菊花15克。

【制法】菊花水煎汤，候温，熏洗双眼。

【用法】每日3次。

【功效】疏风清热消肿。用于治疗沙眼。

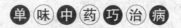
青光眼

青光眼是指由于眼压增高而引起的视盘损害和视功能障碍的一种眼病。正常眼压在 10 ~ 21 毫米汞柱，如在 21 ~ 24 毫米汞柱，则可疑为青光眼。青光眼包括原发性青光眼（闭角型、开角型）、继发性青光眼、混浊性青光眼和先天性青光眼，中医学统称为"五风内障"，基本病机为情志抑郁、气机郁结、肝胆火炽、神水积滞等。

1. 黄菊汤熏治青光眼

【配方】黄菊花5朵，黑豆100粒。

【制法】将上2味加水500毫升，煎至200毫升。

【用法】趁热熏洗，5日一换，常洗可复明。

【功效】用治青光眼，双目不明，瞳仁反背。

2. 萆薢治青光眼

【配方】萆薢10克。

【制法】萆薢加水500毫升浓煎为10毫升左右，过滤后装入眼瓶，点眼。

【用法】5分钟1次，30分钟左右瞳孔缩小，延长至30分钟点眼1次，直至瞳孔恢复正常。

【功效】用治青光眼。

3. 槟榔汤治青光眼

【配方】槟榔9 ~ 18克。

【制法】槟榔加水600毫升，沸后小火煎20分钟即可。

【用法】每日1剂，分2次服用。服药后有腹痛、呕吐、恶心及轻泻等反应均属正常现象。若无轻泻应稍增加剂量。

【功效】下气破积，清热明目。用于治疗青光眼。

4. 决明子治青光眼

【配方】决明子30克，绿豆120克。

【制法】决明子、绿豆加水500毫升，沸后小火煎20分钟即可。

【用法】每日1剂，分2次服。

【功效】清肝明目。用于治疗青光眼，双目红赤肿痛等。

5. 槐花茶防老年性青光眼

【配方】槐花、绿茶各3克。

【制法】将上2味放入茶杯内，倒入沸水，加盖浸泡15分钟，即可服用。

【用法】每日1剂，多次冲泡，频频当茶饮用，连服2 ~ 3个月。

【功效】本方有清热、养肝、明目的功效，常服可防老年性青光眼。

6. 车前子治愈青光眼

【配方】车前子60克。

【制法】车前子加水300毫升，1次煎服。

【用法】每日1剂。

【功效】此方治疗青光眼有良好疗效。

老年性白内障

老年性白内障是指由于晶体老化过程中逐渐出现变性混浊。老年性白内障发生于40岁之后,多与机体衰老及环境因素有关。它不同于糖尿病、外伤、其他眼病、皮肤病、内分泌障碍、中毒等原因所致的白内障,是与年龄有关的疾病,随着年龄的增长,发病率递增,而且导致失明的严重后果也是所有老年性眼病中的第一位。本病为逐渐发展的眼病,常常是双侧眼睛都发病,但发病的时间、程度不相等。

1. 枸杞酒治老年性白内障

【配方】枸杞子800克,优质黄酒1000毫升。

【制法】将枸杞子放入瓶内,倒入黄酒,加盖密封浸泡10天,即可服用。

【用法】每日2次,每次1~2小盅,连服5~7剂。

【功效】本方有滋养肝肾、抗衰明目的功效,适用于早期老年性白内障,常服治老年性白内障有良效。

2. 黑豆治白内障

【配方】黑豆30粒。

【制法】温水洗净后,再用开水泡软。生吃豆喝汤。

【用法】每晨1次,久服有效。

【功效】补肾明目。用于预防和治疗白内障。

3. 蔓荆子治老年性白内障

【配方】蔓荆子5克,猪肉50克。

【制法】蔓荆子研粉,猪肉剁细,拌匀,炖熟,1次服完。

【用法】每日1次,一般服2~3日可见效。

【功效】主治老年性白内障。

4. 蝉蜕治早期白内障

【配方】蝉蜕9克,黄酒30毫升。

【制法】蝉蜕研末,黄酒送服。

【用法】每天1剂。

【功效】主治早期白内障。

5. 枸杞子治早期白内障

【配方】枸杞子50克,黑豆500克。

【制法】将上2味洗净混合倒入砂锅,加水1000毫升,煮沸至水干,取出分为20份。

【用法】每天起床后和睡前各服1份,咀嚼后咽下。10天为1个疗程,连续服3个疗程,有效者可继续服用。

【功效】主治早期白内障。

6. 菟丝子治白内障

【配方】菟丝子30克，羊肾1具，食盐6克，味精5克，麻油6毫升。

【制法】先把羊肾剖开去内部筋膜，切成连刀腰花。菟丝子煎汤取汁，两煎合并约100毫升。将羊肾爆炒，放入食盐、味精、麻油调味，再将菟丝子汁加入做羹。

【用法】每日1剂，分2次服用。

【功效】能补肝益肾，生精明目。用于肝肾阴虚型白内障早期。

7. 鹅不食草治白内障

【配方】鹅不食草20克，冰片4克。

【制法】将上2味共研细末，装瓶备用，使用时经鼻给药，以干净棉棒蘸少许塞入鼻中，轻轻转动棉棒，药末即自动留于鼻腔内，然后取出棉棒即可。

【用法】每日3~5次，30天为1个疗程，3个疗程即可进行疗程评价。

【功效】通鼻利窍。主治未熟期老年性白内障。

8. 谷精草清肝明目

【配方】谷精草10克，羊肝60克。

【制法】将谷精草用纱布包好，羊肝洗净切片，一同入锅，加水煮沸20分钟，拣出药袋，吃肝喝汤。

【用法】每日1剂。

【功效】疏风散热，清肝明目。适用于白内障、夜盲症、青光眼等。

9. 白扁豆治老年性白内障

【配方】白扁豆60克，大枣15个。

【制法】白扁豆、大枣加水500毫升煎至200毫升即可。

【用法】每日1剂，分2次服用。

【功效】健脾和胃，益气养血。适用于预防及延缓白内障的发展。

10. 乌梅治白内障

【配方】乌梅3枚，豌豆20克，菠菜根15克。

【制法】乌梅、豌豆、菠菜根加水600毫升，沸后小火煎20分钟即可。

【用法】每日1剂。

【功效】和中益气，养血生津。可作为白内障的辅助治疗方法。

11. 马料豆治白内障

【配方】马料豆（黑豆之紧小者）30粒。

【制法】将马料豆洗净，用开水浸软，即可吃豆饮汤。

【用法】每日清晨1剂，久服见效。

【功效】滋补肝肾，益精明目。适用于防治白内障。

12. 鲜枸杞叶猪肝大米粥

【配方】鲜枸杞叶250克，猪肝150克，大米100克。

【制法】按常法煮粥服食。

【用法】每日1剂。

【功效】滋补肝肾，益精明目。适用于肝肾不足型白内障。症见目生云翳，视物模糊，腰酸，耳鸣耳聋等。

耳 鸣

　　耳鸣为耳科疾病中的常见症状，患者自觉耳内或头部有声音，但其环境中并无相应的声源，而且愈是安静，感觉鸣音越大。耳鸣音常为单一的声音，如蝉鸣声、汽锅声、蒸汽机声、嗞嗞声、铃声、振动声等，有时也可为较复杂的声音。可以是间歇性，也可能为持续性，响度不一。一些响度较高的持续性耳鸣常常令人寝食难安。引起耳鸣的原因较多，各种耳病均可发生耳鸣，如耵聍栓塞、咽鼓管阻塞、鼓室积液、耳硬化症；内耳疾病更易引起此症，如声损伤、梅尼埃病。此外，高血压、低血压、贫血、白血病、神经官能症、耳毒药物等均可引起耳鸣。中医学认为耳鸣多为暴怒、惊恐、胆肝风火上逆，以至少阳经气闭阻所致，成因外感风邪，壅渴清窍，或肾气虚弱，精气不能上达于耳而成，有的还耳内作痛。

1. 三七花治耳鸣

　　【配方】三七花 10 克，酒酿 50 毫升。

　　【制法】将上 2 味同装于碗中，隔水蒸熟。

　　【用法】分 1 ~ 2 次连渣服，连服 7 天。

　　【功效】适用于耳鸣。

2. 雄乌鸡治耳鸣

　　【配方】雄乌鸡 500 克，洗净，白酒 2000 毫升。

　　【制法】雄乌鸡宰杀洗净，以白酒煮熟，趁热食用。

　　【用法】每日 1 剂，连续用 5 剂。

　　【功效】用治肾虚耳鸣。

3. 白果治耳鸣

　　【配方】白果 10 克。

　　【制法】白果加水 600 毫升，沸后小火煎 20 分钟即可。

　　【用法】每日 2 ~ 3 次。

　　【功效】用治耳鸣。

4. 猪皮治耳鸣

　　【配方】猪皮、芫荽各 60 ~ 90 克，食盐 3 克。

　　【制法】将上 2 味同剁烂，稍加食盐。

　　【用法】蒸熟后一次吃完，连吃 3 天。

　　【功效】用治耳鸣。

5. 车前子治耳鸣

　　【配方】车前子 20 克，芹菜 100 克。

【制法】车前子、芹菜加水 500 毫升煎至 200 毫升即可。

【用法】每日 1 剂，分 2 次服用。

【功效】用治耳鸣。

6. 龙胆草治耳鸣

【配方】龙胆草 10 克。

【制法】龙胆草加水 600 毫升，沸后小火煎 20 分钟即可。

【用法】每日 1 剂，连续用 5 剂。

【功效】用治耳鸣。

7. 热盐枕耳治耳鸣

【配方】盐 3000 克。

【制法】将盐炒热，装入布袋中。

【用法】以耳枕之，袋凉则换，坚持数次，即可见效。

【功效】用治耳鸣。

8. 葵花子壳汤治耳鸣

【配方】葵花子壳 15 克。

【制法】将葵花子放入锅中，加水 1 杯煎服。

【用法】每日 2 次。

【功效】用治耳鸣。

9. 白毛乌骨雄鸡治耳鸣

【配方】白毛乌骨雄鸡 1 只，甜酒

1200 毫升。

【制法】同煮，去酒食肉，共食用 3 ～ 5 只即可。

【用法】每日 1 剂，分 5 次食用。

【功效】用治耳鸣。

10. 鲜桑葚治肝胃不足引起的耳鸣

【配方】鲜桑葚 2500 克。

【制法】鲜桑葚洗净用布袋盛，绞取汁，文火煎成薄膏。

【用法】每次 10 克，每日 3 次。

【功效】适用于肝胃不足引起的耳鸣。

11. 生草乌泡酒精治神经性耳鸣

【配方】生草乌 15 克，75％ 酒精 50 毫升。

【制法】将生草乌浸泡于酒精内，1 周后即可用。

【用法】每天滴患耳 1 ～ 2 次，每次 2 ～ 3 滴。

【功效】主治神经性耳鸣。

12. 核桃仁治耳鸣

【配方】核桃仁 30 克。

【制法】晨起细嚼，徐徐咽下。

【用法】每日 1 剂，连续用 5 剂。

【功效】安神补脑。主治虚证耳鸣、耳聋。

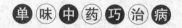

耳 聋

耳聋是指不同程度的听力减退,轻者在缩短距离或声音加大之后,尚可听清;重者则听不到任何声响。按发生的时间可分为先天性耳聋和后天性耳聋两类;按病变的性质可分为器质性耳聋和机能性耳聋;按病变发生的部位可分为导音性耳聋、感音性耳聋和混合性耳聋三类。引起耳聋的原因很多,如任何外耳道的病变,如耵聍栓塞、外耳道闭锁等,使外耳道阻塞;中耳的外伤,如颅底横形或纵形骨折,伤及中耳和听骨链;中耳炎症,如急性咽鼓管炎、化脓性中耳炎等;中耳肿瘤,如良性的颈静脉瘤或恶性癌肿;耳硬化症等,均可引起耳聋。

1. 石菖蒲根治神经性耳聋

【配方】石菖蒲根 6 ~ 15 克。

【制法】石菖蒲根加水 600 毫升,沸后小火煎 20 分钟即可。

【用法】每日 1 剂,顿服,连服数日。

【功效】主治神经性耳聋。

2. 白毛乌鸡治耳鸣、耳聋

【配方】白毛乌鸡 1 只,甜酒 120 毫升。

【制法】将上 2 味同煎熟食,随意食用。

【用法】每 3 日 1 剂,连续用 5 剂。

【功效】主治肾虚性耳鸣、耳聋。

3. 女贞子治耳鸣、耳聋

【配方】女贞子 15 克。

【制法】女贞子加水 600 毫升,沸后小火煎 20 分钟即可。

【用法】每日 1 剂。

【功效】主治肝肾阴虚所致耳鸣、耳聋。

4. 仙鹤草治耳聋

【配方】鲜连根仙鹤草 150 克。

【制法】鲜连根仙鹤草加冷水煎浓汁频服。

【用法】每日 1 剂,分 2 次服用。

【功效】主治链霉素中毒性耳聋。

5. 鸡蛋鳅鱼治耳聋

【配方】鳅鱼 60 克,鸡蛋 1 个。

【制法】将蛋打碎,盛于碗内,再放入鳅鱼,加水适量,拌匀,蒸熟食之。

【用法】饭后食,每日 1 次,至愈为度。

【功效】扶正通窍复聪。主治耳聋。

6. 猪耳朵治老年耳聋

【配方】老母猪耳朵 1 对，皂荚刺 30 克。

【制法】将皂荚刺刺在老母猪耳朵上，加水适量，文火煮熟，去皂荚刺。

【用法】每日 1 剂，吃肉喝汤。

【功效】扶正通窍。主治老年性耳聋。

7. 葛根治突发性耳聋

【配方】葛根 20 克。

【制法】将葛根水煎 2 次，每次用水 300 毫升煎 30 分钟，2 次混合。

【用法】每日 1 剂，分 2 次服。

【功效】改善脑血流、增加内耳供血。适用于突发性耳聋。

鼻　炎

鼻炎是鼻腔黏膜炎症，有急性和慢性两种。急性鼻炎大多因受凉后身体抵抗力减弱，病毒和细菌相继侵入引起，也可为某些以呼吸道为主的急性传染病的鼻部表现。急性鼻炎屡发可转为慢性，一些心脏病或肾脏病病人，因鼻腔长期或经常瘀血也可造成慢性鼻炎，还有某些其他病症及粉尘、气体、温湿度急剧变化均可引起此病。增强体质，注意冷热，加强劳动保护等是预防鼻炎的重要措施。

1. 苍耳子油治鼻炎

【配方】苍耳子 30 ~ 40 个，麻油 30 毫升。

【制法】将苍耳子轻轻捶破，加入麻油中，文火煮开，去苍耳子，待冷后倾入小瓶中备用。

【用法】用时以棉签饱蘸药油涂鼻腔，每日 2 ~ 3 次。

【功效】祛风通窍止痛。治疗慢性鼻炎。

2. 木棉花治鼻炎

【配方】木棉花干品 20 克。

【制法】将木棉花干品沸水浸泡约 1 分钟后代茶饮。

【用法】1 周为 1 个疗程。治疗期间停用其他药物。2 个疗程后评定疗效。

【功效】清热解表，利湿利尿。治疗慢性鼻炎。

3. 皂荚粉治鼻炎

【配方】皂荚 10 克。

【制法】将皂荚研末。

【用法】取皂荚粉吹入鼻中，同时用热毛巾热敷鼻部（用药 5 分钟后，病人喷嚏频作，鼻腔内分泌物增多，约 10 分钟鼻塞症状即消失）。

【功效】抗菌消炎。治疗过敏性鼻炎。

4. 带衣花生治鼻窦炎

【配方】带衣花生米 7 ~ 8 粒。

【制法】将花生米放入铁罐内，用纸糊口，中间开小孔，置于火炉上，候烟从孔出，令烟熏鼻孔，至烟尽为止。

【用法】每日 1 次，连用 30 日。

【功效】润肺消炎。适用于鼻窦炎。

5. 辛夷花祛风通窍

【配方】辛夷花 10 克，葱汁 3 毫升。

【制法】将辛夷花研为细末，以葱汁调匀，用药棉蘸药末塞入鼻内。

【用法】每日 1 ~ 2 次。

【功效】祛风通窍。适用于鼻窦炎、鼻炎。

6. 辛夷花治鼻窦炎

【配方】辛夷花 3 克，丝瓜花 10 克。

【制法】将上 2 味放入杯中，用沸水冲泡，代茶饮用。

【用法】每日 2 ~ 3 剂。

【功效】清热解毒，祛风通窍。适用于鼻窦炎。

7. 孩儿茶治鼻窦炎

【配方】孩儿茶 10 克。

【制法】将孩儿茶研为细末，每取适量吹入鼻内。

【用法】每日 2 ~ 3 次。

【功效】清热化痰，消肿排脓。适用于鼻窦炎。

8. 白芷治鼻窦炎

【配方】白芷 30 克。

【制法】将白芷研为细末，冲服，每次 3 克。另取少许吹入鼻内。

【用法】每日 1 ~ 2 次。

【功效】祛风胜湿，消肿排脓。适用于急性鼻窦炎。

9. 斑蝥治急性鼻炎

【配方】斑蝥 1 只。

【制法】研细粉取少许置于两眉中间（印堂穴），外用胶布贴紧固定，晚贴早去，揭去处患有小水疱，消毒后涂紫药水。

【用法】每日 1 剂。

【功效】主治急性鼻炎。

10. 牡丹皮治过敏性鼻炎

【配方】牡丹皮 150 克。

【制法】牡丹皮用清水浸泡 1 日，蒸馏成 200 毫升，使呈乳白色液，制时药物不能超过容器的 1/3，水不能超过容器的 2/3。

【用法】取药液滴鼻，每日 3 次。

【功效】主治过敏性鼻炎。

11. 白蒺藜治鼻炎

【配方】白蒺藜 35 克。

【制法】白蒺藜捣碎，加水 600 毫升，沸后小火煎 20 分钟即可。

【用法】每日 1 剂，分 2 次服用。

【功效】主治鼻窦炎。

12. 蜂蜜治萎缩性鼻炎

【配方】冰片 3 克，蜂蜜 100 毫升。

【制法】冰片研末，溶于蜂蜜中搅匀，即成。

【用法】用棉签黏涂双侧鼻腔，每日 3 ~ 5 次。连续涂至病愈。

【功效】主治萎缩性鼻炎。

13. 桃树嫩尖叶治萎缩性鼻炎

【配方】桃树嫩尖叶 15 克。

【制法】将桃树嫩尖叶用手揉搓成棉球状塞入患鼻10～20分钟，待鼻内分泌大量清涕不能忍受时，弃掉塞药。

【用法】每日4次，一般连用1周左右病愈。

【功效】主治萎缩性鼻炎。

14. 藿香治鼻流浊涕

【配方】藿香90克，猪胆汁15毫升。

【制法】先将胆汁过滤，拌入藿香后晒干，微炒，共为末，水泛为丸，滑石为衣。

【用法】每服9克，每日2～3次，温开水送服。

【功效】主治鼻窦炎、鼻流浊涕。

15. 生附子治鼻旁窦炎

【配方】生附子100克，葱涕20毫升。

【制法】将附子研为细末，以葱涕调和如膏状，取膏35克，分别贴于双足涌泉穴，胶布固定。

【用法】每日1换，7日为1个疗程。

【功效】主治鼻旁窦炎。

16. 川黄檗治鼻炎

【配方】川黄檗10克，上等龙井茶20克。

【制法】将上2味共研细末，以少许吹入鼻内两侧。

【用法】每日数次。

【功效】主治鼻炎。

17. 西瓜藤治鼻旁窦炎

【配方】西瓜藤25克。

【制法】西瓜藤焙干研末，冲开水服。

【用法】每日1剂，分2～4次。

【功效】治疗急、慢性鼻旁窦炎。

18. 羊睾丸治慢性鼻旁窦炎

【配方】羊睾丸1对，黄酒50毫升。

【制法】将羊睾丸洗净，放瓦片或砂锅内焙黄(不可炒焦炒黑)，研为细末。

【用法】用黄酒送下，每对1日分2次服，连用2～3日可见效。

【功效】主治慢性鼻旁窦炎。

19. 鲜大蓟根治鼻窦炎

【配方】鲜大蓟根100克，鸡蛋2个。

【制法】将上2味加水同煮，蛋熟。

【用法】每日1剂，吃蛋喝汤。

【功效】主治鼻窦炎，鼻塞流浊涕。

20. 花生米治鼻旁窦炎

【配方】花生米20克。

【制法】将上味放干净的白铁罐内，上糊纸封严，再把纸上开一小孔，将罐放火炉上，待冒烟以烟熏鼻孔，烟尽为止。

【用法】每日1次，约1个月可愈。

【功效】主治鼻旁窦炎。

21. 丝瓜藤治慢性鼻旁窦炎

【配方】丝瓜藤近根藤200克。

【制法】丝瓜藤近根藤烧存性，为末。

【用法】每次 9 克开水调服，亦可加黄酒调服，或加少许糖同服。

【功效】用治慢性鼻旁窦炎。

22. 鹅不食草治过敏性鼻炎

【配方】干鹅不食全草 100 克，75% 酒精 300 毫升。

【制法】鹅不食草放入干净大口瓶中，加入酒精，浸泡 7 ～ 10 天。

【用法】鼻炎发作时，用棉球蘸浸液塞入鼻孔 5 ～ 10 分钟，两侧交替使用，连续使用 1 周。

【功效】主治过敏性鼻炎。

咽喉炎

咽喉炎是咽喉部位黏膜的急性炎症。发病初期，咽喉处感到发热、刺痒和干燥不舒服。病重者咽喉肿痛，舌本强硬、涎潮、喘急、胸膈不利、吞食疼痛，伴有畏寒、发热、全身不适的症状。声音变为嘶哑，严重时失声。喉内多痰而不易咳出，常黏附于声带表面。

1. 西瓜霜治咽喉炎

【配方】西瓜 5 千克，朴硝 300 克。

【制法】在西瓜蒂上切一小孔，挖去瓤子，装满朴硝，仍以蒂部盖上，用绳缚定，悬挂于通风处，待析出白霜，以鹅毛扫下，研细，贮于瓶中备用。

【用法】用时以笔管将白霜吹于喉部。

【功效】清热消肿。用治咽喉炎。

2. 海带治慢性咽炎

【配方】水发海带 500 克，白糖250 克。

【制法】将海带漂洗干净，切丝，放锅内加水适量煮熟，捞出，放在小盆里，拌入白糖腌渍 1 天后即可。

【用法】食用，每日 2 次，每次 50 克。

【功效】软坚散结。用治慢性咽炎。

3. 猫爪草治慢性咽炎

【配方】猫爪草 30 克，绿豆 50 克。

【制法】上 2 味加水 500 毫升煎至200 毫升即可。

【用法】每日 1 剂，分 2 次服用。

【功效】治疗慢性咽炎。

4. 点地梅治咽喉炎

【配方】点地梅 30 克。

【制法】点地梅加水 600 毫升，沸后小火煎 20 分钟即可。

【用法】分 3 次，早、中、晚各含服 100 毫升 (即每次将煎好的汤药饮含于口中约 1 分钟，然后咽下)。每日 1 剂。

【功效】用治咽喉炎。

5. 生地粥治咽喉炎

【配方】生地黄 30 克，粳米 50 克，白糖 10 克。

【制法】先将生地黄加水 800 毫升，煎 30 分钟，去渣留汁于锅中，再将粳米放入慢煎至粥成，下白糖，调匀。

【用法】分 1 ~ 2 次空腹服。

【功效】适用于胃肺伤阴，咽喉微痛，

咳声嘶哑的慢性咽喉炎。

6. 橄榄治咽喉肿痛

【配方】橄榄 60 克，白糖适量。

【制法】将橄榄洗净去核，加水 600 毫升，小火煮 30 分钟，去渣，下白糖溶化，当茶饮。

【用法】每日 1 剂，趁热服用。

【功效】解毒利咽。适用于急性咽炎、扁桃体炎、咳嗽痰多、酒醉烦渴。

7. 醋调稻草灰治咽喉肿痛

【配方】稻草 30 克，醋 5 毫升。

【制法】将稻草烧成黑灰，研细用醋调，吹入鼻中或灌入喉中，吐出痰涎即愈。

【用法】每日 1 剂。

【功效】解毒利咽。适用于喉炎、咽炎、咽喉肿痛、失声。

8. 木蝴蝶饮治咽喉炎

【配方】木蝴蝶 10 克，绿豆芽 50 克，冰糖适量。

【制法】将上 2 味用滚开水 150 毫升浸 10 分钟，当茶饮。

【用法】每日 1 剂，连续用 5 剂。

【功效】清肺利咽。适用于声音嘶哑、咽喉痹痛，咳嗽。

9. 萝卜汁治急性咽炎

【配方】胡萝卜 100 克，生姜 50 克。

【制法】将上 2 味捣烂绞汁。不计用量，频频含咽。

【用法】每日 1 剂，连续服用。

【功效】适用于急性咽炎、失音、喉痛。

10. 醋调万年青叶治咽喉炎

【配方】万年青叶 10 克，醋 50 毫升。

【制法】将鲜万年青叶捣汁，加醋混匀，入口频频含咽。

【用法】每日 1 剂，连续用 10 剂。

【功效】清热解毒，化瘀止血。适用于咽喉肿痛。

11. 绿豆治咽喉炎

【配方】五味子 6 克，绿豆 30 克，荷花 30 克。

【制法】五味子、绿豆、荷花一同加水 600 毫升，沸后小火煎 20 分钟即可。

【用法】每日 1 ~ 2 次。

【功效】用治咽喉炎。

12. 白菊花治咽喉炎

【配方】白菊花 20 克，西瓜皮 60 克，冰糖 20 克。

【制法】白菊花、西瓜皮一同加水 500 毫升煎至 200 毫升，放入冰糖搅拌均匀即可。

【用法】每日 2 次。

【功效】用治咽喉炎。

13. 五味子治咽喉炎

【配方】五味子 5 克，丝瓜花 3 克。

【制法】五味子、丝瓜花一同加水 600 毫升，沸后小火煎 20 分钟即可。

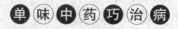

【用法】每日2次。

【功效】用治咽喉炎。

14. 淡竹叶治咽喉炎

【配方】淡竹叶10克，藕100克，杏仁10克。

【制法】上3味加水600毫升煎至200毫升即可。

【用法】每日1剂，分2次服用。

【功效】用治咽喉炎。

15. 柿霜治慢性咽炎

【配方】柿霜3克，大青盐2克。

【制法】将上2味共为细末。

【用法】含化之。

【功效】用治慢性咽炎。

16. 罗汉果猪肺治咽喉炎

【配方】罗汉果1个，猪肺250克，调料适量。

【制法】将猪肺切成小块，挤出泡沫，洗净，罗汉果切块，共置锅内，加水煮汤，调味食用。

【用法】每日1剂。

【功效】滋阴润肺，利喉开音。适用于肺肾阴虚型慢性喉炎。

17. 生橄榄治咽喉炎

【配方】生橄榄20枚，冰糖50克。

【制法】将橄榄洗净捣碎，与冰糖共置锅内，加水600毫升，沸后小火煎20分钟即可。

【用法】每日1剂，3次分服。

【功效】清热润肺，利喉开音。适用于肺肾阴虚型慢性喉炎。

18. 玉竹治咽喉炎

【配方】玉竹30克，猪瘦肉120克，调料适量。

【制法】将上2味按常法加水煮熟，吃肉喝汤。

【用法】每日1剂。

【功效】滋阴润肺，生津利咽。适用于脾肺气虚型慢性喉炎。

牙　痛

　　牙痛是指牙齿遇冷、热、酸、甜等刺激时更加疼痛的口腔疾病。多由龋齿、牙周炎、牙髓炎等多种牙源性疾病引起，也可由三叉神经痛、上颌窦炎等非牙源性病引起。

1. 茶盐治牙痛

　　【配方】茶叶5克，青盐3克，薄荷5克。

　　【制法】将上药放入药锅内，倒入600毫升清水，用文火煎沸片刻，贮瓶备用。

　　【用法】每日5～6次漱口，连用5～7天。治疗期间忌食辛辣之物。

　　【功效】本方有清热疏风、消炎止痛的功效，常用治风热型牙痛有良效。

2. 六神丸治牙痛

　　【配方】六神丸6～7粒，食醋10毫升。

　　【制法】将六神丸放入小碗内，倒入食醋浸泡15～20分钟，用药棉球蘸六神丸涂搽牙痛处。

　　【用法】每日3～5次。治疗期间忌食辛辣之物。

　　【功效】本方有清热、消炎、止痛的功效，常用治牙痛有特效，一般用3～5次即可止痛。

3. 打碗花治牙痛

　　【配方】鲜打碗花0.9克，白胡椒0.3克。

　　【制法】将打碗花捣烂如泥，白胡椒研为细末，两药混匀后使用。

　　【用法】如为龋齿，将上药塞入蛀孔，上下牙咬紧，1～2次即能止痛。若为风火牙痛，将上药放于痛牙处咬紧，几分钟后吐出，漱口。一次不愈，可再使用一次。

　　【功效】用治牙痛。

4. 松柏叶子治各种牙痛

　　【配方】松柏叶子50克。

　　【制法】松柏叶子洗净后用砂锅加水煎煮一会儿，然后取汁水。

　　【用法】每天含咽和吞服3次。即先服、后含服各2汤匙。

　　【功效】用于治疗各种牙痛。

5. 龟板治龋齿疼痛

　　【配方】龟甲20克。

【制法】焙干轧成细粉，取龟板粉0.5克，放在烟斗内的烟丝上，点燃当烟吸。

【用法】每日1剂，每日数次。

【功效】治疗龋齿疼痛。

6. 露蜂房治牙龈肿痛

【配方】露蜂房10克，白酒20毫升。

【制法】将蜂房放于酒精中点燃，待露蜂房烧成黑灰，用指头蘸蜂房灰涂于患牙处。

【用法】每日1剂，分3次用。

【功效】治疗龋齿疼痛及牙龈肿痛。

7. 杏仁治龋齿疼痛

【配方】杏仁20克。

【制法】将杏仁烧焦研末，塞龋洞中。

【用法】每日1剂，分2次用。

【功效】治疗龋齿疼痛。

8. 小苏打治各种牙痛

【配方】小苏打（碳酸氢钠）10克。

【制法】将小苏打用纸筒吹入患牙侧鼻孔，然后轻轻揉压鼻腔，微有痛感。10～20分钟见效，止痛效果可持续6个小时左右。注意，鼻孔若干燥，使其湿润，否则影响疗效。

【用法】每日1剂，分数次用。

【功效】治疗各种牙痛。

9. 皂荚子杀虫止痛

【配方】皂荚子20克，醋100毫升。

【制法】将皂荚子研为细末，分2份，用棉花裹药末，用醋煮热，交替熨患处。

【用法】每日熨3～5次。

【功效】杀虫止痛。适用于风火牙痛。

10. 仙人掌治牙髓炎疼痛

【配方】仙人掌20克，冰片5克。

【制法】将仙人掌捣烂呈稀糊状，加冰片适量，均匀涂在纸张上，贴敷于炎症部位。

【用法】每日换药1次。

【功效】用治牙髓炎之疼痛。

11. 乳香治龋齿牙痛

【配方】乳香15克。

【制法】用火烧燃乳香，即有油出，急取油滴入龋齿内。

【用法】每日1剂，分3次用。

【功效】主治龋齿牙痛。

12. 蜂蜜治风热牙痛，牙龈红肿

【配方】蜂蜜100毫升，鸡蛋2个。

【制法】鸡蛋去壳打匀，加入蜂蜜，开水冲，早晨空腹冷服。

【用法】每日1剂，分2次服用。

【功效】主治风热牙痛，牙龈红肿。

13. 花椒泡酒治虫蛀牙痛

【配方】花椒15克，白酒50毫升。

【制法】将花椒泡在酒内10~15天，过滤去渣，用药棉蘸药酒，塞蛀孔内可止痛。

【用法】每日1剂，连续用5剂。

【功效】主治虫蛀牙痛、一般牙痛。

14. 芫花酊治牙痛

【配方】取新鲜芫花（俗称闷头花）根二层皮 500 克。

【制法】洗净砸碎，置入容器，倒入滚开水 600 毫升，冷却后装瓶备用，也可加酒精或白酒少许以防腐，3～5 天后即可使用。用棉球或棉签蘸药液搽于患牙上。

【用法】每日 1 剂，连续用 6 剂。

【功效】逐水杀毒。用治牙痛。

15. 萹蓄汤治牙痛

【配方】萹蓄 50～100 克。

【制法】萹蓄加水 600 毫升，沸后小火煎 20 分钟即可。

【用法】分 2 次服。

【功效】清热化湿，解毒杀虫。主治风热、湿热、胃热、虚火及龋齿引起的牙痛。

16. 地骨皮饮治牙痛

【配方】地骨皮 50 克。

【制法】将地骨皮加水 500 毫升煎至 200 毫升即可。

【用法】代茶饮，一般 1～2 天可以痊愈。

【功效】凉血清热，清肺降火。主治各种原因引起的牙痛。

17. 凤尾草方治牙痛

【配方】新鲜凤尾草 100 克，或干凤尾草 30 克，鲜鸭蛋 2 个。

【制法】凤尾草加水 500 毫升，煎30 分钟。后去药渣，打入鲜鸭蛋（蛋壳蓝色者尤佳)，与药液同煮片刻，盛于碗内，先吃鸭蛋，后慢慢含服药液。

【用法】每日 1 剂，一般 3 剂可愈。

【功效】清热泻火，凉血解毒。用治牙痛。

牙周病

　　牙周病是人类疾病中分布最广的疾患之一，其特点是牙周组织呈慢性破坏，而自觉症状不明显，多为一般人所不注意，一旦发生牙齿出血、溢脓，牙齿松动、移位或出现牙周脓肿，或者症状加剧始来就医。若牙周病未经有效治疗，其牙齿丧失的数目常不是单个的，而是多数牙甚至全口牙同时受累。牙周病在成年之前很少发生，而在青壮年后发病迅速。随着年龄的增高，患病的人数增加，而且病情加重，因此牙周病的早防早治很重要。牙龈出血、口臭是它的早期症状，一旦发现应早做治疗。中医学称为"牙齿动摇""牙齿松动""齿动"，古代就有详细描述，在治疗上也有丰富的记载。

1. 野泽兰治牙周病

　　【配方】野泽兰 30 克。

　　【制法】野泽兰加水 500 毫升煎至 120 毫升即可。

　　【用法】每次 40 毫升，每日 3 次。

　　【功效】用治牙周病。

2. 马鞭草治牙周病

　　【配方】马鞭草 30 克。

　　【制法】马鞭草加水 600 毫升，沸后小火煎 30 分钟即可。

　　【用法】每日 1 剂，趁热服用。

　　【功效】用治牙周病。

3. 丝瓜藤治牙周病

　　【配方】丝瓜藤 20 克，阴干。

　　【制法】丝瓜藤火煅存性研末，搽牙缝，即止。

　　【用法】每日 1 剂，连续用 5 剂。

　　【功效】用治牙周病。

4. 芥菜根治牙周病

　　【配方】芥菜根 15 克。

　　【制法】芥菜根烧存性研末，频敷患处。

　　【用法】每日 1 剂。

　　【功效】用治牙周病。

5. 芥菜秆治牙龈肿烂

　　【配方】芥菜秆 20 克。

　　【制法】芥菜秆烧焦存性，研为细末。涂抹患处。

　　【用法】每日 2 次。

　　【功效】清热消肿，止痛。用治牙

龈发炎、红肿疼痛。

6. 大黄治牙周病

【配方】大黄 20 克，醋 10 毫升。

【制法】将大黄浸醋含口中，每天含 3 ~ 4 次。

【用法】每日 1 剂。

【功效】治疗牙周病、齿龈脓肿、流脓。

7. 桃树皮清热治牙病

【配方】桃树皮 4 克，白酒 200 毫升。

【制法】砂锅放入白酒，以文火煎煮桃树皮，趁热含酒液漱口。当酒液含在口中凉后即吐出，日漱数次。

【用法】每日 1 剂，分 3 次用。

【功效】清热止痛，祛风散肿。用治风火牙痛和牙周发炎。

8. 五倍子治牙周病

【配方】五倍子（微炒）15 克，生姜适量。

【制法】五倍子研细末。

【用法】用时先用生姜揩牙根，后撒上五倍子药末。每晚 1 次，7 日之内不咬硬物。

【功效】用治牙齿松动。

9. 荔枝肉治牙齿动摇

【配方】荔枝肉 15 克，食盐少量。

【制法】将食盐放荔枝肉上，贴患牙处。

【用法】每日 1 剂。

【功效】主治牙齿动摇。

10. 附子治牙齿动摇

【配方】附子 1 个，食盐 3 克。

【制法】将上 2 味共捣烂和匀，用布扎缚足心。

【用法】每日 1 剂。

【功效】主治牙齿动摇。

口 疮

该病不同年龄的男女均可发生。多由上焦实热，中焦虚寒，下焦阴火，各经传变所致。口疮往往反复发作不愈，严重时可影响进食。其临床特征：口腔内唇、颊、上腭等处黏膜出现淡黄色或灰白色之小溃疡面，单个或多个不等，呈椭圆形，周围红晕，表面凹陷，局部灼痛，反复发作。

1. 茶叶治口疮

【配方】茶叶 10 克。

【制法】将煮沸的茶叶水冷却后，涂在嘴唇的疱疹处；或者将 1 小袋茶叶放在水中煮沸，然后取出冷却，贴附在嘴唇疱疹处。4～5 天后炎症即可消退。

【用法】每日 1 剂。

【功效】消炎止痛。用治疱疹病毒引起口疮。

2. 蒸馏水治口疮

【配方】蒸馏水 6 毫升。

【制法】收集煮饭时锅盖上的蒸馏水。

【用法】将蒸馏水均匀地涂在患处，连续 2～3 次便可见效。

【功效】用治口角发炎（俗称火气）。

3. 番茄汁治口疮

【配方】番茄 500 克。

【制法】番茄洗净，用沸水泡过剥皮，然后用洁净的纱布绞汁挤液。

【用法】将番茄汁含在口内，使其接触疮面，每次数分钟，每日数次。

【功效】清热生津。用治口疮。

4. 维生素 C 治口腔溃疡

【配方】维生素 C 5 片。

【制法】将维生素 C 片研成粉末。

【用法】将药末敷在口腔溃疡处，每日 2～3 次。如溃疡面较大，先清除溃疡面上的渗出物，再敷维生素 C 粉末。

【功效】消炎解毒。治疗口腔溃疡，一般 1～3 天可痊愈。

5. 向日葵秆芯治口疮

【配方】向日葵秆内的芯 15 克。

【制法】将向日葵秆芯烧成炭，用麻油调匀，搽于患处。

【用法】每日 1 剂，连续用 5 剂。

【功效】治疗口疮、口腔炎。

6. 苋菜籽治口疮

【配方】苋菜籽 10 克，麻油 3 毫升。

【制法】苋菜籽烧存性研末，用麻油调和，搽涂患处。

【用法】每日 1 剂，分 3 次用。

【功效】治疗口疮、口腔炎。

7. 蒲公英治口疮

【配方】鲜蒲公英 30 克。

【制法】蒲公英加水 600 毫升，沸后小火煎 20 分钟即可。

【用法】每日 1 剂，趁热服用。

【功效】清热解毒。治疗口疮、口腔炎、舌炎。

8. 柿饼霜治口疮

【配方】柿饼霜 2 克。

【制法】用柿饼霜每日数次，涂患处。

【用法】每日 1 剂。

【功效】清热生津，润燥。治疗口疮、口角炎。

9. 石榴治口腔炎

【配方】鲜石榴 750 克。

【制法】将石榴剥开取籽，捣碎，以开水浸泡，晾凉后过滤。

【用法】每日 1 剂，每日含漱数次。

【功效】消炎杀菌。用治口腔炎、扁桃体炎、喉痛或口舌生疮。

10. 胡萝卜汁治口腔溃疡

【配方】苹果 250 克，胡萝卜 200 克。

【制法】洗净，绞汁，混合均匀。

【用法】每日 1 剂，分 2 ~ 3 次服。

【功效】治疗口腔溃疡、口腔炎。适用于热病初起，口舌生疮，口腔糜烂。

11. 蒜片治口腔炎

【配方】大蒜 5 克。

【制法】将大蒜去皮后，切成片。含于口中，若同时含服维生素 B_{12} 片则效果更佳。当大蒜片含到全无辣味时，则需嚼一下，以略觉有点辣味而又不感到难受为度。

【用法】含溶大蒜片每天上、下午各 1 次，每次含 30 分钟至 1 小时。

【功效】扩张微血管，促进血液循环，促进唾液分泌，有益于消化。用治咽痛、牙痛及口腔溃疡等症。

12. 细辛末敷脐治口疮

【配方】细辛 50 克，醋 10 毫升。

【制法】细辛研为末，备用。

【用法】每次取 5 克，以陈醋调如糊状，外敷脐部，用纱布包扎，每日换药 1 次。

【功效】主治口疮。

13. 大蒜治口疮

【配方】紫皮大蒜 2 ~ 3 瓣。

【制法】紫皮大蒜 2 ~ 3 瓣，吃饭时将蒜捣烂和食物一块咽下。

【用法】每日 3 次。

【功效】用治口疮。

14.绿豆鸡蛋饮治复发性口疮

【配方】鸡蛋1个，绿豆适量。

【制法】将鸡蛋打入碗中调成糊状，绿豆放入砂锅内（铝锅亦可，忌铁锅），用冷水浸泡10～20分钟再煮沸，沸后3～5分钟（陈绿豆可延长些时间）即可，不宜久煮。此时绿豆尚未熟，取煮沸绿豆水冲入鸡蛋糊内成为蛋花状饮用。

【用法】每天早、晚各1次，一般3天即愈。

【功效】主治复发性口疮。

15.单味大黄治口疮

【配方】大黄30克。

【制法】大黄加水250毫升，武火煎沸至200毫升药液。

【用法】饭后温服，每日2次。

【功效】主治复发性口疮。

16.蛋黄油治口疮

【配方】鸡蛋3个。

【制法】将鸡蛋煮熟，取蛋黄放铁勺内，先用文火烤至蛋黄变黄，后用武火烤至出油，去渣取油，装瓶备用。用时，局部先用1∶5000高锰酸钾溶液轻轻洗净溃疡面，再用淡盐水把局部坏死组织及高锰酸钾溶液冲洗干净，然后把配好的蛋黄油涂搽患处。

【用法】每日1～2次，搽1～2天可愈。

【功效】主治婴幼儿溃疡性口腔炎、成人慢性口腔溃疡。

17.栀子外用治口舌溃疡

【配方】生栀子15克。

【制法】生栀子去皮研末，入20毫升冷开水搅匀，使水呈黄色。

【用法】患者口含10～20毫升栀子水10分钟，每日3次。

【功效】主治口舌溃疡。

口　臭

口臭是指因胃肠积热、口腔疾病、慢性疾病而致呼气时口内发出难闻的气味。龋齿（蛀）、牙龈瘘管或牙龈发炎、牙周炎、鼻窦化脓、扁桃体脓肿、消化道疾病、糖尿病、消化不良等都可引起口臭。口臭是自觉或他觉口中气味臭酸的一种症状，可由胃腑热盛，或食滞化腐，或食生葱、生蒜所致。

1. 大黄治口臭

【配方】大黄 10 克，冰片 3 克。

【制法】大黄炒炭为末。

【用法】每天晨起用大黄炭末酌加少许冰片，刷牙漱口。

【功效】用治口臭。

2. 公丁香芳香除秽

【配方】公丁香未开放的花蕾 5 朵。

【制法】将公丁香含于口中（时时含之）。

【用法】每日 1 剂。

【功效】芳香除秽。适用于口臭。

3. 桂花治口臭

【配方】桂花 3 克, 绿茶(或红茶)1 克。

【制法】将上 2 味放入杯中，用沸水冲泡。

【用法】候温，含漱后徐徐咽下，每日 1 ~ 2 剂。

【功效】芳香辟秽，解毒除臭。适用于口臭、牙痛。

4. 莲子芯治口臭

【配方】莲子芯 3 ~ 5 克。

【制法】将莲子芯放入杯中，用沸水冲泡。

【用法】代茶饮用，每日 1 ~ 2 剂。

【功效】清心泻火。适用于口臭。

5. 芦根治口臭

【配方】芦根 30 ~ 50 克，冰糖适量。

【制法】芦根加水 600 毫升，沸后小火煎 20 分钟，放入冰糖拌匀即可。

【用法】每日 1 剂，分 2 次服用。

【功效】清热泻火，降浊除烦。适用于口臭。

6. 茶叶治口臭

【配方】茶叶 10 克。

【制法】将茶叶放入口中，细细咀嚼，可暂时消除口臭。

【用法】每日数次。

【功效】清热解毒，化痰消食。适用于口臭。

7. 荷叶治口臭

【配方】荷叶 5 ~ 7 克。

【制法】将荷叶放入杯中，用沸水冲泡。

【用法】候凉，代茶饮用。每日 2 剂。

【功效】清暑利湿，开胃消食。适用于口臭。

8. 鲜丝瓜治口臭

【配方】鲜丝瓜 200 克，食盐 3 克。

【制法】将丝瓜洗净，连皮切段，加水煎煮，30 分钟后放盐，再煮 30 分钟即成。

【用法】每日服 2 次。

【功效】主治口臭。

9. 花桂子治口臭

【配方】花桂子 3 克。

【制法】花桂子加水 500 毫升煎至 200 毫升即可。

【用法】用药汁漱口，每日 3 次。

【功效】主治口臭。

10. 香薷治口臭

【配方】香薷 50 克。

【制法】香薷加水 600 毫升，沸后小火煎 20 分钟即可。

【用法】煮汁含服，每日数次，每日 1 剂。

【功效】主治口臭。

11. 艾条治口臭

【配方】艾条 2 根。

【制法】将上味点燃，炙双侧手心劳宫穴。

【用法】每次 25 分钟，7 ~ 10 日为 1 个疗程。

【功效】主治口臭。

失　音

　　失音即嘶哑是指声音失去正常的圆润清亮的音调，常见于喉炎、声带麻痹、喉肿瘤等症。中年以上的患者，若声音嘶哑持续不愈，应考虑喉部肿瘤的可能，须及时就医诊治。

1. 紫苏叶治外感音哑

　　【配方】紫苏叶 10 克，茶叶 3 克，盐 6 克。

　　【制法】先用砂锅炒茶叶至焦，再将盐炒呈红色，同紫苏叶加水共煎汤。

　　【用法】每日 2 次。

　　【功效】清热，宣肺，利咽。用治外感引起的声音嘶哑症。

2. 花生米治失音

　　【配方】花生米（连内皮）60 克。

　　【制法】用 500 毫升水煮花生米，开锅后改用文火煨熟。

　　【用法】可吃可饮，一次用完，每日 1 次。

　　【功效】润肺利咽。用治外感引起的失音。

3. 胖大海治干咳失音

　　【配方】胖大海 10 克，冰糖适量。

　　【制法】胖大海洗净，同冰糖放入碗内，冲入开水，浸泡 30 分钟。

　　【用法】当茶饮用，隔半日再冲水泡 1 次，每日 2 次。2 ～ 3 天见效。

　　【功效】清热、解毒、润肺。治干咳声音嘶哑、咽干嘶痛、扁桃体炎、牙龈肿痛及内痔出血等。

4. 冰糖养护声带

　　【配方】冰糖 50 克，梨（鸭梨、秋梨或雪梨）600 克。

　　【制法】将梨去皮去核洗净切块，同冰糖共放入锅中加水煮烂。

　　【用法】日分 2 次服。

　　【功效】清肺润喉，消痰降火。用治喑哑，对嗓子有保护作用，对肺热久咳患者亦有较好疗效。

5. 甜蛋花治音哑

　　【配方】生鸡蛋 1 个，砂糖 10 克。

　　【制法】将蛋打破置于碗中，放入砂糖，调匀，用少量开水冲沏。

　　【用法】每晚睡前服。

　　【功效】滋阴润燥。用治声音嘶哑。鸡蛋内膜衣性平、味甘，每晚睡前嚼碎咽下 2 个，亦有同等功效。

6. 公猪油治失音

　　【配方】公猪油 200 克，蜂蜜 50

毫升。

【制法】公猪油炼去滓，放入蜂蜜，再炼，等冷成膏。

【用法】每次10克，不拘时服。

【功效】滋阴润喉。主治失音。

7. 腌雪里蕻治失音

【配方】腌雪里蕻（老腌菜最佳）茎30克。

【制法】将腌雪里蕻茎洗净，切碎，用开水冲汤。

【用法】待水温后含漱多次。余汤可内服。

【功效】宣肺利咽。用治声音嘶哑及风寒痰盛咳嗽。

8. 陈皮治失音

【配方】陈皮150克。

【制法】陈皮加水750毫升，煎至200毫升。

【用法】每日1剂，分2次服用。

【功效】主治声音不扬、失音。

9. 青黛治急性喉炎及失音

【配方】青黛5克，冰片2克，硼砂3克。

【制法】将上3味共研细粉。

【用法】药粉以纸管吹入咽喉，每日3～5次。

【功效】主治急性喉炎及失音。

10. 牙皂治喉失音

【配方】牙皂30克，丝瓜子50克，

冰片10克。

【制法】将上3味研匀，贮瓶。

【用法】用时取少许喳鼻取嚏。

【功效】主治喉失音。

11. 半夏治声音斯哑

【配方】半夏15克，米醋70毫升，鸡蛋2个。

【制法】半夏加水400毫升，煎20分钟后去渣，加入米醋，待药液稍凉时，加入2个鸡蛋清拌匀。

【用法】每日1剂徐徐咽下，一般服疗2～3日可愈。

【功效】主治声音嘶哑。

12. 陈皮生姜治突然失音

【配方】陈皮3克，生姜3克，冰糖30克。

【制法】将上3味加水煎2次，滤液服之。

【用法】每日1剂，分2次服用。

【功效】主治突然失音。

13. 鸡蛋治音哑

【配方】鸡蛋1个，醋250毫升。

【制法】将上2味共煮10～15分钟，生鸡蛋带壳入醋续煮15分钟。

【用法】喝少量醋并食蛋。若病情减轻可再服2次。

【功效】主治音哑、发音困难。

第七章

皮肤科疾病

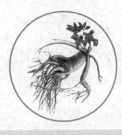

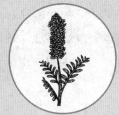

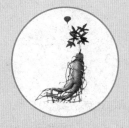

痱 子

痱子是发生于夏季的一种急性皮炎。由于气候炎热，出汗过多，汗腺管被阻塞，引起轻度的皮肤发炎所致。常发于颈部、胸背部和小儿的头面部等处。初起皮肤发红，以后出现密集的针头大小丘疹，患者自觉发痒、灼热等。

1. 绿豆治痱子

【配方】绿豆100克，白糖10克。

【制法】绿豆煲水加糖做清凉饮料用。

【用法】每日1剂，连续用5剂。

【功效】用治痱子。

2. 西瓜皮治痱子

【配方】西瓜皮150～200克。

【制法】西瓜皮加水500毫升煎至200毫升即可。

【用法】外洗患处。

【功效】用治痱子。

3. 鲜荷叶治痱子

【配方】鲜荷叶1张，绿豆50克，冰糖适量。

【制法】将荷叶洗净切碎，水煎去渣，再入洗净的绿豆煮汤，加冰糖待溶即成。

【用法】每日1剂，连服7剂。

【功效】用治暑季口渴烦躁，痱子过多，全身发痒。

4. 鲜嫩丝瓜叶治痱子

【配方】鲜嫩丝瓜叶50～100克，冰片20克。

【制法】将上2味共捣烂。

【用法】外敷患处，每日1～2次。

【功效】用治痱子感染有脓头者。

5. 黄黏土治痱子

【配方】黄黏土30克，冰片10克。

【制法】取地下较深处的黄黏土，晒干，碾碎，过筛留细末。冰片研细，与黄土粉调匀。

【用法】涂撒在痱子上，每日1～2次。

【功效】用治痱子、小疮疖红痒。

6. 苦瓜汁治痱子

【配方】鲜苦瓜200克，食盐0.5克。

【制法】将苦瓜切丝，装碗中，加入食盐搅拌，腌制几分钟。

【用法】揉汁搽患处，每日1～2次。

【功效】清热解毒。治疗痱子，1～2天即可见效。

7. 鱼腥草治痱子

【配方】鲜鱼腥草 120 克。

【制法】取鱼腥草水煎，待温，给患儿洗澡。

【用法】每日 1 次。

【功效】用治痱子。在治疗期间应给患儿多饮水，且保持皮肤干燥、清洁。轻者 1 次可愈，重者 4 次可消肿止痒而渐愈。

8. 生石膏治痱子

【配方】生石膏 60 克，茶叶 10 克。

【制法】将上 2 味共研细末。

【用法】药末撒患处，每日 1～2 次。

【功效】用治痱子。

9. 生蒲黄治痱子

【配方】生蒲黄 35 克，枯矾 5 克。

【制法】将上 2 味共研末。

【用法】药末撒患处，每日 2 次。

【功效】用治痱子。

10. 黄檗治痱子

【配方】黄檗 20 克，丝瓜叶 100 克。

【制法】黄檗、丝瓜叶晒干研末。

【用法】药末撒患处，每日 1～2 次。

【功效】用治痱子。

11. 枸杞梗叶除痱子

【配方】枸杞梗带叶 150 克。

【制法】将枸杞梗及叶洗净，放入盆内加水煮 1 小时，晾凉，冲洗身上的痱子。

【用法】每日 2 次。

【功效】清血热，止痛痒。用治夏日皮肤长痱子、疮疖。

12. 枇杷叶治痱子

【配方】枇杷叶 60 克。

【制法】将枇杷叶洗净，加水煎汤，加水适量洗澡。

【用法】每日 1 剂。

【功效】治疗痱子。

13. 黄瓜治小儿痱子

【配方】黄瓜 300 克。

【制法】黄瓜洗净，切片。

【用法】用瓜片涂搽患处，每日洗澡后及临睡前各 1 次。

【功效】清热解毒。用治痱子。

14. 冬瓜治痱子

【配方】冬瓜 500 克。

【制法】将冬瓜去皮切片绞汁。

【用法】每日 1 剂，外搽患处。

【功效】治疗痱子。

15. 花椒水治痱子

【配方】花椒 30 克。

【制法】将花椒加水 3000 毫升，煎煮，待温后洗患处。

【用法】每日 1 剂。

【功效】杀虫止痒。治疗痱子。

16. 绿豆饮治痱子

【配方】绿豆50克，鲜荷叶1张，冰糖适量。

【制法】将荷叶洗净切碎，水煎去渣，再入洗净的绿豆煮汤，加冰糖待溶即成。

【用法】每日1剂，连服7剂。

【功效】清热解暑，除烦止痒。用于治疗痱子发痒。

17. 西瓜白瓤治痱子

【配方】西瓜皮150克。

【制法】先用温水洗净患处，用西瓜皮的白瓤处擦拭患处，每次擦至微红。

【用法】每日3次，连用3~5天。

【功效】本方有清热解毒、润肤止痒的功效，常用治痱子有神效，一般连用2~3天就见效（不痒了），再过2天可结痂，即愈。

冻　疮

冻疮是指局部皮肤、肌肉因寒气侵袭、血脉凝滞，形成局部血液循环障碍，而致皮肉损伤的疾患。常由耐寒性差，或遇爆冷等引起。多患于手、足、脸颊、耳郭等暴露部位，初起局部皮肤呈苍白漫肿、麻木冷感，继则呈青紫色，或有斑块、边沿赤红、自觉灼痛、瘙痒。轻者10天左右自行消散，重者则疼痛加剧，可出现紫血疱，皮肤溃烂，一般收口缓慢，至天暖才愈。严重的有水疱，疱破后可形成溃疡，瘙痒和烧灼甚至痛感。

1. 熟大蒜治冻疮

【配方】大蒜10克。

【制法】将大蒜去皮放锅内蒸熟后取出。

【用法】涂搽1～2次即可见效。

【功效】用治冻疮。

2. 鲜松针汤治冻疮

【配方】鲜松针15克。

【制法】将鲜松针水煎，浸洗患处。

【用法】每日2次。

【功效】用治冻疮。

3. 山药治冻疮

【配方】山药50克。

【制法】将山药洗净，捣泥敷之，隔夜即效。

【用法】每日1剂。

【功效】适用于冻疮每年冬季复发者。

4. 山楂治冻疮

【配方】鲜山楂100克。

【制法】将山楂烧熟捣烂，敷患处。

【用法】每日1剂，分2次用。

【功效】活血散瘀。适用于新旧冻疮。

5. 红辣椒酒治冻疮

【配方】新红辣椒50克，白酒100毫升。

【制法】将新红辣椒洗净切碎，用白酒泡5～7天。

【用法】涂搽患处。溃烂处不宜涂搽。

【功效】用治冻疮。

6. 茄根治冻疮未溃

【配方】茄根150克。

【制法】将茄根劈碎用水煮沸，于临睡前煎汤熏洗患部。

【用法】每晚1次，连续2～3次。

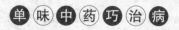

【功效】用于冻疮未破溃。

7. 生姜外搽治冻疮

【配方】生姜 10 克。

【制法】将生姜煨热，切开搽患处。

【用法】每日 2 次。

【功效】用于冻疮未溃。

8. 蛋黄油治冻疮溃烂

【配方】鸡蛋 2 个。

【制法】将鸡蛋煮熟，取出蛋黄放在铁勺中，以文火烤煎出油。

【用法】取出的油敷患处，并用纱布包扎，几天后，溃烂处即会愈合结痂。

【功效】解热毒，补阴血。用治冻疮溃烂。

9. 活蟹治冻疮溃烂

【配方】活蟹 200 克，蜂蜜 10 毫升。

【制法】活蟹烧存性，研成细末，以蜂蜜调匀。

【用法】涂于患处，每日更换 2 次。

【功效】清热解毒，疗疮排脓。用治冻疮溃烂不敛。

10. 樟脑治冻疮

【配方】樟脑 5 克，凡士林 100 克。

【制法】将上 2 味制成软膏外用。

【用法】每日 1 剂，分 2 次用。

【功效】适用于冻疮年年复发，日久不愈，或有破裂、渗出者。

11. 陈皮治冻疮

【配方】陈皮 20 克，大蒜 15 克，

辣椒茎 60 克。

【制法】将上 3 味水煎趁热浸泡患处。

【用法】每日 1 次。

【功效】适用于冻疮未溃烂，皮肤瘙痒，时红时紫者。

12. 陈皮治冻疮未溃

【配方】陈皮 200 克，萝卜叶 150 克。

【制法】将上 2 味洗净后加水 1000 毫升，煮沸 20 分钟。

【用法】每晚洗患处 1 次。

【功效】适用于冻疮未溃，皮肤肿胀，瘙痒者。

13. 紫草治冻疮未溃

【配方】紫草 150 克，茄根 50 克。

【制法】将上 2 味加水 600 毫升，沸后小火煎 20 分钟即可。

【用法】温洗患处。

【功效】适用于冻疮未溃，或已溃烂，皮肤紫暗，有裂口者。

14. 黑胡椒治冻疮

【配方】黑胡椒 5 克。

【制法】将上味研成粉末，加水适量煎汤。

【用法】每日早、晚擦洗患处。

【功效】用治冻疮。

15. 芫花治冻疮

【配方】芫花 20 克。

【制法】将上味加水 600 毫升，沸后小火煎 20 分钟即可。

【用法】煎后泡洗患处，每日 3 次，每次 20 分钟。每剂可洗 3 次。

【功效】用治冻疮。

16. 黄檗治小儿手足部冻疮

【配方】黄檗 15 克。

【制法】黄檗研为细末。

【用法】干搽患处，每日 3 次。

【功效】用治小儿手足部冻疮。

17. 鲜山药治冻疮

【配方】鲜山药 30 克，蓖麻仁 5 克。

【制法】鲜山药、蓖麻仁洗净捣烂，

涂患处，药干即换。

【用法】每日 1 剂。

【功效】用治冻疮。

18. 陈皮治耳轮冻伤

【配方】陈皮 3 ~ 4 个，生姜 30 克。

【制法】上药加水 2000 毫升煎煮 30 分钟后取药液，用毛巾浸湿热敷患处。

【用法】每日 1 次，每次 20 ~ 30 分钟，2 ~ 4 次即可。

【功效】用治耳轮或鼻尖处冻伤。

痤 疮

痤疮又称粉刺，是青春期常见的皮肤病。好发于青年男女面、胸、背部的毛囊、皮脂腺的慢性炎症，多由过食肥甘厚味，脾胃虚热，内蕴上蒸，外受风邪等因素所致。该病与我国文献中记载的"肺风粉刺"相类似。其临床特征：患者颜面等处发生散在的针头或玉米粒大小的粟疹，或见黑头，能挤出粉渣样分泌物。

1. 苍耳子治痤疮

【配方】苍耳子 50 克。

【制法】苍耳子加水 500 毫升煎至 200 毫升即可。

【用法】水煎，洗脸，每日 1 次。

【功效】用治痤疮。

2. 橙核除痤疮

【配方】橙核 10 克。

【制法】橙核晒干，研极细，以水调匀。

【用法】临睡前涂抹面部，次晨洗掉。

【功效】润肌祛痣。用治粉刺、痤疮。

3. 山楂治痤疮

【配方】山楂 30 克，香蕉 200 克，荷叶 1 张。

【制法】将山楂洗净，荷叶剪成小块，香蕉去皮切段，加水 600 毫升，煎至 300 毫升。

【用法】分 2 次食香蕉喝汤。

【功效】用于治疗痤疮。

4. 丝瓜藤治痤疮

【配方】丝瓜藤 300 克。

【制法】丝瓜藤生长旺盛时期，在离地 1 米以上处将茎剪断，把根部剪断部分插入瓶中（勿着瓶底），以胶布护住瓶口，放置 1 昼夜，藤茎中有清汁滴出，即可得丝瓜藤水擦患处。

【用法】每日 1 剂。

【功效】清热润肤。用治粉刺、痤疮。

5. 丹参治痤疮

【配方】丹参 100 克。

【制法】将丹参研成细粉，装瓶备用。

【用法】每次 3 克，每天 3 次内服。

【功效】活血化瘀，治疗痤疮。一般服药 2 周后痤疮开始好转，6 ～ 8 周痤疮数减少。以后可逐渐减量（每日 1 次，每次 3 克），巩固疗效后可停药。

6. 土瓜根泻热消瘀

【配方】土瓜根 60 克。

【制法】土瓜根捣细为散，以浆水和研成膏，瓷盆中盛贮，临卧洗面后涂之。

【用法】每日 1 剂。

【功效】本方泻热消瘀，适用于痤疮。

7. 蝮蛇胆汁治痤疮

【配方】蝮蛇胆汁 0.5 毫升，雪花膏 500 克。

【制法】将上 2 味调匀。

【用法】早、晚先用温水洗脸，待干后用药汁擦皮疮处。

【功效】用治痤疮。

8. 新鲜芦荟治痤疮

【配方】新鲜芦荟 60 克。

【制法】新鲜芦荟捣烂取汁。

【用法】用药汁涂搽患处，每日 1 ~ 2 次，10 天为 1 个疗程。

【功效】用治痤疮。

9. 桃花治粉刺

【配方】桃花 150 克，朱砂 30 克。

【制法】将上 2 味共研细面。

【用法】每日 3 次，每次服 3 ~ 5 克。

【功效】用治粉刺。

10. 白果解毒排脓

【配方】白果 50 克。

【制法】将药洗净，切开，绞汁，取汁频涂患部，干后再涂，直至汁尽。

【用法】每日 2 ~ 3 粒。

【功效】本方解毒排脓，平痤除疮，适用于痤疮患者。

11. 川军治痤疮

【配方】川军 15 克。

【制法】将上味药研细末。

【用法】冷开水调敷患处。

【功效】主治痤疮。

12. 菟丝子治痤疮

【配方】菟丝子 30 克

【制法】菟丝子加水 500 毫升，煎取 300 毫升，待温，外洗或用纱布浸后外敷患处。

【用法】每日 1 ~ 2 次，7 日为 1 个疗程，酌用 1 ~ 2 个疗程。

【功效】主治痤疮。

湿　疹

　　湿疹是一种过敏性皮肤病。此病皮疹多种多样，一般边界不太清楚。皮疹多呈对称性分布，可泛发全身，也可固定在某些部位。按发病过程可分为急性、亚急性和慢性3种。急性湿疹可见潮红，丘疹，水疱。水疱破裂后渗出物很多，继而出现糜烂、结痂甚至感染，同时伴有剧烈瘙痒。亚急性湿疹也可见红肿、水疱和渗出物，但较急性湿疹少。其皮肤症状以小丘疹、鳞屑、结痂为主，瘙痒仍很剧烈。慢性湿疹表现为皮肤肥厚，粗糙，干燥，脱屑，色素沉着和苔藓样病变，同时伴有剧烈瘙痒。

1. 黄檗治急性湿疹

　　【配方】黄檗3克，冰片2克，青黛2克，煅石膏4克。

　　【制法】将上4味混合研细，装瓶备用。

　　【用法】每日数次，涂抹患处。

　　【功效】用于急性广泛性湿疹。

2. 玉米须治急性湿疹

　　【配方】玉米须（布包）15克，红豆15克，薏苡仁30克。

　　【制法】将上3味共煮熟食用。

　　【用法】每日1剂，7天为1个疗程。

　　【功效】适用于急性湿疹。

3. 益母草治湿疹亚急性期

　　【配方】益母草50克。

　　【制法】益母草加水600毫升，沸后小火煎20分钟即可。

　　【用法】每日1剂。要连续服用15天，可使皮肤干燥，不痒而愈。

　　【功效】适用于湿疹亚急性期，皮肤潮红，丘疹有渗出。

4. 鲜马齿苋治急性或亚急性湿疹

　　【配方】鲜马齿苋250～500克。

　　【制法】马齿苋洗净切碎，煎汤服。

　　【用法】每日1剂，连服1周。

　　【功效】治疗急性或亚急性湿疹，症见皮肤红肿、水疱，或渗出，瘙痒明显者。

5. 土茯苓治湿疹慢性期

　　【配方】土茯苓30克，甲鱼500克。

　　【制法】将甲鱼宰杀干净去头和爪，与土茯苓共同炖烂，喝汤吃甲鱼肉。

　　【用法】每日1剂，连服10剂。

　　【功效】适用于慢性湿疹。

6. 芒硝治急性湿疹

【配方】芒硝 150 ～ 200 克。

【制法】根据皮损范围大小，每次用芒硝 150 ～ 200 克，加适量冷开水溶化后，用消毒纱布或干净毛巾湿敷患处。

【用法】每日 3 ～ 4 次，每次敷 30 分钟或 1 小时。不需配合内服药及他法。

【功效】治疗急性湿疹。

7. 黄丹散治湿疹

【配方】黄丹 30 克。

【制法】黄丹研细末备用。

【用法】渗出液多者，将散撒于疮面，渗出液少者则用麻油调敷疮面。治疗期间禁食鱼腥、辛辣食物。

【功效】主治湿疹。

8. 葱白治慢性湿疹

【配方】葱白 500 克，猪肠 200 克，砂糖 75 克，麻油 15 毫升。

【制法】葱白、猪肠洗净，和砂糖一并放在铁锅内，加麻油炒拌 4 分钟左右。再加少许水煮开，用碗盛起，放在普通容器内蒸熟，汤和食物一同吃下。

【用法】每日 1 剂，分 2 次服用。

【功效】主治慢性湿疹。

9. 黑槐树枝治湿疹

【配方】黑槐树枝 50 克。

【制法】取黑槐树枝烧成炭，研成粉末，然后用麻油调成糊状涂患处。

【用法】每日 1 剂，每日连续用 5 次。

【功效】主治湿疹。

10. 蒲黄粉治渗液性湿疹

【配方】蒲黄 15 克。

【制法】将蒲黄研粉。

【用法】将蒲黄粉直接撒在皮损上，渗液湿透药粉时，再继续撒布，外用覆盖纱布。再次用药时方法相同，但勿将原来已干燥的药粉去掉。

【功效】主治渗出性湿疹。

11. 白芷酊治慢性湿疹

【配方】白芷 40 克，花椒 20 克，75% 酒精 100 毫升。

【制法】先将白芷、花椒研碎为粗粉，加入酒精，密封浸渍 2 周，置取有色浸液。再把药渣压出多余药液，加入有色浸液中，最后加入甘油 5 毫升即配制成白芷花酊。

【用法】每日外涂患处 3 次，疗程 4 ～ 6 周。

【功效】主治慢性湿疹、神经性皮炎。

12. 蛋黄油治阴囊湿疹

【配方】新鲜鸡蛋 6 个。

【制法】取新鲜鸡蛋数个，煮熟剥去蛋壳，将蛋黄研碎，置小铁锅内，文火煎炒，边炒边挤压，待蛋黄焦黑，始有油煎出，至蛋黄油完全煎出为度。取此油 20 毫升加轻粉末 2 克和匀，瓶贮待用。

【用法】用时用复方蛋黄油涂抹患处，每日 4 ~ 5 次。

【功效】主治阴囊湿疹。

13. 鲜紫苏叶治阴囊湿疹

【配方】鲜紫苏叶 50 克。

【制法】将紫苏叶捣碎取汁。

【用法】用汁敷患处，每日 2 次。

【功效】主治阴囊及外阴部刺痒难忍，夜则阴囊潮湿，触之局部仅有冷感。

14. 紫苏散治阴囊湿疹

【配方】紫苏叶 90 克。

【制法】紫苏叶 30 克放铁锅内炒过（以不炒焦为度），研细末，瓶装备用。再以紫苏叶 60 克，煎汤一沸，待用。

【用法】将紫苏煎液放温后坐盆熏洗阴囊 20 分钟左右，洗后不要擦干，立即用紫苏粉撒布患处，每日用药 1 次。

【功效】主治阴囊湿疹。

15. 吴茱萸治阴囊湿疹

【配方】吴茱萸 50 克。

【制法】吴茱萸加水 1500 毫升，煎汤熏洗（趁热骑在盆上先熏，待药液温后泡洗阴囊）。

【用法】每日 3 次，连洗 15 天。每剂煎液可连用 5 天，药液少时，可直接加水。

【功效】主治阴囊湿疹。

16. 诃子治急、慢性湿疹

【配方】诃子 100 克，米醋 500 毫升。

【制法】取诃子 100 克打烂。加水 1500 毫升，文火煎至 500 毫升，加入米醋制成诃子液。

【用法】每日用 1 剂。用药液浸渍患处，温度要适宜，避免过高。每次约 30 分钟，每日 3 次。重复使用需将药液重新煮沸。不能浸渍处用纱布垫蘸药液湿敷，略加压，使之与皮肤面紧贴，干后需加药液。治疗期间饮食宜清淡，忌辛辣，避免穿粗糙衣服及接触有害物体。

【功效】主治急、慢性湿疹。

脱　发

脱发是由多种原因引起的毛发脱落的现象，生理性的如妊娠、分娩；病理性的如伤寒、肺炎、痢疾、贫血及癌肿等都可能引起脱发。另外，用脑过度、营养不良、内分泌失调等也可能引起脱发。在临床上分为脂溢性脱发、先天性脱发、症状性脱发、斑秃等。中医学认为脱发多由肾虚、血虚，不能上荣于毛发；或血热风燥、湿热上蒸所致。

1. 何首乌治脱发

【配方】何首乌 30 ~ 60 克，粳米 100 克，大枣 5 枚，红糖 10 克。

【制法】将何首乌放在砂锅里煎取浓汁去渣，放入粳米、大枣，文火煮粥，加入红糖，再煮沸片刻即可。

【用法】每日服用 1 ~ 2 次。

【功效】主治脱发。

2. 侧柏叶治脱发

【配方】侧柏叶 10 克，麻油 5 毫升。

【制法】将侧柏叶阴干研细，以麻油浸之。每日用药涂拭患处，头发长出后，用猪胆汁入汤洗头。

【用法】每日 1 剂，分 2 次用。

【功效】本方尤适用于妇女脱发。

3. 野蔷薇治脱发

【配方】野蔷薇嫩枝 100 克，猢狲姜 50 克。

【制法】将上 2 味药水煎百沸，取汁洗头。

【用法】每日 1 剂。

【功效】本方尤适用于病后脱发。

4. 柚子核治发黄脱落

【配方】柚子核 25 克。

【制法】将柚子核用开水浸泡约 1 昼夜。

【用法】用核及核液涂拭患处，每日 2 ~ 3 次。

【功效】用治头发枯黄、脱发及斑秃。

5. 食盐治脱发

【配方】食盐 15 克。

【制法】将食盐加入 1500 毫升温开水，搅拌均匀。

【用法】用盐液洗头，每周 1 ~ 2 次。

【功效】长期应用可防止脱发。

6. 陈醋治脱发

【配方】陈醋 200 毫升。

【制法】陈醋加水 500 毫升，烧热洗头。

【用法】每早 1 次，宜常洗。

【功效】主治头发脱落、头皮痒、头屑多。

7. 透骨草汤治脱发

【配方】透骨草 45 克。

【制法】透骨草水煎，先熏后洗头，熏洗 20 分钟，洗后勿用水冲洗头发。

【用法】每日 1 剂，连用 4 ~ 12 天。

【功效】祛风除湿，活血祛瘀。治脂溢性脱发。

8. 嫩枣树皮洗头治脱发

【配方】嫩枣树皮 100 克。

【制法】嫩枣树皮煎汁，先用温水洗头后将枣汁擦头。

【用法】每日 1 剂。

【功效】用治脱发。

9. 当归治脱发

【配方】当归 20 克。

【制法】当归加水 500 毫升煎至 200 毫升即可。

【用法】每日 1 剂，饮服。亦可研末，每次 6 克，温开水送下。

【功效】用治脱发。

10. 黑芝麻治脱发

【配方】黑芝麻 250 克。

【制法】黑芝麻炒熟，研成细末，拌以红糖少许搅匀。

【用法】每次饭后吃 1 勺，每日 3 次，连吃 2 个月。

【功效】用治脱发。

白　发

　　白发不包括老年性自然衰老后所致的白发，而指因遗传因素或某些疾病所致的早年性白发症。西医学认为，白发症主要是毛发黑色素形成减少，由黑素细胞形成黑色素的功能减弱，酪氨酸酶的活动减低所致。凡情绪过度紧张、用脑过度、忧虑、惊恐、神经外伤等都可能造成白发，此外，得了慢性消耗性疾病时也可能出现白发。

1. 黑豆治少白头

　　【配方】黑豆 25 克，黑芝麻 10 克。

　　【制法】将上 2 味每晚睡前炒食。

　　【用法】每日 1 剂。

　　【功效】用治少白头，有乌发、润发功效。

2. 桑葚治少白头

　　【配方】桑葚 15 克，蜂蜜 10 毫升。

　　【制法】用纱布将桑葚挤汁，过滤，装入陶瓷器内，文火煎成膏，加适量蜂蜜调匀，瓶贮备用。

　　【用法】每服 1 ~ 2 汤匙，每日 1 次，开水调服。

　　【功效】用治少白头等。

3. 桑白皮预防白发

　　【配方】桑白皮 90 克。

　　【制法】将桑白皮剉细，煮 5 ~ 6 沸后，去渣，频抹鬓发，自不坠落。

　　【用法】每日 1 剂，分 3 次用。

　　【功效】本方可为头发保健之剂，易得易用，老少皆宜。

4. 何首乌粉治白发

　　【配方】何首乌粉、黑芝麻粉各 150 克，红糖 30 克。

　　【制法】将上 2 味加糖适量，煮成浆状。

　　【用法】开水冲服，每晚 1 碗。

　　【功效】本方半年后可使白发转灰，灰发转黑。

5. 蓖麻子仁治头发发黄不黑

　　【配方】蓖麻子仁 200 克，麻油适量。

　　【制法】用麻油将蓖麻子仁煎焦去渣。

　　【用法】药液放 3 日，用毛刷频刷头发。

　　【功效】本方适用于发黄不黑。

6. 生熟地黄治白发

　　【配方】生、熟地黄各 2500 克。

　　【制法】将两地黄研细，以蜜为丸，如绿豆大。

【用法】每服 10 克，每日 3 次，温开水送下。

【功效】本方可用于各个年龄组及不同性别的白发。

7. 木瓜治白发

【配方】木瓜 50 克，麻油 100 毫升。

【制法】将木瓜用麻油浸 1 个月，取油梳头。

【用法】每日 1 剂。

【功效】本方久用可令枯槁之发慢慢转为润泽而乌亮。

8. 核桃皮治白发

【配方】核桃皮、蝌蚪各 100 克，人乳汁 150 克。

【制法】将上前 2 味共捣为泥，同乳汁一起放入玻璃器皿中调匀。

【用法】每取适量涂染须发，并配合桃油梳发。

【功效】本方久用可令须发由白变乌。

9. 牛膝治白发

【配方】牛膝 20 克。

【制法】牛膝加水 600 毫升，沸后小火煎 20 分钟即可。

【用法】每日 1 剂，每日 2 次。

【功效】本方尤适用于青壮年头发早白。

10. 何首乌治脱发白发

【配方】何首乌 30 克，大米 50 克，

冰糖适量。

【制法】将何首乌放入砂锅中煎取浓汁后去药渣，然后放入大米和冰糖，将米煮成粥即成。

【用法】食用。每日 1 剂，连续用 5 剂。

【功效】养血滋阴，益肝补肾。治疗脱发、白发。

11. 黑豆治少白头

【配方】黑豆 500 克，盐 5 克。

【制法】遵古法炮制，即经九蒸九晒。

【用法】口嚼后淡盐水送服。每次吃 6 克，每日 2 次。

【功效】乌须黑发，益寿延年。

12. 久服桂圆木耳能白发变黑

【配方】桂圆肉 5 克，木耳 5 克，冰糖适量。

【制法】桂圆肉、木耳浸泡洗净，3 味装杯，当茶浸泡饮用。

【用法】每日 1 剂，趁热服用。

【功效】滋阴补虚，活血养颜。久服能使白发变黑，枯发柔软滋润。

13. 何首乌鸡蛋汤治白脱发

【配方】何首乌 20 克，鸡蛋 2 个。

【制法】先将鸡蛋刷洗干净，砂锅内放入清水，把鸡蛋连皮同何首乌共煮 30 分钟，待蛋熟后去壳再放入砂锅内煮 30 分钟即成。

【用法】先吃蛋，后饮汤，每日 1 剂。

【功效】滋阴养血。用于治疗须发

早白、脱发过多。

14. 芝麻大米粥治须发早白

【配方】黑芝麻 25 克，大米 50 克。

【制法】将大米洗净，与黑芝麻按常法煮做粥。

【用法】经常佐餐食用。

【功效】补肝肾，养血脉。用于治疗须发早白。

15. 姜皮粉能使白发变黑

【配方】老姜皮 300 克。

【制法】将老姜皮放于有油腻的锅内，加盖不漏气，以文火焙焦。然后取出晾干，研成细粉备用。

【用法】用时先拔去白发，用手指捏少许姜皮粉按入头皮毛孔中。

【功效】用于治疗白发。

鸡　眼

鸡眼的发生是因足底局部长期受压、摩擦,使皮肤角质层增生,尖端向上深入皮下,间接挤压真皮乳头层附近之感觉神经末梢,使角质层增厚而致病。足部畸形,穿鞋不适,长期步行常为诱发因素。其诊断要点为境界清晰的淡黄色、深黄色圆形、椭圆形,绿豆至蚕豆大,平于皮面,或略高于皮面。预防鸡眼在于纠正足畸形,鞋应合适、宽松,勿太紧。

1. 蓖麻子治鸡眼

【配方】蓖麻子 1 枚。

【制法】将蓖麻子去外壳,放灰火内埋烧,以暴胀为度。

【用法】患处用热水泡洗,刮去老皮,蓖麻子用手捏软,趁热敷于患处,外以胶布固定,3 ～ 5 日换药 1 次。

【功效】祛腐拔疮,治疗鸡眼。

2. 生半夏治鸡眼

【配方】生半夏 5 克,白糖 5 克。

【制法】将生半夏研为细末,加入白糖、冷开水调成糊状,备用。

【用法】先将鸡眼表面的角质用刀割去,呈一凹陷,然后把药糊贴敷于患处,外用胶布固定。一般 3 ～ 6 天后鸡眼即脱落,未脱落者继续敷药。

【功效】本方有除鸡眼、止疼痛的功效,常用治较小的鸡眼有良效。

3. 茉莉花治鸡眼

【配方】茉莉花 10 克。

【制法】先把鸡眼表面的角质用刀割去,再将茉莉花放在口中嚼成糊状,敷在患处,外用胶布贴盖。

【用法】5 天更换 1 次,连用 3 ～ 5次,鸡眼可自行脱落。

【功效】本方有消鸡眼、止疼痛的功效,常用治鸡眼有疗效。

4. 鸦胆子治鸡眼

【配方】鸦胆子 5 克。

【制法】先把鸡眼表面的角质用刀割去,再将鸦胆子去壳取仁,用火微烤一下,压扁,放在一块胶布上,贴于患处。

【用法】每日更换 1 次,连用 3 ～ 5次。

【功效】本方有腐蚀鸡眼、化结止痛的功效,常用治鸡眼有特效。

5. 乌梅治鸡眼

【配方】乌梅 30 克,陈醋 10 毫升。

【制法】将乌梅用盐开水浸泡 1 天,去核捣烂,加入陈醋拌匀成糊状,备用。先把鸡眼表皮割去,然后把药糊贴敷于患处,外用胶布固定。

【用法】每日换 1 次,连用 3 ~ 5 次。

【功效】本方有腐蚀鸡眼、化结止痛的功效,常用治鸡眼有神效,一般连用 3 ~ 5 次可愈。

6. 大蒜治鸡眼

【配方】大蒜(干品)15 克,花椒 3 ~ 5 粒,葱白 10 厘米。

【制法】将上 3 味共捣如泥备用。

【用法】施治时视鸡眼大小取适量药泥敷于鸡眼上,用胶布外贴密封。24 小时后除去胶布和药泥。

【功效】主治鸡眼。使用时应注意保护正常皮肤。

7. 蜈蚣膏治鸡眼

【配方】干燥蜈蚣 10 克,菜籽油 10 毫升。

【制法】干燥蜈蚣放在清洁瓦上,缓火焙枯,冷却后研细末,加少量菜籽油调匀,装瓶内密封备用。

【用法】用时涂在鸡眼上,每日 2 ~ 3 次。

【功效】主治鸡眼。

8. 水豆腐治鸡眼屡用屡验

【配方】水豆腐 25 克。

【制法】取新鲜水豆腐一块,切成比鸡眼大 2 倍的方丁,每晚临睡前贴在鸡眼上,然后用无毒塑料袋轻轻包上,若套上一只稍大的袜子,更有利于固定及不污染被褥。用卤水点的豆腐,效果会更好些。如此连敷数日,鸡眼会自行脱落。

【用法】每日 1 剂,连续使用。

【功效】主治鸡眼。

9. 连须葱白治鸡眼

【配方】连须葱白 30 克,蜂蜜 10 毫升。

【制法】先将患处用温水洗净,消毒后用手术刀削去鸡眼老皮,削至浸血为度。遂用葱白洗净捣泥,加少许蜂蜜调匀敷患处,外用纱布包扎固定。

【用法】3 日换药 1 次。

【功效】主治鸡眼。

10. 红花治鸡眼

【配方】红花 3 克,小麦面粉 2 克,麻油 3 毫升。

【制法】上药研细末,加适量麻油和少许面粉调成糊状,密封备用。外敷时先把鸡眼部老皮割掉,然后把药敷于患部,用纱布包好。

【用法】2 日换药 1 次。

【功效】主治鸡眼。

11. 生芋头治鸡眼

【配方】生芋头 25 克。

【制法】将芋头连皮切片，涂搽患部。

【用法】每次 10 分钟，每日 3 次。注意不要涂搽健康皮肤。

【功效】软坚散结。适用于鸡眼、赘疣的治疗。

12. 乌梅治鸡眼

【配方】乌梅 15 克。

【制法】将乌梅加水煮至极烂，去核，过滤后再煎，以文火浓缩为稠汁，即为乌梅膏。使用前先将患部用热水浸泡变软，擦拭干净，取乌梅膏涂于患部。

【用法】每日 1 次。

【功效】收敛，蚀腐肉。适用于鸡眼的治疗。

13. 补骨脂治鸡眼

【配方】补骨脂 40 克，乌梅肉 10 克，95％酒精 80 毫升。

【制法】将补骨脂、乌梅肉制为粗末，浸入酒精内，密封，每日摇荡 1 次，5～7 日后去渣即成。

【用法】本品外用涂搽患处，每日 3 次。

【功效】软化角质。适用于鸡眼的治疗。

雀 斑

雀斑多见于女性，常在 5 岁左右开始出现，随着年龄增大而数目增多，颜色加深，青春期最为明显。多为浅褐色或暗褐色针头至绿豆大小斑疹，形状为圆形、卵圆形或不规则形，散在或聚集分布，边界清楚，互不融合，无自觉症状。雀斑最常见于面部，特别是鼻侧及眼眶下部，也可见于颈、肩、背或手背等暴露部位，偶见于四肢。其症状轻重随季节变化而变化。夏季斑点数目增多，颜色加深，损害扩大。冬季斑点数目减少，颜色变浅，损害缩小。

1. 白桃花治雀斑

【配方】白桃花 20 克。

【制法】煎汤当茶喝，并用鲜桃花揉搓面部。

【用法】每日 1 剂，趁热服用。

【功效】治疗一切雀斑，有褪色增白的作用。

2. 干姜治雀斑

【配方】干姜 25 克，白酒 500 毫升。

【制法】干姜洗净晾干，装入瓶中，加入白酒，密封浸泡 15 天后使用。搽药前先用温开水洗净面部并擦干，用干姜酊涂患处。

【用法】每日早、晚各 1 次。

【功效】治疗雀斑，量多色暗，以鼻周多见者。

3. 白术治青春期雀斑

【配方】白术 50 克。

【制法】白术加食用香醋，以把白术浸泡为度。浸泡 1 周后，于每晚洗脸后用药液涂患处。

【用法】每 5 日 1 剂，连续用 5 剂。

【功效】治疗青春期雀斑。

4. 苍耳子治雀斑

【配方】苍耳子 30 克。

【制法】将苍耳子洗净、焙干，研成细末。

【用法】每次饭后服 3 克，每日 3 次。

【功效】祛风和血。治疗雀斑。

5. 牵牛子治雀斑

【配方】牵牛子 20 克，鸡蛋清 1 个。

【制法】将牵牛子研成细末，和鸡蛋清调匀备用。临睡前涂在患处及面部，早晨起床后除去。

【用法】每日 1 剂。

【功效】治疗雀斑，还可美容护肤。

6. 胡萝卜治雀斑

【**配方**】胡萝卜 1500 克，硼酸 5 克。

【**制法**】将胡萝卜捣烂，用纱布榨取汁，加入硼酸可防腐，装瓶。

【**用法**】一天用此汁涂患处 3 ~ 5 次，15 天为 1 个疗程。同时常吃胡萝卜，对减少雀斑有好处。

【**功效**】用治雀斑。

7. 黑牵牛米治雀斑

【**配方**】黑牵牛米 15 克，鸡蛋清 1 个。

【**制法**】将黑牵牛米研末，调入鸡蛋清，备用。

【**用法**】在临睡前将调好的黑牵牛粉涂抹在脸上，晨起洗去。

【**功效**】本方既可除雀斑，又能保护皮肤，补虚逐寒化瘀，治疗雀斑。

8. 山楂化斑方

【**配方**】将生山楂 300 克研成细末备用。

【**制法**】先用温水洗面，擦干后取药粉 5 克，用蛋清适量调成糊状。

【**用法**】将药糊薄薄地覆盖于面部，保留 1 小时，早、晚各 1 次。

【**功效**】行气散瘀。治疗黄褐斑。

9. 赤小豆治雀斑

【**配方**】赤小豆 50 克，糯米 30 克，红糖 10 克。

【**制法**】赤小豆在锅中烤，然后研为粉末，与米糖混合。

【**用法**】加入开水饮用。

【**功效**】祛斑美容。用治雀斑。

10. 旋覆花治雀斑

【**配方**】旋覆花 15 克。

【**制法**】将旋覆花去杂质择干净。

【**用法**】每日以冲泡旋覆花的水洗脸。

【**功效**】祛斑美容。治疗雀斑。

11. 冬瓜仁治雀斑

【**配方**】冬瓜仁 15 克，蜂蜜 10 毫升。

【**制法**】冬瓜仁研末，与蜂蜜一同调匀。

【**用法**】每晚以此涂搽面部，次晨洗净。

【**功效**】理气活血，润肤祛斑。治疗雀斑。

癣

癣系皮肤浅部真菌感染所致。常见的癣病有头癣、体癣、股癣、手足癣、甲癣、花斑癣。本病多通过搔抓、衣物接触而传染。主要表现为剧烈瘙痒，糜烂，渗液或干燥脱屑等。

1. 紫皮大蒜治顽癣

【配方】紫皮大蒜 100 克。

【制法】将大蒜捣成药泥。

【用法】用温水将局部清洗干净，敷上薄薄一层药泥，用棉球反复揉搓，每日 1 ~ 2 次，10 日为 1 个疗程。

【功效】用治真菌癣引起的瘙痒。局部溃烂者勿用。

2. 猪胆汁治头癣

【配方】猪胆汁 10 毫升。

【制法】将头癣周围头发剪去，用温水洗净，把胆汁搽患处。

【用法】每日 2 次。

【功效】用治头癣。

3. 雄黄猪胆治头癣

【配方】雄黄 9 克，猪胆 1 个。

【制法】将雄黄研为末，猪胆汁调成糊状。

【用法】外涂敷患处，每日 1 次。

【功效】用治头癣。

4. 川楝子治甲癣

【配方】川楝子 10 枚，凡士林 10 克。

【制法】川楝子去皮，加水浸泡至软，手捏成糊糊，浸泡局部 1 小时以上。

【用法】每日 1 次。也可用川楝子捣膏，加适量凡士林调匀，厚涂患指（趾），外用纱布胶布固定，2 日后更换，直到痊愈。

【功效】用治甲癣。

5. 羊蹄根治各种癣

【配方】羊蹄根 180 克，75% 酒精 500 毫升。

【制法】羊蹄根研碎置于酒精内，浸泡 7 昼夜，过滤去渣备用。

【用法】用时以毛刷蘸药水外涂搽患处，每日数次。

【功效】用治甲癣、手足癣、体癣、股癣。

6. 高良姜治花斑癣

【配方】高良姜 50 克，75% 酒精

500毫升。

【制法】高良姜浸泡于酒精中，密封7日备用。

【用法】用时涂搽患处，每日2次，涂后有隐痛感为度。

【功效】用治花斑癣。

7. 来苏原液治手足癣

【配方】来苏原液0.5毫升。

【制法】来苏原液加开水至100毫升，先将脚洗净，然后用棉球蘸药液涂搽患处。

【用法】每日1次，连用3～5天。

【功效】用治手足癣。

8. 烟叶治头癣

【配方】烟叶150克。

【制法】烟叶加水100毫升煎至50毫升即可。

【用法】涂拭患处，每日2～3次。或取旱烟油涂患处，每日1次。

【功效】用治头癣、白癣、秃疮等。

9. 桑皮汁治各种癣

【配方】桑皮汁5毫升。

【制法】在桑树上用小刀划一深痕，待有白汁流出（亦可接在小瓶中备用，但以新鲜效果为佳），取其汁均匀地涂抹在患处。

【用法】用药后勿用水冲洗，每日1～2次，10天为1个疗程。

【功效】主治各种癣。

10. 麦芽治各种癣

【配方】麦芽40克，75%酒精500毫升。

【制法】取麦芽40克，加入酒精浸泡1周，或密闭后于70～80℃温水中浸泡3～4天，取上清液过滤，得橙黄色澄明液体备用。

【用法】每日外搽2次，早、晚各1次，一般用药4周左右。

【功效】主治小腿癣、股癣、花斑癣。

11. 铁锈米醋治顽癣

【配方】带锈生铁1块（约3平方厘米，破锅铁为佳），熟铁1块（约3厘米长，直径1厘米的铁棍为好），米醋10毫升。

【制法】将米醋倒在生铁上，与熟铁棍摩擦，磨下的铁锈用米醋研稠后备用。

【用法】用新毛笔蘸药汁搽患处，每日1次，每次以敷盖患处为度。次日用剃须刀轻轻刮去，再如上法搽涂患处，连续使用1周。

【功效】主治顽癣。

12. 苦楝子油膏治头癣

【配方】苦楝子30克，熟猪油15毫升，白矾10克。

【制法】苦楝子（焙黄）研细末，以熟猪油调制成50%的油膏备用。先将头发剃光，清水洗净，再用10%白矾水洗一遍，擦干。然后在患处涂以苦楝子油膏，并用力摩擦使之透入。

【用法】每日1次，10次为1个疗程。

【功效】主治头癣。

13. 醋浸大黄泡手治手癣

【配方】大黄100克，米醋1000毫升。

【制法】将大黄泡于米醋中10日。

【用法】用上药液泡手，每次20分钟(儿童10～15分钟)，每日2次，1周为1个疗程。

【功效】主治手癣。

14. 马齿苋治皲裂性手足癣

【配方】鲜马齿苋250～500克。

【制法】将马齿苋洗净，煎取药液2500～3000毫升，先熏后浴患处。

【用法】每次30～60分钟，每天1～2次。

【功效】主治皲裂性手足癣。

15. 大蒜糊治足癣

【配方】大蒜50克，花椒10粒。

【制法】先将花椒炒热研末，然后与大蒜一起捣烂成糊状，患处用温水洗净。然后将药糊敷上1～2毫米厚。

【用法】隔日换药1次，每次敷1小时即可。

【功效】主治手足癣。

16. 凤仙花治甲癣

【配方】白凤仙花、白矾末各15克。

【制法】将上2味共捣烂如泥状，每晚睡前将上药敷于患指(趾)，用塑膜包裹，或用指套于其上，次晨取下。

【用法】每5日1剂，连续使用3个月。

【功效】主治甲癣。

17. 土槿皮酊治体癣

【配方】土槿皮30克，75％酒精120毫升。

【制法】将上药浸于酒精中，5天后即可使用。

【用法】用时以毛笔或棉签蘸药液涂患处，每日3～4次。

【功效】本方治各种体癣均有良效。本方除体癣外，对手足癣亦有效果。

18. 复方黄连酊治各种顽癣

【配方】川黄连50克，花椒25克75％酒精500毫升。

【制法】将上药在酒精中浸泡3天后备用。

【用法】将此药液擦于患处，每日3～4次，连续10天为1个疗程。

【功效】主治各种顽癣。

19. 土大黄治体癣股癣

【配方】鲜土大黄根90克。

【制法】上药洗净捣烂，加食醋500毫升浸泡1周后取汁备用。

【用法】用时用棉签蘸药液涂患处，每日2～3次。

【功效】主治体癣、股癣。

20. 黄精醋方治手足癣

【配方】黄精干品 100 克，75％酒精 250 毫升，米醋 15 毫升。

【制法】将黄精切成薄片置于容器中，加入酒精中，密封容器浸泡 15 天后，过滤，挤尽药汁后，再与米醋混合，备用。

【用法】先用温水洗净患处，擦干后取药水外擦，每天 3 次。

【功效】消炎解毒。治疗手足癣（水疱型疗效更好）。

白癜风

白癜风是一种获得性皮肤色素脱失性疾病，表现为局部皮损色素完全脱失，呈瓷白色斑，白斑大小形态不一，境界清楚，边缘有色素沉着增加，无自觉症状，暴晒后易出现红斑，甚至水泡，自觉有灼痛。炎症后，白斑可比原发范围大，皮损可发生于任何部位，但较常见于指背、腕、前臂、面颈、生殖器及其周围。

1. 沙苑子治白癜风

【配方】沙苑子1000克。

【制法】沙苑子以文火炒至腥香气味逸出时倒入盛有100克的白酒中，搅匀后加盖密封1小时，晾干研细粉。

【用法】每日以水送服30克，连服6个月。

【功效】祛风消斑。治疗白癜风。

2. 乌梅治白癜风

【配方】乌梅10克。

【制法】乌梅放入75%酒精100毫升中浸7日。

【用法】用时先用温水洗净患处，然后用药液涂之，每日3～4次。

【功效】用治白癜风。

3. 白芷治白癜风

【配方】白芷100克，75%酒精500毫升，氮酮50毫升。

【制法】将白芷打成粗粒，加入酒精中，浸泡10天后过滤，加入氮酮备用。

【用法】每日用棉签涂药液于患处，每日2次，涂药后适度日晒。个别顽固病例，另取白芷研末，每日6克，分2次冲服。

【功效】主治白癜风。

4. 马齿苋治白癜风

【配方】马齿苋20克（鲜品加倍），红糖10克，醋70毫升。

【制法】将上3味煮沸，过滤后置有色瓶内备用。或将鲜马齿苋洗净捣烂，用纱布包好，挤出汁液。

【用法】用棉签蘸药液涂患处，每日1～2次（最好晚上睡前涂1次）。另外，患部晒太阳，每天从10分钟开始，逐日增加至1～2小时。日光浴时注意防止光感性皮炎发生。

【功效】主治白癜风。

5. 补骨脂治白癜风

【配方】补骨脂20～50克，95%

酒精 100 毫升。

【制法】将补骨脂捣为粗末，置于 95% 酒精中浸泡 5～7 天。

【用法】将药液涂于患处，每日 1～2 次。

【功效】主治白癜风。

6. 三季红叶治白癜风

【配方】三季红叶 20 克，酒精 100 毫升。

【制法】将三季红叶研末，浸泡在酒精中，1 周后可用。

【用法】用棉球蘸药液外涂患处。每日在日光浴前后各涂三季红叶酊 1 次，如缺少日光浴也照常涂用。女性外阴部忌用。日光浴的方法：将患部暴露在日光中，要因时、因人、因地制宜，循序渐进，每日 1～2 次（最好时间在上午 8～10 时）。每次自 5 分钟开始，逐次增至每日 4 小时为止。治疗时间一般 1～6 个月。

【功效】主治白癜风。

7. 木蝴蝶治白癜风

【配方】木蝴蝶 50 克，白酒 500 毫升。

【制法】将木蝴蝶放入瓶内，倒入白酒密封浸泡 1 周，备用。

【用法】用药棉蘸药酒涂搽患处，每日 3～5 次。搽药酒后在阳光下照射患处 10～20 分钟，连用 3 个月。木蝴蝶只能浸泡 1 次，重新泡酒时要重新更换。

【功效】本方有祛风、化湿、消斑的功效，常用于治疗白癜风。

8. 牛胎盘治白癜风

【配方】牛胎盘 1 具，黄酒适量。

【制法】将牛胎盘洗净，用瓦焙干存性，研为细末。

【用法】黄酒送服，分 3 次服完。

【功效】增肤色，消白癜。用治白癜风有一定疗效。

9. 硫黄治白癜风

【配方】硫黄 2 克，豆腐 250 克。

【制法】将硫黄研成细末，掺入豆腐，睡前一次服下。

【用法】每日 1 剂。

【功效】发汗解表，疏利血脉。用于治疗白癜风。

10. 生姜治白癜风

【配方】生姜 15 克。

【制法】生姜洗净，切片。

【用法】用切面在患处涂搽，至姜汁擦干，再换 1 片，连续涂至局部皮肤发热为止。每日数次，坚持使用，2～3 个月见效。

【功效】祛风健肤。用于治疗白癜风。

11. 炒蒺藜治白癜风

【配方】炒蒺藜 60 克（研末），猪肝适量。

【制法】将熟猪肝切成小片，蘸蒺藜粉吃，1 日服完。

【用法】每日 1 剂。

【功效】补虚祛风。主治白癜风。

12. 马齿苋汤汁治白癜风

【配方】马齿苋 30 ～ 60 克（鲜品加倍），红糖 10 克。

【制法】马齿苋、红糖加水 600 毫升，沸后小火煎 20 分钟即可。同时配合外涂马齿苋汁（取鲜马齿苋，洗净，切碎，用纱布包好，绞汁，每 100 毫升加硼酸 2 克，溶化即成）。

【用法】每日 3 次饮用煎好的药液。同时用药汁外涂患部，日涂数次。

【功效】清热活血，利湿。主治白癜风。

13. 红花治白癜风

【配方】红花 10 克。

【制法】红花加水 500 毫升煎至 200 毫升即可。

【用法】分 2 次服，每日 1 剂。

【功效】活血祛瘀。治疗白癜风。

14. 青核桃皮治白癜风

【配方】青核桃皮（未成熟的核桃青皮）1 个，硫黄 5 克。

【制法】青核桃皮洗净，捣烂如泥，加入硫黄再捣，调匀，搽抹白癜处。

【用法】每日搽之。

【功效】用于治疗白癜风。

15. 白鳝鱼治白癜风

【配方】白鳝鱼 50 克。

【制法】将白鳝鱼洗净、晒干，放油中煎枯，取油外搽患处。

【用法】每 3 日 1 剂，连续用。

【功效】治疗白癜风。

16. 麻油治白癜风

【配方】麻油、白酒各 60 毫升。

【制法】每次用白酒 10 ～ 15 毫升，送服麻油 10 ～ 15 毫升。

【用法】每日 3 次，连服 2 个月以上。

【功效】润燥祛癜。用治白癜风。

17. 无花果叶治白癜风

【配方】无花果叶 20 克，白酒 15 毫升。

【制法】将果叶洗净，切细，用白酒浸 5 天。

【用法】以此酒涂擦患处，每日 3 次。涂搽此药后晒太阳 30 分钟。

【功效】用治白癜风。

18. 大黄治白癜风

【配方】生大黄 50 克，甘油、酒精各适量。

【制法】将大黄研末，过 120 目筛后加甘油 20 克，95% 酒精适量，调匀成糊状，瓶装密封备用。

【用法】用时先将患处用温开水洗净，晾干后用药膏涂搽，每日早、晚各 1 次。

【功效】破积行瘀。治疗白癜风。

19. 苦参治白癜风

【配方】苦参、盐各0.3克。

【制法】将上2味药捣碎为末，先

以酒1000毫升煎至150毫升，入药，搅匀，慢火再煎成膏。

【用法】每用先以水清洗患处，再用洁净的手巾揩搓，令赤，涂之。

【功效】用治白癜风、筋骨痛。

梅　毒

梅毒即杨梅症，是一种主要通过性活动中梅毒螺旋体传染的一种性病。本病症状各种各样，时隐时现，病程持续很长，潜伏多年而无明显症状（隐性梅毒），也可由孕妇直接传给胎儿（胎传梅毒）。少数病人通过病损部位接触或污染物的接触而患病。梅毒早期主要侵犯皮肤及黏膜，晚期可侵犯心血管系统及中枢神经系统，多发生于男女前后阴部，也可见口唇、乳房、眼睑等处。初起患部为粟米大丘疹或硬块，四周亮如水晶，破后成溃疡，色紫红无脓水，四周坚硬凸起，中间凹陷，常单发。

1. 马齿苋治梅毒

　　【配方】马齿苋干品 30 ~ 60 克，如鲜品 60 ~ 100 克。

　　【制法】马齿苋加水 500 毫升煎至 200 毫升即可。

　　【用法】每日 1 剂，分 2 次服用。

　　【功效】用治梅毒遍身如癞、发背诸毒、顽疮、湿癣、斑秃、丹毒等。

2. 甘草治梅毒

　　【配方】甘草 20 克，蜂蜜 30 毫升。

　　【制法】甘草研为末，与蜂蜜调为泥。

　　【用法】敷患处，每日 1 次。

　　【功效】用治梅毒。

3. 萝卜干治梅毒

　　【配方】萝卜干 45 克。

　　【制法】萝卜干烧黑研末。

　　【用法】每次半茶匙，每日 3 次，用清水服。

　　【功效】用治梅毒。

尖锐湿疣

尖锐湿疣又称生殖器疣，为人类乳头瘤病毒引起的增生性疾病，性接触为其传播途径之一。常发生于肛周、外生殖器及其附近区域。皮损特点为淡红色或污灰色的菜花状隆起，小如针尖，大如拳头，伴有恶臭。

1. 苦参治尖锐湿疣

【配方】苦参100克。

【制法】苦参100克加水至1500毫升，先浸泡30分钟加温煮沸15分钟，过滤去渣。

【用法】先局部熏疗，待温度适宜后再用药液清洗，每晚1次，每次30分钟。每个疗程2周。合并感染者用抗生素治疗，并注意每天更换内衣。

【功效】主治尖锐湿疣。

2. 柴胡治尖锐湿疣

【配方】柴胡50克。

【制法】将上药加清水浸泡20分钟，再加水没过药面一指节为度，文火煎煮45分钟。

【用法】先用温水洗净阴茎或患处，后用柴胡煎液浸泡患处20～30分钟。每天2次，治疗8周。

【功效】主治尖锐湿疣。

3. 鸦胆子治尖锐湿疣

【配方】鸦胆子15克。

【制法】鸦胆子去皮取仁，捣碎，以95%酒精浸泡1周，反复摇动瓶子，经细纱布过滤去渣，待酒精基本挥发后即成。

【用法】将湿疣表面及四周皮肤常规消毒后，用手术刀片轻轻刮，去掉角化层。取适量鸦胆子浸剂外敷于疣体上，然后用消毒纱布块覆盖固定，切勿将浸剂接触其周围黏膜处。

【功效】主治尖锐湿疣。

4. 生猪油治疣

【配方】生猪油10毫升。

【制法】用小块生猪油涂扁平疣表面。

【用法】每日3～4次，治疗1周左右。

【功效】一般即可将疣除去，不留

任何痕迹。

轻某些疾病产生的色素沉着。

5. 黄豆芽治疣

【配方】黄豆芽 500 克。

【制法】将黄豆芽洗净，清水炖煮至熟，连汤淡食。

【用法】经常食用。

【功效】本品有润肌肤、去黑痣、消疣赘的作用。可以协助氨基酸的代谢，防止酪氨酸氧化不完全生成黑色素，减

6. 鲜芝麻花治尖锐湿疣

【配方】鲜芝麻花 12 克。

【制法】选择无虫无病之鲜芝麻花，揉搓患处。

【用法】每日 3 次，每次 5 分钟，连用 3 天，疣即自行脱落。

【功效】用治尖锐湿疣。

带状疱疹

　　本病是由病毒引起的急性疱疹性皮肤病，中医称为"缠腰火丹""串腰龙""蛇串疮""蜘蛛疮"等。发病前往往有发热、倦怠、食欲不振等症状。皮疹初发时为不规则的红斑，继而出现成簇而不融合的粟粒到黄豆大的丘疹、丘疱疹，并很快变为水疱，疱液澄清，疱壁紧张发亮，周围有红晕。皮疹多沿某一周围神经分布，呈带状排列，大多发生于身体的一侧，不超过正中线，主要发生在胸、腹、腰、脊部位。如病毒侵犯三叉神经时，除上额出现疱疹外，常出现眼结膜出血、溃疡性角膜炎等眼病症状。如病毒侵及面神经和听神经时，患者可发生面瘫及耳鸣、耳聋等。如病毒侵犯内脏时，可引起胃肠道和泌尿道症状。神经痛是本病的特征之一，出疹前后都可发生，有的可延续数月至数年，年龄愈大，疼痛愈甚。

1. 雄黄治带状疱疹早期

　　【配方】雄黄 5 克，冰片 0.5 克，白酒 100 毫升。

　　【制法】将上前 2 味溶入白酒中，振荡后直接涂于患处。

　　【用法】每日 3 ~ 4 次。

　　【功效】适用于带状疱疹早期。

2. 石灰粉治带状疱疹

　　【配方】石灰粉 40 克，甘油 20 毫升，50% 酒精 10 毫升。

　　【制法】将上 3 味混合均匀，备用。用时摇匀，取适量涂于患处。

　　【用法】每日 3 ~ 4 次。

　　【功效】适用于带状疱疹，渗出较多，疼痛明显者。

3. 朱砂治带状疱疹

　　【配方】朱砂 10 克，冰片 60 克。

　　【制法】将上 2 味共研极细末，加麻油 100 毫升，调成糊状备用。先用 3% 过氧化氢 100 毫升反复擦洗患处，挑破水疱，使疱液流尽，将药均匀涂于患处。

　　【用法】每日 2 ~ 3 次，3 ~ 7 天可痊愈。

　　【功效】治疗带状疱疹，水疱成串，疼痛难忍者。

4. 桑螵蛸治带状疱疹

　　【配方】桑螵蛸（蛹未出者更好）20 克。

【制法】桑螵蛸放文火上烧焦，研成细末，加麻油适量调匀。

【用法】用羽毛蘸涂患处，每日3~4次。

【功效】主治带状疱疹。

5. 菟丝子治带状疱疹

【配方】菟丝子100克，麻油30毫升。

【制法】菟丝子文火焙黄干，研细粉，加麻油适量，调至稀糊状。

【用法】患处先消毒清洗干净，将菟丝子搽剂涂布于患处，必要时包扎敷料，每日换药1次。

【功效】主治带状疱疹。

6. 天花粉治带状疱疹

【配方】天花粉30克，冰片3克。

【制法】将上2味药共研细末，以生理盐水调成糊状外敷患处。

【用法】每日2次。

【功效】主治带状疱疹。

7. 蚤休治带状疱疹

【配方】蚤休30~60克，米醋10毫升。

【制法】视患处面积大小而定药量。用细锉刀把蚤休锉成粉末，加米醋调成稀糊状，外搽于患处，外用纱布包扎固定。

【用法】每日调涂3~5次，连用3~5天。

【功效】主治带状疱疹。

8. 王不留行治带状疱疹

【配方】王不留行20克。

【制法】王不留行在文火上炒至稍黄（或爆花，以不焦为度）研为细末。

【用法】将药末用凉开水调成糊状，每晚睡前敷于患处。或用鸡蛋清与药末调成糊状，做局部搽抹，每天3次。

【功效】主治带状疱疹。

9. 地龙液治带状疱疹

【配方】活地龙50克，食盐2克。

【制法】把地龙洗净，放入食盐2克，捣烂如泥，加鸡蛋清1个，调成糊状。

【用法】药糊敷患处，每日1换。每日2~3次。

【功效】主治带状疱疹。

10. 鲜无花果叶治带状疱疹

【配方】鲜无花果叶20克，食醋10毫升。

【制法】将鲜无花果叶洗净擦干，切碎捣烂，置瓷碗中，加适量食醋调匀成稀泥状，敷于患处，待药干后更换。

【用法】每日1剂。

【功效】主治带状疱疹。

11. 血余炭调油治带状疱疹

【配方】健康者头发（以天然粗黑者为佳）20克。

【制法】将头发点燃，使之充分燃烧研为细末，密封，贮于有色瓶中。

【用法】用时取麻油调为糊状，外

涂患处，无须包扎。每日换药1次。

【功效】主治带状疱疹。

12. 全蝎治带状疱疹后遗症

【配方】全蝎30克。

【制法】取全蝎30克，焙干研末。

【用法】分为10包，早、晚各服1包。

【功效】用治带状疱疹后遗症。

13. 紫草粉治带状疱疹

【配方】紫草100克。

【制法】紫草放锅中用文火炒焦，研细末，过60目筛。

【用法】用时将紫草粉敷在出水疱疹上，如疱疹不破，可用消毒针头刺破，敷上紫草粉。若疱疹干燥，可在患处涂抹麻油后，再敷紫草粉，早、晚各敷1次。

【功效】主治带状疱疹。

14. 地榆治带状疱疹

【配方】地榆10克，75%酒精10毫升。

【制法】将上药研成粉末，加凡士林100克，调和成膏。

【用法】将药膏均匀涂于纱布上，用75%酒精消毒疱疹表面皮肤，再覆盖涂膏敷料。每日换药1次。

【功效】主治带状疱疹。

15. 蜈蚣散治带状疱疹

【配方】蜈蚣7条。

【制法】将蜈蚣研成细末，用醋调匀待用。

【用法】根据疱疹大小确定剂量，先用新洁尔灭局部消毒，然后将药涂上，每日1次，保持局部湿润。治疗期间忌烟酒及辛辣食物；伴有发热或疱疹感染者适当给予抗炎、抗病毒治疗。

【功效】主治带状疱疹。

16. 牛肉片治带状疱疹

【配方】新鲜生牛肉50克（带血为佳）。

【制法】将生牛肉洗净切片，厚2~3毫米，外敷患处。

【用法】每日更换2次，同时忌食辛辣腥味食品。

【功效】主治带状疱疹。

17. 番薯叶治带状疱疹

【配方】鲜番薯叶20克，冰片3克。

【制法】番薯叶洗净，切碎，同研细的冰片共捣烂，敷于患处。

【用法】每日1剂。

【功效】解毒消炎。用于治疗带状疱疹。

18. 韭菜根治缠腰龙

【配方】鲜韭菜根30克。

【制法】将韭菜根捣烂，加少量麻油和匀，置瓶内放阴凉处备用。

【用法】用时外涂患处，用消毒敷料包扎，以防药液外溢。每天涂2次。

【功效】清热解毒。治疗带状疱疹（缠腰龙）。